NO EXCUSES THE NEXT LEVEL!

SEYIT ALI SHOBEIRI

JENNIFER STRUNK

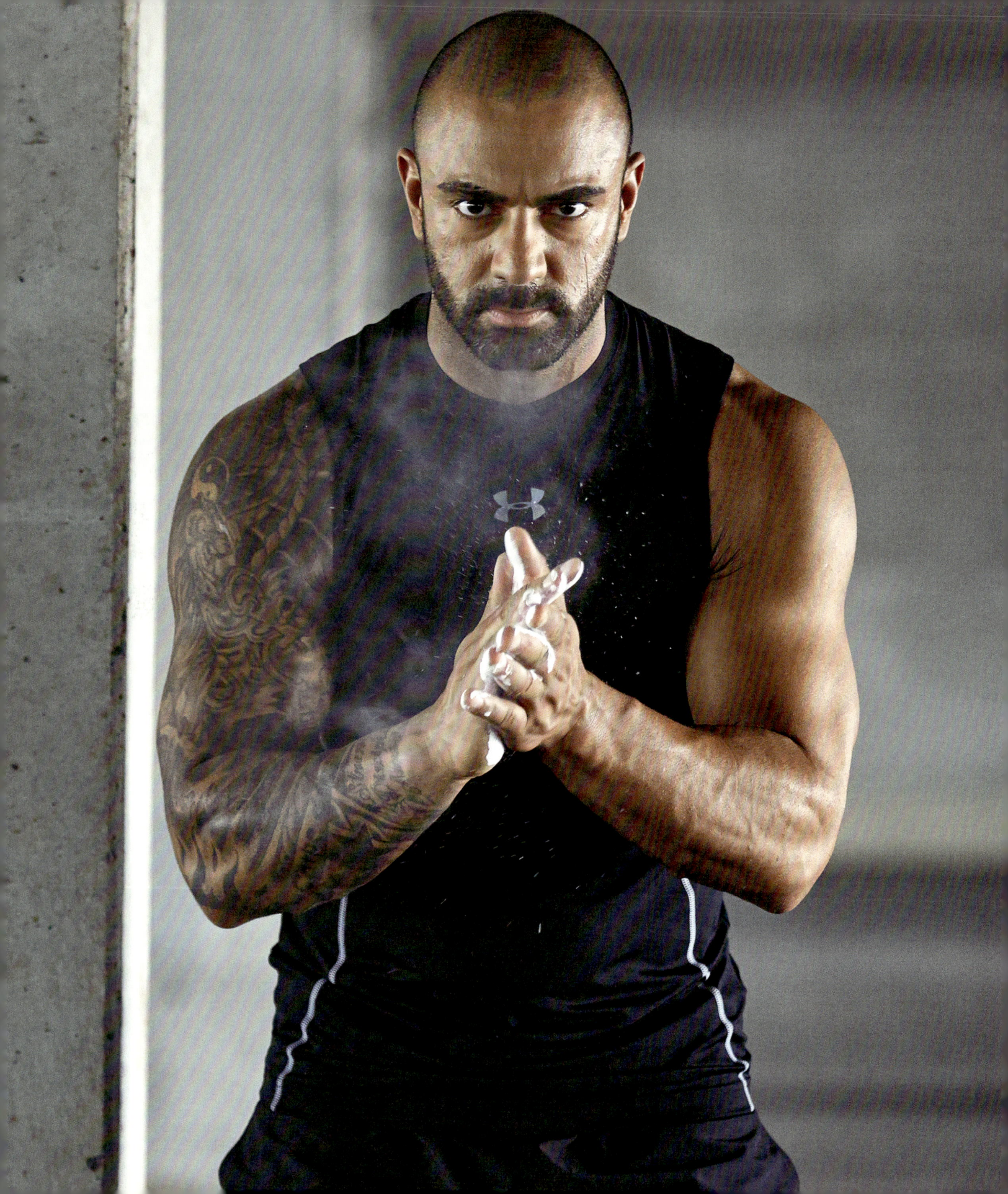

NO EXCUSES
THE NEXT LEVEL!

SEYIT ALI
SHOBEIRI
JENNIFER STRUNK

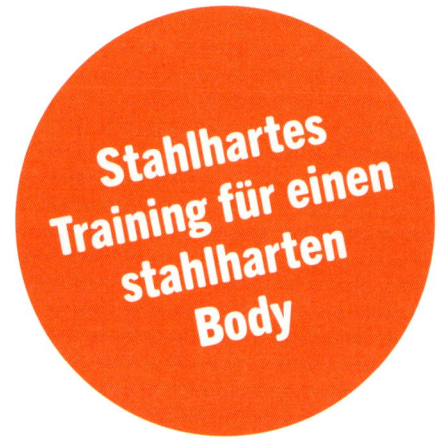

Stahlhartes
Training für einen
stahlharten
Body

FALKEN.

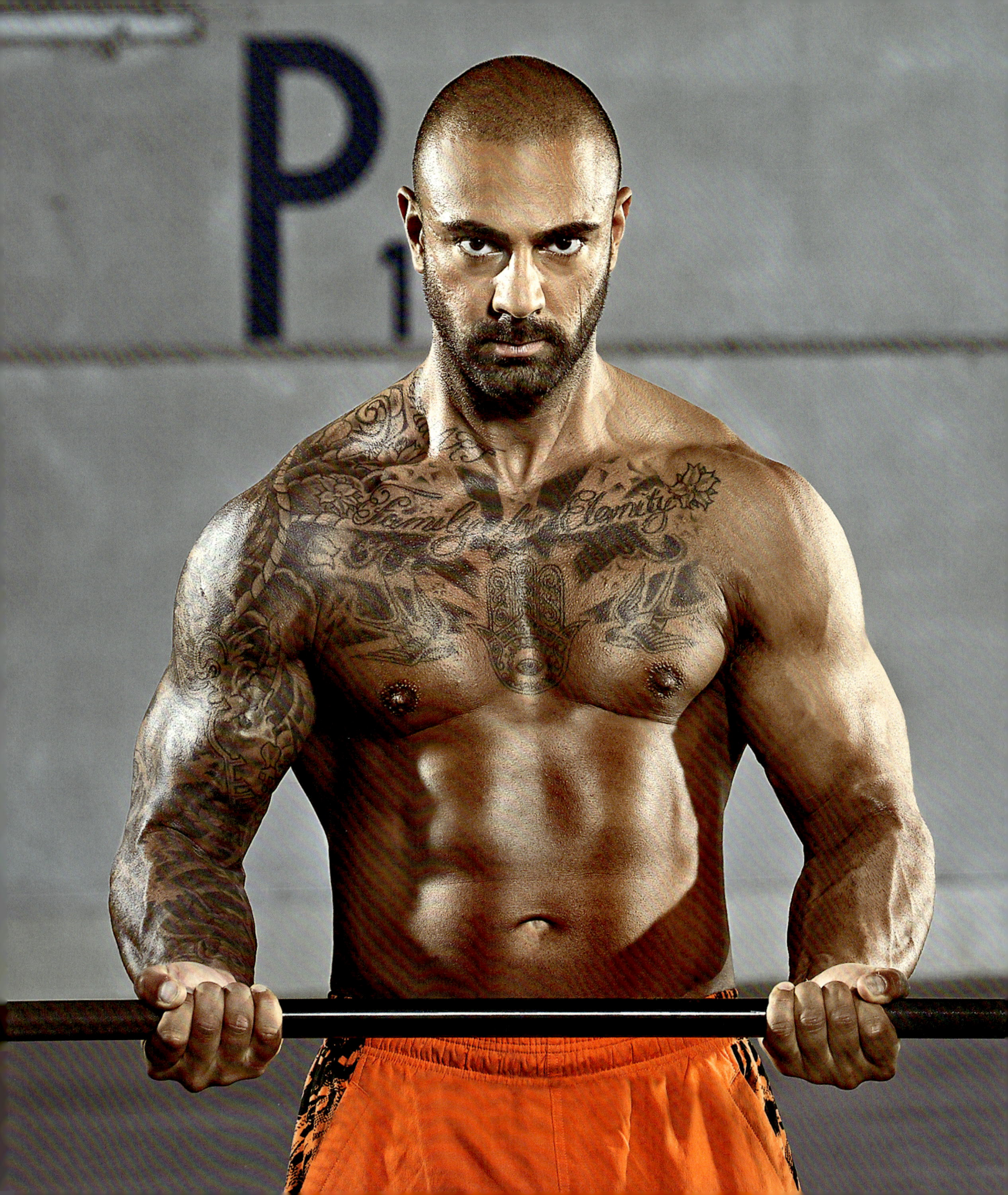

Vorwort   6

ALLES FÄNGT IM KOPF AN   9

Wie entsteht Motivation?   10
Willpower – die Kraft des Willens   11
The Athlete's Heart   16
The Road To Success – Erfolg ist planbar   19
Scheitern heißt gewinnen   22
Lack Of Motivation –
raus aus dem Motivationstief   23
Motivation Quotes   25

ABS ARE MADE IN THE KITCHEN   27

Fett weg, aber richtig!   28
I Want Muscles – Ernährung für mehr Muskeln   33
Kitchen-Check   35
Richtig braten   37
On The Run – gesunde Snacks für unterwegs   38
Pimp Your Water   39
Nahrungsergänzungsmittel – die Facts   44
Time It Right   48
My Cookbook – meine Rezepte für dich   50

DIE ÜBUNGEN – THE NEXT LEVEL 71

Training – von der Antike bis heute   72
Maschine versus Langhantel   74
Langhanteltraining im Leistungssport   75
Die häufigsten Fehler beim Krafttraining   76
Sechs goldene Regeln für Athleten   78
Voll im Trend – Faszienmassage   79
Good To Know   80
Bevor du loslegst   83

DAS POWER-MUSKEL-PROGRAMM   129

Meine Basics für mehr Kraft   130
Dein Ziel: der optimale Pump   130
Die Trainingszyklen   131
Zyklus 1, Woche 1 bis 3   132
Zyklus 2, Woche 4 bis 6   146
Zyklus 3, Woche 7 bis 12   160

Mein Dank   174
Register   175
Impressum   176

LIEBER LESER!

Ich habe unendlich viele positive Nachrichten von Lesern meines Buches NO EXCUSES! bekommen. Sie konnten mit dem ersten Programm ihre Fitness steigern, sind beweglicher, schneller, explosiver und selbstbewusster geworden. Auf vielfachen Wunsch möchte ich im zweiten Band jeden von euch mit noch mehr Tricks und Tipps unterstützen.

Hier und heute schlage ich das nächste Kapitel in Sachen Motivation, Training und Ernährung auf. Ich verrate dir, wie du dich auf dein Ziel fokussierst, deinen Body vor neue Herausforderungen stellst und welchen Treibstoff du benötigst, um noch härtere Muskeln zu bekommen.

Meine Tipps helfen dir, deine Ziele schneller zu erreichen und, was mir besonders wichtig ist, langfristig erfolgreich zu sein. Es gibt keine Zauberformel, um mehr Kraft und Muskelmasse aufzubauen. Von mir erhältst du keinen Schnickschnack, keine unnötige Informationsüberflutung, sondern knackige Fakten, die dich an dein Ziel führen. Ich habe auch in diesem Buch wieder versucht, nicht zu fachspezifisch zu werden, da meine Erfahrung gezeigt hat: Je einfacher ich dir mein Wissen weitergebe, desto besser gelingt dir die Umsetzung – und das wiederum steigert auch deine Motivation.

Selbst wenn du schon länger Sport treibst – egal, ob du ein Ausdauerfreak bist oder gezielt an deinem Muskelaufbau arbeitest –, wirst du schnell merken, wie dich mein Power-Programm auf ein höheres Level katapultiert.

Ich verspreche dir schnelle Erfolge, die langfristig halten, und lebenslange Motivation.

Viel Spaß mit meinem neuen Buch!

DEIN COACH SEYIT

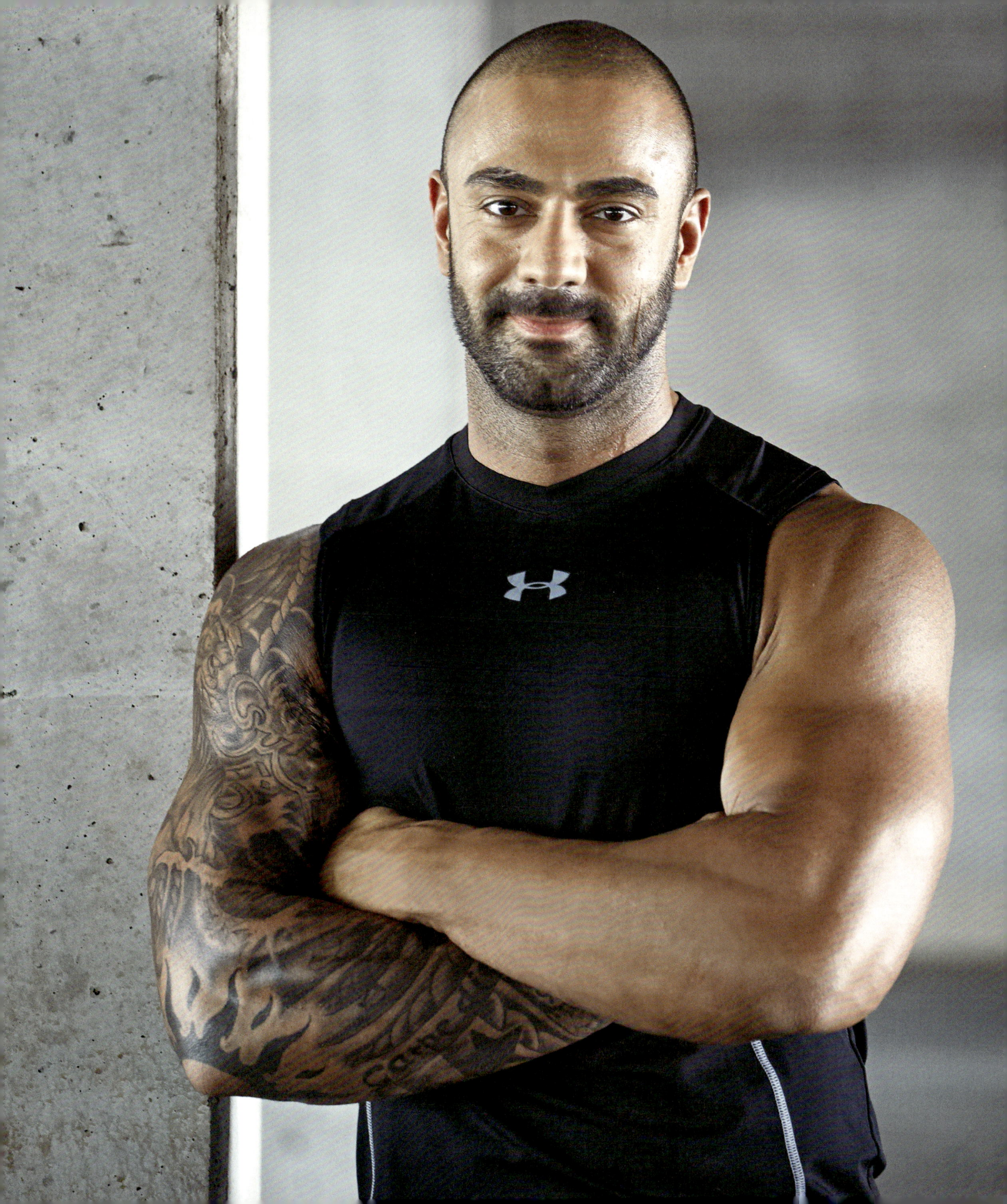

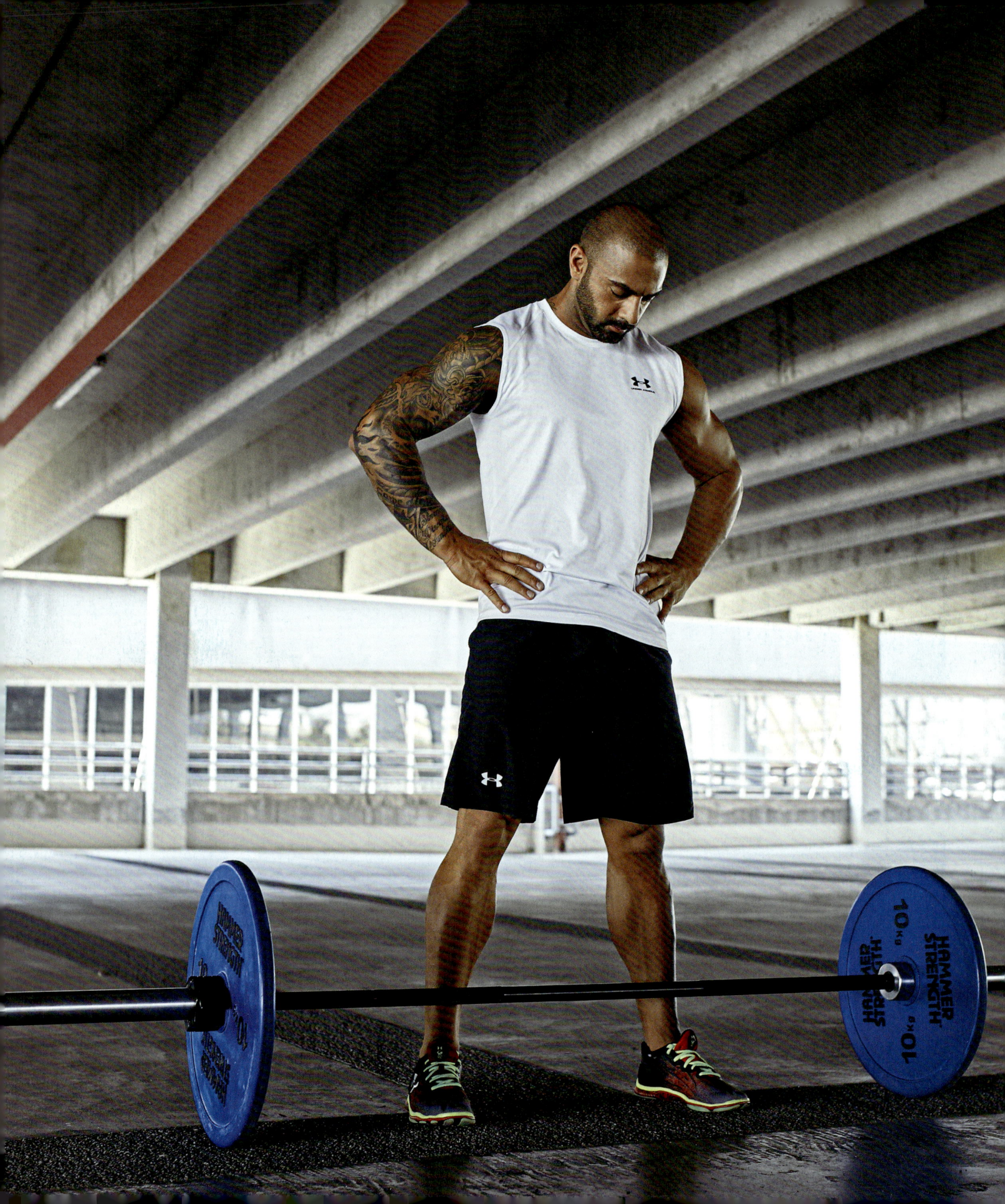

ALLES FÄNGT IM KOPF AN

Bist du bereit, ein noch besserer Athlet zu werden, noch härter für deine Ziele zu arbeiten und das Beste aus deinem Körper herauszuholen? Dann verrate ich dir das wichtigste Tool, um das nächste Fitnesslevel zu erreichen: MOTIVATION! Ich gebe dir effektive Tipps an die Hand, wie du ein Leben lang motiviert bleibst. Nichts und niemand kann dir im Weg stehen – außer du selbst. Darum denke immer daran: Ausreden und Aufgeben sind keine Optionen!

MOTIVATION

Nichts ist so entscheidend für den Erfolg im Sport wie die richtige Einstellung. Nur wer sein Ziel fokussiert, macht Fortschritte und wird am Ende mit einem tollen Body belohnt. Clevere Trainingspläne und die richtige Ernährung sind dabei wichtige Hilfsmittel, aber ohne eisernen Willen wirst du deine Leistung nicht steigern können. Mein Credo lautet: Starker Kopf, starker Körper!

Genau darum befassen wir uns erst einmal mit dem Thema Motivation, das den absoluten Schwerpunkt in diesem Buch ausmacht. Denn nur wer motiviert und diszipliniert in puncto Ernährung und Training ist, kann ein besserer Sportler werden. Ich werde dir erklären, wie du Schritt für Schritt motivierter wirst, dich von Rückschlägen nicht ausbremsen lässt und lernst, wieder mehr auf dich und deinen Bauch zu hören. Was dabei für dich rausspringt? Unglaubliche Resultate und ein ganz neues Lebensgefühl!

Das Wort „Motivation" begegnet dir heutzutage ständig und du kannst immer wieder lesen, wie wichtig sie ist, wenn du etwas erreichen willst. Auch Leistungssportler nutzen Motivationsmethoden, um erfolgreicher zu sein. Auf ein paar davon werde ich später genauer eingehen. Aber was genau bedeutet Motivation eigentlich und wie motivierst du dich? Ich möchte dir hier erste Antworten geben.

Motivation ist deine innere Kraft und Leidenschaft. Sie bringt dich dazu, dein Leben in die Hand zu nehmen und deine Ziele und Träume zu verwirklichen. Sie hilft dir dabei, jeden Tag ein kleines Stückchen weiterzukommen. Motivation ist wie eine Zündkerze, die für den ersten Funken sorgt und deinen Motor ins Laufen bringt. Aber nicht nur das. Auch zum Durchhalten benötigst du extrem viel Motivation.

Wann warst du das letzte Mal so richtig motiviert? Wann hattest du diesen inneren Drang, etwas unbedingt erledigen zu wollen, und hast alles um dich herum vergessen? Du spürst ihn meistens dann, wenn dir eine Aufgabe schnell und einfach von der Hand geht und du dabei auch noch Spaß hast. Du hast dann das Gefühl, dass dich niemand auf der Welt stoppen kann. Dieses Gefühl will ich aus dir herausholen und dabei gilt wie immer: NO EXCUSES!

WIE ENTSTEHT MOTIVATION?

Ganz allgemein wird zwischen zwei verschiedenen Arten von Motivation unterschieden: extrinsische und intrinsische Motivation. Extrinsisch steht für ein von außen kommendes Ereignis. Bezogen auf deine Motivation bedeutet das, dass du von äußeren Einflüssen motiviert wirst. Ein Beispiel: Du machst etwas, weil dein Arbeitgeber oder Sponsor dir eine Prämie versprochen hat. Auf keinen Fall willst du versagen, einen Vertrag brechen oder deinem Ruf schaden, also ziehst du die Sache durch. Bei der intrinsischen Motivation handelst du aus Gründen, die aus dir heraus entspringen. Du willst in einer Sache besser werden oder ein selbst gestecktes Ziel erreichen, weil es deiner inneren Überzeugung entspricht. Bei Sportlern findet man heutzutage oft eine Mischung aus beidem, da der Druck von Sponsoren und Öffentlichkeit immer größer wird und sie gleichzeitig ihre Bestleistungen übertrumpfen wollen.

WILLPOWER – DIE KRAFT DES WILLENS

In meinem Leben habe ich gelernt, dass oft diejenigen erfolgreich sind, die eine überaus starke Willenskraft besitzen. Es gibt unzählige Menschen da draußen, die schwach sind, ständig grübeln und immer schwarzsehen. Diese negativen Gedanken führen zu Stress, Angst und verschlechtern die Trainingsleistung enorm. Doch daran kannst du arbeiten! Du kannst dein persönliches Setting genauso ändern wie die Systemeinstellungen auf deinem Computer oder Handy. Diese Umstellung oder Neuprogrammierung findet bei uns Sportlern zuerst in unserem Kopf und damit auch automatisch in unserem Unterbewusstsein statt.

Ich nenne dir ein einfaches Beispiel: „Ich werde das niemals schaffen." Dieser Satz bremst dich von vornherein aus, saugt Energie und macht jegliche Erfolgsaussichten zunichte. Sobald du glaubst, dass du etwas nicht schaffst, manifestiert sich dieser Gedanke in deinem Unterbewusstsein. Mit diesem negativen Self-Talk wirst du selbst zu deinem größten Feind. Du redest dir ein zu scheitern, bevor du es überhaupt versucht hast. Deine Gedanken besitzen eine so große Macht, dass sie dich lähmen können. Obwohl du dein Vorhaben noch gar nicht begonnen hast, gehst du bereits vom Worst Case aus.

Du hast bestimmt schon einmal vom Prinzip der Self-fulfilling Prophecy gehört. Übersetzt bedeutet das so viel wie „sich selbst erfüllende Vorhersage". Wir verhalten uns unbewusst so, dass unsere Befürchtungen tatsächlich eintreten. Unsere Zweifel nagen an unserem Selbstbewusstsein, beeinflussen unsere Entscheidungen und unsere Ausstrahlung und wir ziehen das Negative wie ein Magnet an. Genau andersherum verhält es sich, wenn du zu dir sagst: „Ich schaffe das, egal wie anstrengend es wird." Mit dieser Einstellung wirst du dein Ziel erreichen und Erfolg haben. Du wirst nicht sofort aufgeben, wenn es anstrengend wird oder es mal nicht so läuft, wie du es dir vorgestellt hast. Du wirst weiter an dir arbeiten, bis du es geschafft hast.

Beim Coaching meiner Profisportler verwende ich sogenannte Affirmationen, um sie für den Wettkampf vorzubereiten. Bei dieser Methode formulierst du positive Sätze, die du dir immer wieder im Kopf vorsagst. Ich möchte dir ein paar konkrete Beispiele nennen:

„Heute ist mein Tag" ist schon mal ein guter Start am Morgen. Du kannst die positiven Formulierungen aber auch gezielt während des Trainings verwenden, um noch bessere Ergebnisse zu erzielen. Während du zum Beispiel die Arme trainierst, fokussierst du dich auf deinen Bizeps und sagst dir im Kopf mehrmals folgenden Satz: „Mein Bizeps ist stark und definiert."

Ich schwöre auf positive Affirmationen, weil sie dir Selbstvertrauen geben, deine Ausstrahlung verbessern und sogar dein Immunsystem stärken. Und ich wette mit dir, dass sie dadurch auch eine positive Wirkung auf deine Umgebung haben werden. Das Geheimnis liegt darin, deinen Willen für dich und nicht gegen dich arbeiten zu lassen. Mit dieser bejahenden Einstellung wirst du alle deine Ziele, sei es beruflich, privat oder im Training, erreichen. Du wirst

„EIN MENSCH OHNE VORSTELLUNGSKRAFT HAT KEINE FLÜGEL."

Muhammad Ali

nicht aufgeben, nicht hinschmeißen und dich nicht kleinmachen.

In den letzten Jahren habe ich die wichtigsten Motivationstipps für meine Klienten und mich gesammelt. Hier und jetzt verrate ich dir meine Top Zwölf:

1. SETZE DIR EIN FESTES ZIEL!

Um erfolgreich zu sein, musst du dich komplett auf dein Ziel, egal wie groß es auch sein mag, fokussieren. Das kann zum Beispiel sein, dass du fünf Kilo abnehmen oder dein Sixpack definieren willst. Schreibe es dir am besten auf einen Zettel und hänge ihn dort auf, wo du ihn auch täglich siehst. Das kann dein Spiegel, Kühlschrank oder die Kleiderschranktür (außen!) sein. So weißt du jederzeit, wofür du so hart arbeitest. Lasse dich von nichts und niemandem von deinem Weg abbringen und verbringe keine Zeit mit Energiesaugern, also Menschen, die dich ausbremsen und dir nicht guttun. Du brauchst deine ganze Energie für deine eigenen Ziele.

Wenn du dein konkretes Ziel immer im Blick behältst, wirst du es auch erreichen. Versprochen!

2. ÜBERWINDE HÜRDEN!

Oft sehe ich Leistungs- und ambitionierte Hobbysportler, die eigentlich wissen müssten, was zu tun ist, um voranzukommen und sich weiterzuentwickeln. Die Betonung liegt auf „eigentlich", denn nur allzu oft

lassen sich genau diese Menschen immer wieder davon abhalten, endlich loszulegen und ihre Pläne zu verwirklichen.

Wichtig dabei ist, überhaupt einen Plan zu haben, etwa deinen ersten Marathon zu laufen, eine neue Sportart auszuprobieren oder das Gewicht von Woche zu Woche zu steigern. Beim Krafttraining werden sich keine Erfolge bemerkbar machen, wenn du immer die gleichen Übungen mit dem immer gleichen Gewicht ausführst.

Ich stelle dir vier Fragen und diese beantwortest du dir selbst, JETZT!

1. Was hindert dich an der Umsetzung deines Plans?

2. Was muss sich ändern, damit du endlich anfängst, ihn umzusetzen?

3. Was brauchst du, um deinen Plan zu realisieren?

4. Woran erkennst du, dass du dein Ziel erreicht hast?

3. KENNE DEINEN KÖRPER!

Dein Ziel ist es, mehr Muskeln, mehr Leistung, mehr Kraft, mehr Selbstbewusstsein zu entwickeln und nicht auf der Stelle zu treten. Doch wer einfach nur stumpf seine Muskeln aufpumpt, wird früher oder später die Motivation verlieren, denn irgendwann kommt der Punkt, an dem kein Fortschritt mehr möglich ist. Um es erst gar nicht so weit kommen zu lassen, musst du alle Komponenten deines Körpers kennenlernen. Dazu gehören neben der Muskulatur dein Nervensystem, dein passiver Bewegungsapparat (Bänder, Bindegewebe, Knorpel und Knochen) und bestimmte Muskelrezeptoren. Alle diese Komponenten bestimmen, wie viel Kraft, Muskeln und Leistung du abrufen kannst. Das A und O ist, ein starkes Fundament zu schaffen. Je stabiler die Basis, desto mehr kannst du darauf errichten.

In meinem 12-Wochen-Programm wirst du in den ersten sechs Wochen genau diese Basis aufbauen. Wenn etwas nicht sofort so funktioniert, wie du es erwartest, ist es wichtig, durchzuhalten und nicht gleich enttäuscht aufzugeben. Es klappt eben nicht, dass du in zwei Wochen schon die schwersten Hanteln stemmen kannst oder die Waage zehn Kilo weniger anzeigt.

4. AKTIVIERE KÖRPER UND GEIST!

Sportler müssen oft zu einem ganz bestimmten Zeitpunkt ihr volles Potenzial abrufen. Man spricht dabei von der Aktivierung. Das ist aber nicht immer so einfach, denn wir werden ständig durch andere Dinge abgelenkt und verlieren so schnell den Fokus. Die Aktivierung von Körper und Verstand trainiere ich mit meinen Profis folgendermaßen. Probiere es doch gleich mal selbst aus:

Frage dich zuerst, wie du dich fühlst, wenn du dein volles Potenzial, etwa beim Training oder während eines Wettkampfes, abrufen willst. Bist du ruhig oder energetisch? Bist du locker oder fokussiert? Versetze dich jetzt genau in dieses Gefühl und atme zehnmal tief ein und aus, spanne dann deinen ganzen Körper so fest wie möglich an. Atme dann dreimal tief ein und aus.

5. THINK POSITIVE!

Die meisten von uns grübeln viel zu oft und sehen immer schnell das Negative. Positiv zu denken, erfordert Übung, und es gibt nur ganz wenige Profisportler, denen das gelingt. Und ja, während des Trainings mit mir wirst du wahrscheinlich auch Rückschläge erleben. Es wird Zeiten geben, in denen du dich fragst, warum du dir das alles eigentlich antust und ob es nicht sinnvoller wäre, einfach aufzuhören. Genau in solchen Momenten lohnt es sich, optimistisch zu bleiben und dir gut zuzureden. Das Training wird hart, aber vergiss nie: Du bist härter!

Stelle dir vor, wie du (über dich selbst) siegst, die Arme hochreißt und dieses überwältigende Glücksgefühl genießt. Hierbei helfen dir auch wieder die Affirmationen, von denen ich bereits gesprochen habe. Diese Methode nutzen viele meiner Klienten und ich kann sie dir wärmstens ans Herz legen. Noch mal zur Erinnerung: Es handelt sich dabei um einen kurzen Satz, der dich mental stärkt. Er könnte zum Beispiel lauten „Ich fokussiere mich nur auf den Wettkampf" oder „Ich habe Spaß beim Training".

Überlege dir jetzt genau eine solche Affirmation und schreibe sie dir auf. Sie sollte möglichst kurz und in der Ichform formuliert sein.

6. SETZE EINEN VERTRAG MIT DIR SELBST AUF!

Wenn du einen Vertrag mit einer sehr wichtigen Person in deinem Leben machst und diesen unterschreibst, gehst du eine Verpflichtung ein. Selbst wenn du alles hinwerfen willst, wirst du dich gebunden fühlen und nicht aufgeben. Jetzt ist es an der Zeit, dir selbst ein Versprechen zu geben und dieses auch schriftlich zu fixieren. Setze einen Vertrag auf, in dem du konkret deine Trainings- und Ernährungsziele aufschreibst. Du kannst dir zum Beispiel vornehmen, an Tag X mit meinem 12-Wochen-Programm zu beginnen. Lasse nicht zu viel Zeit verstreichen und notiere dir das Datum im Kalender. Ein anderes Ziel könnte sein, für einen Monat komplett auf Zucker zu verzichten. Dann unterzeichnest du den Vertrag mit Ort, Datum und deiner Unterschrift. Hänge ihn in Sichtweite auf, lies ihn dir täglich durch und gib ab sofort alles, um deine Ziele zu erreichen. Ein Vertragsbruch ist ein absolutes NO-GO!

7. VERÄNDERE DICH SELBST, UM ETWAS ZU ÄNDERN!

Tagein, tagaus immer dasselbe zu tun, ist unglaublich langweilig und weiterentwickeln werden sich damit weder dein Leben noch dein Körper. Abwechslung ist in allen Lebenslagen wichtig für deine Fortschritte. Doch Veränderungen lösen bei vielen von uns Ängste aus. Sie wirken bedrohlich. Daher neigen wir dazu, alles beim Alten zu lassen, auch wenn wir schon sehr lange unzufrieden sind. Es ist unglaublich, wie viele Menschen sogar bereit sind, Leid und Unglück zu ertragen, um sich bloß nicht zu verändern. Es ist Schwachsinn zu glauben, dass du Wandel vermeiden kannst. Es verändert sich immer irgendetwas, und das ist auch ein wichtiger Bestandteil des Lebens. Du solltest sogar derjenige sein, der aktiv Veränderungen vorantreibt. Sei offen für Neues, ganz gleich, was das auch sein mag – ein neuer Job, neue Leute oder eine neue Trainingsmethode. Lasse es nicht zu, dass du nur auf Veränderungen von außen reagierst. Beginne nicht erst mit dem Abnehmen, wenn der Arzt es dir aus gesundheitlichen Gründen rät. Nimm dein Leben in die Hand. Glaube mir, Veränderungen bringen immer neue Chancen, sind extrem befreiend, geben jede Menge neue Energie und machen verdammt glücklich.

8. DU BIST DEIN BESTER FREUND!

Viele machen sich das Leben unnötig schwer, indem sie sich selbst kleinreden. Wir fühlen uns zu dick, zu klein, zu dumm oder was auch immer. Mit dieser Einstellung arbeitest du stets gegen dich selbst. Aber würdest du so mit einem guten Kumpel reden? Du musst lernen, dich als deinen besten Freund zu sehen, nicht als Feind. Nimm dich mit all deinen Stärken und Schwächen an, denn du bist okay so, wie du bist. Versuche ab heute, jeden Tag etwas

„DIE REINSTE FORM DES WAHNSINNS IST ES, ALLES BEIM ALTEN ZU LASSEN UND GLEICHZEITIG ZU HOFFEN, DASS SICH ETWAS ÄNDERT."

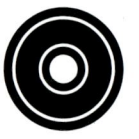

Albert Einstein

netter zu dir selbst zu sein – gönne dir mal etwas, mache dir ein Kompliment und behandle dich so, wie du deinen besten Freund behandeln würdest. Selbstzweifel und Selbsthass verbrauchen unnötig Energie. Stecke diese Energie besser in eines deiner Ziele, etwa fitter zu werden, mehr Muskeln aufzubauen oder ein paar Pfunde loszuwerden. Du bekommst dabei viel mehr Positives – auch Motivation – wieder zurück. Alles andere bremst dich und deine Ambitionen gewaltig aus. Schluss damit!

9. BLEIBE REALISTISCH!

Es ist klar, dass wir nicht alles erreichen und nicht alles verändern können. Du kannst keine Naturgesetze außer Kraft setzen. Deine Körpergröße kannst du zum Beispiel nicht beeinflussen, aber durchaus deine Muskelmasse. Und höre auf, dich mit anderen zu vergleichen, konzentriere dich auf dich selbst, denn du bist du und einmalig auf dieser Welt! Setze dir jedoch immer realistische Ziele und mache dich sofort an die Arbeit!

10. STARTE NOCH HEUTE!

Wir schieben zu vieles auf morgen und dann auf übermorgen und beginnen dadurch nie. Doch es ist entscheidend, HEUTE zu beginnen. Nutze also den heutigen Tag und gehe den ersten kleinen Schritt. Kleine Etappen sind extrem wichtig, denn niemand kann von heute auf morgen sein komplettes Leben umkrempeln. Wenn du zum Beispiel einen meiner Trainings-, Ernährungs- oder Motivationstipps übernimmst, musst du ihn nicht sofort zu 100 Prozent umsetzen. Probiere erst einmal Teile davon aus und übertrage sie auf deinen Alltag. Irgendwann werden sie zu einem Automatismus und ganz selbstverständlich für dich.

MEIN TIPP

Versuche, selbst negativen Ereignissen etwas Positives abzugewinnen. Was kannst du aus einer schwierigen Situation lernen? Formuliere das konkrete Problem in zwei Sätzen und schreibe darunter, welche Chancen dieses Problem birgt. Ich verspreche dir, dass dieser gesunde Optimismus dazu führt, dass sich die Dinge zu deinen Gunsten entwickeln werden. Wer eine positive Ausstrahlung besitzt, zieht Positives an. Das bedeutet für dich: Wenn du von dir selbst überzeugt bist, strahlst du das auch aus und wirst von deinen Mitmenschen positiver wahrgenommen.

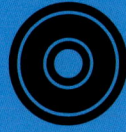

11. SEI DANKBAR!

Wie oft am Tag bist du dankbar für die schönen Dinge in deinem Leben? Wie oft freust du dich darüber, dass du gesund bist, dass du gute Freunde hast? Wie oft bleibst du stehen, um dich an den kleinen Momenten in deinem Leben zu erheitern? Wann hast du dich das letzte Mal selbst gefeiert, weil du ein Ziel erreicht hast? Es gibt so viele Dinge, für die du dankbar sein kannst. Du musst nur deine Augen öffnen, um sie zu bemerken. Dankbarkeit ist für mich der Gegenpol zu Stress und Angst, mit ihr setzt du unglaublich viele positive Kräfte frei. Studien haben sogar gezeigt, dass dankbare Menschen glücklicher, motivierter, optimistischer und seltener krank sind. Darum möchte ich, dass du dir jetzt gleich ein Blatt Papier zur Hand nimmst und mindestens zehn Dinge aufschreibst, für die du dankbar bist. Das kann alles Mögliche sein, von den fünf Kilo, die du abgespeckt hast, über die wöchentliche Laufrunde mit deinem besten Kumpel bis zu den Kochkünsten deiner Mama und dem Lächeln deiner kleinen Schwester.

12. ERWARTE DAS BESTE!

Meine Erfahrung zeigt, dass erfolgreiche Menschen nur selten grübeln oder jammern. Die Profisportler, die ich trainiere, sind allesamt Optimisten und davon überzeugt, dass sie bis zum Wettkampf in Topform sind und den Sieg nach Hause bringen. Klar rechnen sie Niederlagen mit ein, aber sie sehen diese nicht als Rückschritt, sondern als Chance, noch härter an sich zu arbeiten. Wenn auch du dir diese innere Einstellung zulegst, wirst du alles erreichen können.

THE ATHLETE'S HEART

Ist Glück wirklich vergänglich oder kann man es schaffen, permanent glücklich zu sein? Ich kann diese Frage auch nicht eindeutig beantworten, aber ich möchte dir ein paar Wege aufzeigen, die dir helfen, glücklicher zu werden. Eines ist auf alle Fälle sicher: Sport unterstützt dich dabei. Er wird dich zu einem zufriedeneren und ausgeglicheneren Menschen machen.

Ich finde, zunächst sollte jeder einen ganz persönlichen Traum vom Glück haben. Diesen behältst du am besten für dich und hütest ihn wie einen Schatz, denn viel zu oft lassen wir uns von anderen Menschen beeinflussen, die glauben, uns sagen zu können, was wir tun, was wir aufgeben sollen oder was gut für uns ist. Und leider lassen wir uns viel zu oft – auch ganz unbewusst – davon beeinflussen. Wir denken darüber nach, was andere von uns halten oder von uns halten könnten. Wir möchten sogar, dass andere Personen uns in einem bestimmten Licht sehen. Deshalb machen wir Dinge, die nicht unserem Innersten entsprechen, gehen Wege, die nicht unsere sind, oder unterlassen etwas, das wir eigentlich gern ausprobiert hätten. Träume sind, gerade am Anfang, sehr zerbrechlich. Lasse sie dir von nichts und niemandem kaputtreden, sonst zerplatzen sie wie Seifenblasen. Wenn du etwas willst, gehe raus und hole es dir!

Mir ist es extrem wichtig, dass dir deine Träume bewusst sind. Was willst DU ganz tief in DEINEM Herzen? Die folgenden Punkte sollen dich zum Nachdenken anregen:

„DER UNTERSCHIED ZWISCHEN DEM UNMÖGLICHEN UND DEM MÖGLICHEN LIEGT IN DER ENTSCHLOSSENHEIT EINER PERSON."

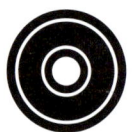

Tommy Lasardo

SCHLUSS MIT „WAS WÄRE, WENN …?"

Wir alle haben uns diese Frage schon tausendmal gestellt und auch ich stelle mir vor wichtigen Entscheidungen meistens folgende Frage: „Würde ich es bereuen, wenn ich es probiert hätte und sich später herausstellen würde, dass es vielleicht nicht der richtige Weg war? Oder würde ich es eher bereuen, zu diesem Zeitpunkt den Rückzug angetreten zu haben?" In der Regel nutze ich alle Gelegenheiten, die sich ergeben. Wer weiß, ob sie jemals wiederkommen und was sich aus ihnen ergibt. Wenn eine Tür aufgeht, musst du auch durchgehen. 2010 habe ich die Chance bekommen, in einem sehr bekannten Fitnessstudio als Trainer zu arbeiten. Die habe ich genutzt und jeden Tag mein Bestes gegeben, jeden Tag die Chance genutzt, anderen zu helfen und zu zeigen, was ich als Trainer draufhabe.

HERZ VERSUS KOPF

Du kennst das sicher. Dein Herz möchte das eine, dein Kopf das andere. Dein Bauchgefühl sagt dir „Ja, mache es", dein Verstand aber „Gehe kein Risiko ein, wer weiß, was passiert …". Viel zu oft zerbrechen wir uns den Kopf über Dinge, die uns vielleicht irgendwann betreffen oder zustoßen könnten. Selbstverständlich sollst du deinen gesunden Menschenverstand nicht komplett ausschalten. Es geht mir vielmehr darum, dass du wieder mehr auf deine innere Stimme hörst und nicht immer auf Nummer sicher gehst. Es ist so leicht, sein Schicksal und sein Glück selbst in die Hand zu nehmen. Ich selbst bin ein Mensch, der mit seinem Herzen entscheidet. Ich verlasse mich gern auf meine Intuition, mein Bauchgefühl, sei es beim Sport, bei Menschen oder im Beruf. Ich liebe diese ganz speziellen Momente, wenn etwas wirklich aus dem Innersten kommt. Ich bin davon überzeugt, dass alle Entscheidungen, die man direkt aus dem Bauch oder mit dem Herzen trifft – wie immer du es nennen möchtest –, nicht falsch sein können. Höre auf deinen Bauch und gehe auch mal Risiken ein. Was willst DU wirklich für dich und dein Leben? Beantworte dir diese Frage hier und jetzt und dann: GO WITH YOUR HEART!

BE BRAVE

Es ist unbestreitbar: Manchmal braucht es Mut im Leben. Leider leben wir in einer sehr konservativen Gesellschaft und alle warten immer auf den perfekten Moment. Aber den gibt es nicht. Alles soll in geregelten Bahnen ablaufen. Am besten fängt man gleich nach dem Schulabschluss eine Ausbildung an oder studiert, danach ruft der gut bezahlte Topjob. Das gehört sich so, das ist vernünftig, das machen nun mal alle so. Warum nicht mal aus dem Trott ausbrechen und sich ein sportliches Ziel setzen, statt die nächste Gehaltserhöhung anzupeilen? Erinnerst du dich noch an deine Kindheit? Kinder sind mutig und probieren alles bedenkenlos aus. Doch im Laufe der Zeit wird uns dieser Mut genommen. Deine Mutter mahnt dich, vorsichtig zu sein, der Vater will, dass man den Familienbetrieb übernimmt. Später raten uns dann Bankangestellte und Versicherungsmakler dazu, uns gegen alles abzusichern.

Viele von uns funktionieren einfach und versuchen, den Ansprüchen der Gesellschaft zu entsprechen, anstatt ihre Träume und Ziele in die Tat umzusetzen. Die Quittung gibt es obendrauf. Wenn man nicht auf sein Herz hört, ist man irgendwann ausgebrannt, unglücklich und kann im schlimmsten Fall sogar krank werden. Es ist also kein Wunder, dass heutzutage so viele Menschen unter Burnout leiden.

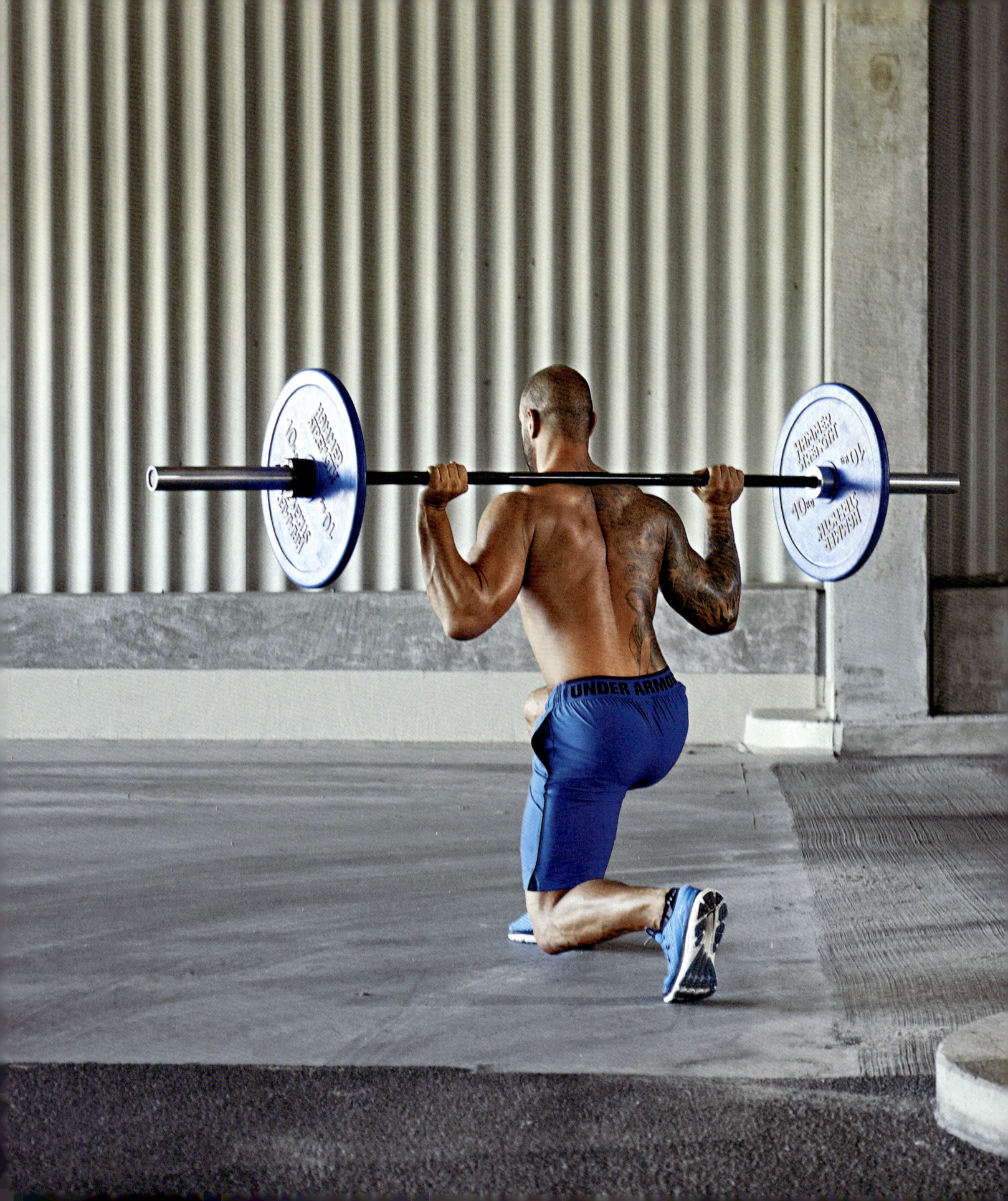

ACHTSAM LEBEN

Dieses Motto begleitet mich schon mein Leben lang. Nur wenn man seiner Umwelt – und auch sich selbst – wieder mehr Aufmerksamkeit widmet, kann man ein besseres Körpergefühl entwickeln und die eigenen Bedürfnisse mehr wahrnehmen. Die ganz bewussten, achtsamen Momente schenken dir neue Energie und stärken dich. Ich liebe diese kurzen Augenblicke, wenn ich ganz bei mir bin. Dieses Gefühl habe ich zum Beispiel bei meiner neu entdeckten Leidenschaft, dem Schwimmen. Wenn ich meine Bahnen ziehe, denke ich an nichts und lausche nur meinem gleichmäßigen Atmen. Ich bin fest davon überzeugt, dass es diese Momente sind, die unser Leben erst lebenswert machen. Versuche deshalb, so viele solcher Augenblicke der Achtsamkeit wie möglich zu sammeln, denn sie sind es, die am Ende unseres Lebens zählen.

Darum wünsche ich mir, dass du ab sofort öfter im Hier und Jetzt lebst. Um Achtsamkeit zu üben, kannst du dich zum Bespiel für einige Minuten nur auf deine Atmung konzentrieren oder die Augen schließen und nur die Geräusche um dich herum wahrnehmen. Denke dabei nicht über die Vergangenheit nach und mache dir auch keine Gedanken über die Zukunft. Warum solltest du dich mit Dingen beschäftigen, die erst kommen werden und die du sowieso nicht beeinflussen kannst. Das zieht zu viel von deiner Energie, die du für deinen Alltag brauchst. Ich weiß, seinem Körper und sich selbst wieder mehr Achtsamkeit zu schenken, ist schwierig und erfordert etwas Geduld und Übung. Aber ich verspreche dir, dass es sich lohnt, achtsam zu sein, den Moment zu genießen und alles um dich herum für diesen kostbaren Augenblick einfach beiseite zu lassen.

THE ROAD TO SUCCESS – ERFOLG IST PLANBAR

Auf der Suche nach dem schnellen Erfolg vergessen wir oft eine sehr wichtige Grundregel: Wir sind zu 100 Prozent für unser Leben selbst verantwortlich.

Dieser Gedanke hat sowohl eine befreiende als auch eine beängstigende Seite. Denn einerseits bedeutet es, dass du selbstbestimmt handeln kannst und die Freiheit hast, genau das zu tun, was du möchtest. Andererseits heißt es aber auch, dass du für Erfolg und Misserfolg in deinem Leben allein zuständig bist und nicht anderen die Schuld geben kannst, wenn etwas schiefgelaufen ist. Schuldzuweisungen mögen zunächst bequem sein, aber erfolgreiche Menschen führen sowohl ihre Erfolge als auch ihre Niederlagen auf sich selbst zurück und versuchen, aus beidem zu lernen.

Bildlich gesprochen sitzen wir alle selbst hinter dem Lenkrad unseres Lebens. Wir entscheiden, wohin wir fahren, ob wir Pausen einlegen oder Umwege in Kauf nehmen. Wenn du in die falsche Richtung fährst oder das Auto erst gar nicht aus der Garage holst, bist du auch dafür verantwortlich. Umgekehrt gilt das selbstverständlich auch für jede Strecke, die du erfolgreich zurückgelegt hast, sozusagen für jedes erreichte Ziel.

Doch eines sollte dir klar sein: Um erfolgreich zu sein, musst du den anstrengenden Weg wählen. Ohne Opfer zu bringen, wirst du keinen Erfolg verbuchen können, vor allem nicht im Sport. Du musst dir selbst die Frage stellen, ob du bereit bist, dafür

VISUALISIERUNG

Neben den Affirmationen ist die Visualisierung eine meiner liebsten Motivationstechniken. Sie ist äußerst effektiv und leicht zu erlernen. Fast jeder professionelle Sportler bedient sich dieser Methode, um seine Ziele erfolgreich zu erreichen.

Das Gehirn visualisiert ständig oder ganz einfach gesagt: Wir denken permanent in Bildern. Immer wenn wir uns etwas vorstellen, über etwas nachdenken oder etwas planen, läuft ein Film in unserem Kopf ab. Wir verarbeiten die gesamte Fülle an komplexen und abstrakten Informationen in unserem Gehirn zu einem anschaulichen Ganzen.

Die meisten Menschen visualisieren täglich, allerdings auf eine völlig falsche Art und Weise: Sie sorgen sich, sind beunruhigt und malen sich ein zukünftiges Ereignis in den schlimmsten Bildern aus. Sie stellen sich vor, was alles schieflaufen könnte, und oft passiert genau das, denn negative Gedanken ziehen negative Ereignisse an.

Willst du die Visualisierung als Motivationstechnik austesten, verwende all deine Energie darauf, positiv zu denken und dir vorzustellen, dass du erfolgreich sein wirst. Stelle dir ein konkretes Bild zu deinem Ziel vor. Welcher Film würde in deinem Kopf ablaufen, wenn du dein Vorhaben erreicht hast? Die Visualisierung deines Ziels gelangt auf direktem Weg in dein Unterbewusstsein, und das macht keinen Unterschied zwischen Realität und Vorstellung.

Durch die Visualisierung wirst du stark motiviert und dein Glaube an das Erreichen des Ziels wird gestärkt. Und so funktioniert's:

1. KOPFKINO

Schließe deine Augen und stelle dir vor, dass du dein Ziel schon erreicht hast. Stelle dir alles so real wie möglich vor. Es muss so greifbar sein, dass du glaubst, deine Vision ist bereits Realität.

2. DIE KUNST LIEGT IM DETAIL

Nimm nun dieses Bild und verbinde es mit Eindrücken und Emotionen. Was siehst du, hörst du, riechst und schmeckst du in dieser Situation? Je realistischer dein Bild ist und je mehr Gefühle du miteinbeziehst, desto größer wird anschließend deine Motivation sein.

3. ÜBUNG MACHT DEN MEISTER

Es reicht nicht aus, sich nur einmal ein solches Bild vorzustellen. Du musst dir diese Vision möglichst häufig vor Augen halten. Am Anfang wird es ein bisschen länger dauern, bis du dir dein Ziel in allen Details vorstellen kannst. Je öfter du das Visualisieren übst, desto schneller und exakter wird das Bild in deinem Kopf werden.

4. DOPPELT HÄLT BESSER

Kurz nach dem Aufwachen und vor dem Schlafengehen nimmt unser Unterbewusstsein Gedanken am besten auf. Nimm dir jeweils morgens und abends fünf Minuten Zeit, deine Ziele zu visualisieren. Schreibe jedes deiner Ziele als Affirmation, also als positive Formulierung, auf eine Karteikarte, lies sie laut vor und stelle dir anschließend ein genaues Bild dazu vor.

alles zu geben und vollen Einsatz zu zeigen, auch wenn dadurch andere Bereiche in deinem Leben zurückstecken müssen und du zum Bespiel weniger Zeit für Freunde oder Hobbys hast.

Ob du bereit bist, dich wirklich zu 100 Prozent auf die Erfolgsspur zu begeben, kannst nur du entscheiden. Ich kann dich dabei lediglich unterstützen. Mit meinen sechs Schritten zum Erfolg bleibst du garantiert in der Spur.

1. BRINGE STRUKTUR IN DEINEN ALLTAG

Um erfolgreich zu sein und das Beste aus jedem Tag herauszuholen, solltest du dir eine strukturierte Vorgehensweise aneignen. Denn sonst vergeht Tag um Tag, Woche um Woche und nichts verändert sich. Mache dir jeden Sonntag eine Checkliste für die ganze Woche. Darin vermerkst du deine Termine, Trainingszeiten und dein Trainingsprogramm, zum Beispiel montags 30 Minuten Laufen, dienstags eine Stunde Krafttraining im Gym. Sobald du etwas erledigt hast, hakst du es ab beziehungsweise streichst diesen Punkt von deiner Liste. So siehst du schwarz auf weiß, was du erledigt hast und was noch ansteht.

2. SUCHE DIR GLEICHGESINNTE

Wir nehmen häufig Verhaltensmuster von Menschen aus unserer Umwelt an, die für uns – wahrscheinlich ohne dass es uns bewusst ist – eine Art Vorbildcharakter besitzen. Sie tun Dinge, mit denen du dich identifizieren kannst oder die du gut findest. Sie verhalten sich so, dass du das Gefühl hast, mit ihnen auf einer Wellenlänge zu sein. Umgib dich mit solchen positiven Leuten, denn sie haben meist Erfolg in dem, was sie tun, und sind von sich überzeugt. Lernen kannst du nur von erfolgreichen Menschen. Suche dir also, egal ob im Job oder im Gym, Vorbilder und Mentoren. Menschen, die eine Stärke haben, die du dir selbst gern aneignen würdest. Ich garantiere dir, du wirst von ihren Erfahrungen und Ratschlägen enorm profitieren. Erfolg fällt aber niemandem in den Schoß. Dafür braucht es Disziplin, Struktur und Durchhaltevermögen – alles Eigenschaften, die dir beim Erreichen deiner sportlichen Ziele von großem Nutzen sein werden.

3. RELAXE REGELMÄSSIG

Das Leben besteht aus Anspannung und Entspannung, aus Energie und Ruhe. Versuche, dich nur ein paar Minuten tief zu entspannen. Nimm eine entspannte Sitzposition ein – entweder auf einem bequemen Stuhl oder auf dem Boden – und atme tief in den Bauch ein und aus. Im Alltag sind wir oft kurzatmig, doch gerade das tiefe Atmen versorgt unseren ganzen Körper optimal mit Sauerstoff und vermindert Stress. Aber nicht nur das: Auch nach einer anstrengenden Trainingseinheit ist es wichtig, dass du deinem Körper vor der nächsten Session Zeit zur Regeneration gibst.

4. ACHTE AUFS WESENTLICHE

Kommunikation und soziale Kontakte sind enorm wichtig, keine Frage. Die Familie, Freunde, die Arbeitskollegen, Trainingskollegen – auf sie kann man nicht verzichten. Dazu kommt, dass jeder von uns ständig online und somit Tag und Nacht erreichbar ist. Gehe auch mal offline. Du musst nicht immer greifbar sein. Während eines Wettkampfes, deines Trainings oder Entspannungsübungen solltest du dein Handy ausschalten und nicht ständig Nachrichten checken, die dich ablenken. Überlege dir außerdem, wie viele Termine, etwa Konzerte, Geburtstagsfeiern, Kneipenbesuche, du während der Woche wirklich wahrnimmst. Du musst nicht überall dabei sein. Triff eine Wahl, um den Blick fürs Wesentliche nicht zu verlieren. Auch Freizeitstress saugt Energie, die dir für deine sportlichen Leistungen und fürs Training fehlen wird.

5. ARBEITE AN DEINER AUSSENWIRKUNG

Mimik, Gestik, Haltung – all das ist wichtig, um erfolgreich zu sein. Davon abhängig ist auch dein Selbstbewusstsein. Stelle dich vor einen Spiegel und überprüfe deine Körperhaltung. Stehst du aufrecht, mit erhobenem Kopf, ist dein Blick entschlossen? Sind die Schultern nach hinten gezogen und deine Brust angehoben? Oder bist du eher nach vorn gekrümmt, mit hängenden Schultern, und wagst nur einen schüchternen Blick in dein Spiegelbild? Wirkst du also selbstbewusst oder eher in dich gekehrt? Mithilfe meines Sportprogramms wird sich deine Außenwirkung ganz automatisch verändern. Je kräftiger deine Muskeln, desto aufrechter deine Haltung und dein Gang. Damit strahlst du auch mehr Selbstbewusstsein aus.

6. LASSE DICH FEIERN UND SEI DU SELBST

Dein Ziel ist erreicht! Du hast 15 Kilo abgenommen, schaffst 40 Liegestütze am Stück oder bist einen Halbmarathon gelaufen. Jetzt darfst du dich gern, nein, sollst du dich auch feiern (lassen). Wenn du es bis hierher geschafft hast, bedeutet das, dass du auch die Hindernisse auf deinem Weg erfolgreich gemeistert hast. Sportlich gesehen bist du jetzt in Topform. Achte darauf, dass du deinen Erfolg nicht mehr abgibst, deine Leistung hältst und dir vielleicht eine neue Herausforderung suchst.

SCHEITERN HEISST GEWINNEN

Wenn ein Leichtathlet Weltrekorde bricht oder ein Boxer einen Kampf nach dem anderen gewinnt, sieht das alles immer so leicht und mühelos aus. Doch ihre Erfolge sind das Ergebnis langfristiger, harter Arbeit. Gern werden diese Erfolge und die Arbeit von Außenstehenden abgewertet mit Kommentaren wie: „Der Kerl hat eben die richtigen Gene", „Der Typ kennt halt die richtigen Leute", „Der hat auch die nötige finanzielle Unterstützung", „Das ist doch alles bloß Glück". Oft wird zu schnell geurteilt und dem einen oder anderen der Erfolg missgönnt. Aber vielleicht liegt das daran, dass wir immer nur die perfekte Seite sehen. Wir sehen nie, wie sehr sich die Leute bis zu diesem Erfolg gequält haben, was sie dafür jahrelang geopfert haben und wie oft sie zuvor vielleicht schon gescheitert sind.

In unserer Erfolgsgesellschaft gilt Versagen oder Verlieren als Schwäche. Ich denke, es ist genau andersherum: Um wirklich Erfolg zu haben, musst du auch mal Misserfolge erleben. Du musst deine Komfortzone verlassen und Dinge ausprobieren, die du dir im ersten Moment nicht zutraust. Man wächst bekanntlich an seinen Aufgaben. Eines sollte dir dabei immer klar sein: Niemand hatte jemals Erfolg, ohne vorher auch mal Fehler zu begehen. Es geht hier aber nicht darum, wie viele Fehler dir passieren, sondern darum, ob du aus deinen Misserfolgen lernst und es nächstes Mal besser hinbekommst. Hier ist wieder deine Motivation gefragt. Lasse dich nicht sofort aus dem Konzept bringen oder gib gar auf, wenn du mal versagst. Es wird mitunter Trainingstage geben, an denen du dich nicht gut fühlst und dir schon nach zehn Minuten die Puste ausgeht. Gönne deinem Körper dann eine Pause. An Tagen, an denen du von Energie nur so strotzt, kannst du dafür etwas mehr Gas geben und deinen Trainingsrückstand aufholen.

ERFAHRUNG – SO BEZEICHNEN ERFOLGREICHE SPORTLER IHRE FEHLER

Oft ist unsere Angst, uns lächerlich zu machen und am Ende als Idiot dazustehen, so groß, dass wir lieber nichts verändern und alles so weiterlaufen lassen wie bisher. Doch wenn du nichts Neues wagst, bleibst du in deiner Entwicklung stehen. Stelle dir vor, du hättest als Kind nicht immer wieder versucht, einen Fuß vor den anderen zu setzen. Du würdest heute noch krabbeln.

Jeder Mensch, der mehr aus sich herausholen will, begeht unweigerlich Fehler. Fehler musst du dir selbst und auch anderen zugestehen. Am besten stellst du dich schon mal darauf ein, dass es Rückschläge geben wird. Heiße sie willkommen, denn sie sind Teil deines Fortschritts und Lehrer auf dem Weg zum Erfolg. Auch ich habe in meiner Laufbahn als professioneller Fitnesstrainer und Mensch der Öffentlichkeit viele Fehler gemacht. Ich hatte vor zehn Jahren, am Anfang meiner Trainerkarriere, eine größere Verletzung in der Schulter und am Rücken. Sie kam durch ein Übertraining. Damals hatte ich nicht das Wissen und die Erfahrung von heute und habe über einen zu langen Zeitraum zu intensiv trainiert. Mit der Zeit habe ich jedoch gelernt, wie wichtig Erholung für Körper und Geist ist. Es ist unglaublich, wie viel Kraft ein wacher Geist dem Körper verleiht. Heute weiß ich, dass ich durch die Regenerationsphasen meine

Leistung stetig steigern und mein Verletzungsrisiko minimieren kann. Auch du musst lernen, geduldig zu sein. In kurzer Zeit zu viel erreichen zu wollen, ist nicht immer gut. Ohne Geduld wirst du rasch die Lust und Motivation verlieren. Gib deinem Körper Zeit, sich zu entwickeln. Alles, was schnell kommt, ist auch schnell wieder weg. Mein Wunsch ist es, dass du aus meinen Fehlern lernst und es selbst besser hinbekommen wirst.

Nutze die Zeit, dich Tag für Tag zu verbessern und deine persönlichen Fähigkeiten auszubauen. Wir sind alle nicht perfekt, auch wenn wir es oft gern wären. Doch letzten Endes zählt nur der Erfolg, egal wie viel Umwege wir vorher gegangen sind. Entscheidend ist einzig und allein, dass wir an unseren Zielen dranbleiben. Viele Menschen geben auf, sobald sie einen Rückschlag einstecken mussten. Sie werden niemals erfahren, wie kurz sie vor der Verwirklichung ihres größten Traums standen.

Verliere die Angst vor deinen Fehlern, lerne aus ihnen und gib niemals auf! Das ist der Schlüssel zum Erfolg.

LACK OF MOTIVATION – RAUS AUS DEM MOTIVATIONSTIEF

Jeder kennt das Problem, ich auch. Es gibt einfach Tage, an denen die Motivation schwankt und auch mal gegen null geht. Vielleicht hat dich ein Erlebnis aus dem Rhythmus gebracht und du bist wieder in alte Gewohnheiten zurückgefallen. Das ist absolut normal und auch mal okay. Entscheidend ist nur, dass du wieder Gas gibst und die Phase nicht zu lange andauern lässt, denn aus ein paar Tagen Auszeit können schnell mehrere Wochen werden.

Um das zu verhindern und schnellstmöglich wieder deine alte Begeisterung zu finden, gebe ich dir ein paar meiner besten Tricks an die Hand. Mit diesen bist du blitzschnell wieder an Bord und dein Motivationstief kann Leine ziehen.

1. FANGE EINFACH AN
Dieser Tipp hört sich zwar simpel an, ist aber extrem effektiv. Denn nur wenn du wieder loslegst, kommt der Stein ins Rollen und du kannst dich vorwärtsbewegen. Höre auf zu grübeln, sondern tue es einfach! Hinterher wirst du feststellen, dass das Anfangen letztlich nicht so schwer war, wie du dachtest.

2. SEI GEDULDIG
Du darfst nie den Fehler machen und nach einer längeren Pause erwarten, dass du gleich wieder Höchstleistungen vollbringen kannst. Steigere dich Tag für Tag, bis du wieder den ursprünglichen Zustand erreicht hast.

3. HÖHEN UND TIEFEN SIND OKAY
Motivation ist nie beständig. Akzeptiere, dass es Tage gibt, an denen du am liebsten den ganzen Tag im Bett liegen bleiben würdest. Nur: Die negativen Gedanken dürfen dann nicht die Oberhand gewinnen. Nimm die Herausforderung an und versuche trotzdem, solchen Tagen das Beste abzugewinnen. Vielleicht hilft dir dabei der folgende Spruch: „No matter how you feel. Get up. Dress up. Show up. And never give up!" Begehe aber auch nicht den Fehler, Tage, an denen du sehr viel Energie und Mo-

tivation hast, als Maßstab zu betrachten. Klar sollst du dich über solche Powertage auch freuen und sie voll ausnutzen, aber nimm sie nicht unbedingt als selbstverständlich hin.

4. SCHLAF IST WICHTIG
Unterschätze niemals die Bedeutung von genügend Schlaf. Nur wer ausgeschlafen ist, kann Spitzenleistungen vollbringen. Wenn du müde und erschöpft bist, leidet deine Motivation extrem. Wenn du viel erreichen willst, solltest du dir angewöhnen, rechtzeitig und (möglichst) immer zur gleichen Zeit ins Bett zu gehen. Aber Achtung: Zu viel Schlaf macht dich faul. Finde ein gesundes Mittelmaß, sechs bis acht Stunden Schlaf sollten ausreichen.

5. BUDDY UP
Allein ist es besonders schwer, bei der Stange zu bleiben. Suche dir deshalb einen Partner, der das gleiche Ziel verfolgt wie du. Ihr könnt euch dann in den schweren Phasen gegenseitig motivieren, beim Training anfeuern und euch gegenseitig hochziehen. Und glaube mir, du überlegst es dir zweimal, ein Training ausfallen zu lassen, wenn du weißt, der andere geht hin. Falls du einen besonderen Vorsatz hast, wie zum Beispiel an einem Wettkampf teilzunehmen, kannst du dir auch von Experten helfen lassen oder mit einem Coach zusammenarbeiten.

6. RELIGHT YOUR FIRE
Du bist lustlos und brennst nicht mehr so für eine Sache? Dann überlege dir, warum und wann deine Motivation verlorengegangen ist. Irgendwann musst du ja mal motiviert gewesen sein, dein Ziel zu erreichen, nicht wahr? Finde dieses innere Feuer wieder! Das geht am besten, indem du dir Vorbilder suchst

und inspirierende Geschichten liest. Vielleicht hast du auch wieder mehr Bock, wenn du mit einem Freund eine Wette abschließt oder dein Training einfach mal ins Freie verlegst. Es gibt so viele Möglichkeiten, Abwechslung in deinen Alltag zu bringen. Du musst einfach nur kreativ werden und dich immer wieder fragen, wie du deine Ziele mit Spaß und Leidenschaft verfolgen kannst.

MOTIVATION QUOTES

Ich weiß, dass vielen Profisportlern – aber auch mir – Motivationssprüche extrem helfen, am Ball zu bleiben. So behält man sein Ziel fest im Visier und führt sich immer wieder vor Augen, warum man so hart trainiert, sich so diszipliniert ernährt und jeden Tag aufs Neue an sein Limit geht.

Deshalb habe ich für dich eine Liste mit motivierenden Zitaten zusammengestellt. Einige stammen von mir selbst, andere von berühmten Persönlichkeiten. Picke dir einfach die heraus, die dich direkt ansprechen und am besten zu deiner aktuellen Situation passen. Sie sollen dich von jetzt an täglich motivieren und dir Kraft geben. Schreibe sie raus, klebe sie an deinen Kühlschrank, in deinen Trainingsspind, ins Auto – egal! Hauptsache, du liest sie dir so lange durch, bis du sie inhaliert hast. Die Worte sollen zu deiner ganz persönlichen Stütze werden – jeden Tag, jeden Moment, jede Sekunde! Die ersten fünf Quotes von mir gebe ich dir als Coach Seyit mit auf den Weg.

„Dein Training fängt erst an, wenn du nicht mehr kannst."

„Dreh dich nicht um, sieh nach vorn – immer!"

„Ziel setzen. Arsch aufreißen. Ziel erreichen."

„Wenn etwas wichtig genug ist, dann nimmst du dir die Zeit."

„Du wirst nie herausfinden, wo deine Grenze ist, solange du es nicht versuchst."

„Der Sieg ist jenen vorbehalten, die bereit sind, alles dafür zu geben."
Sun Tzu

„Selbstvertrauen ist die erste Voraussetzung für große Vorhaben."
Samuel Johnson

„Schwere Vorbereitung, leichter Kampf; leichte Vorbereitung, schwerer Kampf."
Marschall Suworow

„Es spielt keine Rolle, wie langsam man geht, solange man nicht stehen bleibt."
Konfuzius

„Wenn du sieben Mal fällst, steh acht Mal auf."
Japanisches Sprichwort

„Die Zukunft hat viele Namen: Für Schwache ist sie das Unerreichbare, für die Furchtsamen das Unbekannte, für die Mutigen die Chance."
Victor Hugo

„Erfolg hat drei Buchstaben: tun."
Johann Wolfgang von Goethe

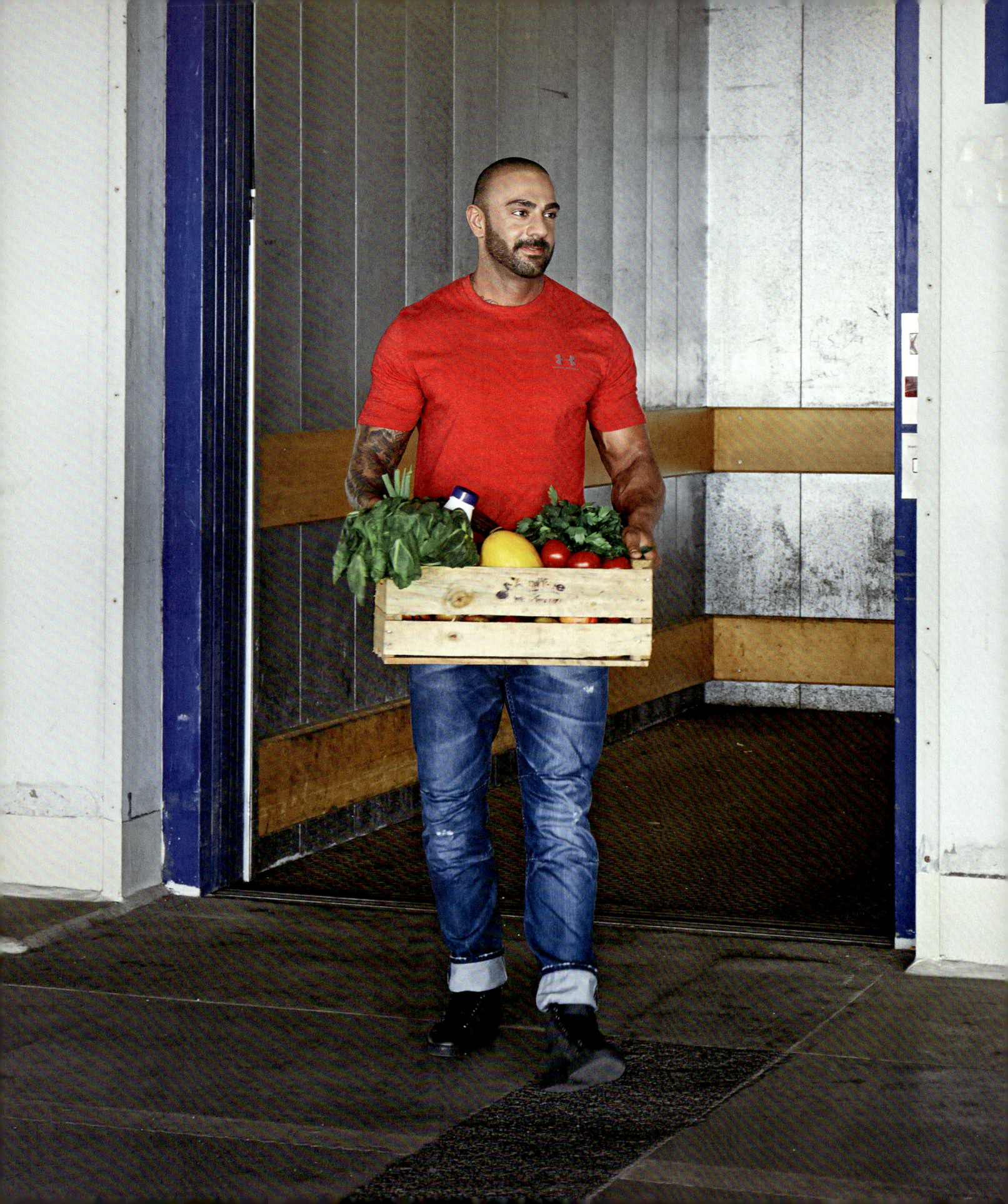

ABS ARE MADE IN THE KITCHEN

Weißt du, wie wichtig dein Essverhalten ist, um deinen Körper in Topform zu bekommen? Mit sagenhaften 70 Prozent ist es an deinem Erfolg beteiligt! Eine falsche Ernährung kann dein komplettes hartes Training versauen und deine Resultate zerstören. Denn nur die richtigen Nährstoffe sorgen auch für entsprechendes Muskelwachstum. Also sei diszipliniert und denke nach, bevor du zum Kühlschrank gehst. Ich versorge dich in diesem Kapitel mit den wichtigsten Food-Regeln und leckeren Rezepten – für maximale Erfolge, ohne dabei zu hungern.

ERNÄHRUNG – MIT DISZIPLIN ANS ZIEL

Jedes Jahr dasselbe Szenario: Der Sommer steht vor der Tür und alle drehen durch. Zu jeder Tages- und Nachtzeit sieht man Leute joggen und auch die Fitnessstudios sind gerammelt voll. Jeder will seine über die Wintermonate angefutterten Fettpolster wegbekommen, und das möglichst sofort. Doch das ist natürlich utopisch! Um dein Körperfett erfolgreich und vor allem dauerhaft zu reduzieren, solltest du dir zunächst realistische Ziele setzen und dann überlegen, wie du dein „Bodyprojekt" in Angriff nimmst.

Disziplin, Durchhaltevermögen und Fleiß sind die drei wichtigsten Eigenschaften auf dem Weg zu einem muskulösen, starken und schlanken Körper. Eines sollte dir dabei klar sein: Weder Körperfettreduktion noch Muskelaufbau funktionieren innerhalb von zehn Tagen. Du benötigst mindestens sechs bis acht Wochen, um wirklich an die Fettpolster ranzukommen und deinen Körper zu definieren. Klar wäre es ein Traum, wenn ich dir jetzt ein Patentrezept geben könnte, aber ich bin ehrlich und mache dir keine falschen Hoffnungen, denn die einzig wahre Körperfettreduktionsmethode existiert nicht. Jeder Körper tickt nämlich anders: Der eine verbrennt sehr schnell Fett, der andere hingegen leider nur sehr mühsam. Der eine besitzt einen schnellen Stoffwechsel, der andere wiederum einen eher langsamen. Es gibt Menschen, die essen Eiscreme, trinken am Wochenende Alkohol und haben trotzdem ein steinhartes Sixpack. Ich weiß, das ist unfair, aber so ist es nun mal. Ich gehö-

re leider auch zu der anderen Kategorie. Ich schaue eine Pizza nur von zwei Metern Entfernung an und schon habe ich zwei Kilo drauf.

FETT WEG, ABER RICHTIG!

Neben deinen genetischen Voraussetzungen gibt es noch weitere Faktoren, die beim Fatburning berücksichtigt werden müssen. Dazu gehören äußere Einflüsse wie beruflicher und privater Stress, aber auch körperliche Gegebenheiten wie Größe, Gewicht und Kalorienbedarf.

Mit meiner Hilfe wirst du deine Körperziele erreichen und nachhaltige Erfolge einfahren. Deshalb verrate ich dir nun, welche Fehler ich in puncto Fettreduktion in den letzten Jahren beobachtet habe. Das beinhaltet in erster Linie das Essverhalten, aber auch das Workout an sich.

FEHLER 1: ZU WENIG ESSEN

Selbstverständlich musst du zum Abnehmen deine Kalorienzufuhr einschränken. Aber achte darauf, ausreichend zu essen und nicht zu hungern. Ich halte überhaupt nichts von Radikaldiäten, denn sie sind weder gesund, noch helfen sie dir bei einem nachhaltigen Fettabbau. Und dafür stehe ich: Nachhaltigkeit! Okay, wer kaum noch isst, verzeichnet am Anfang vielleicht gute und schnelle Erfolge auf der Waage. Allerdings ist das ein Trugschluss, denn die Zahlen auf der Waage blenden, weil du zum größten Teil Wasser verlierst und Muskeln abbaust. Und das wollen wir auf keinen Fall! Außerdem gewöhnt sich der Körper recht schnell an die niedrige Kalorienzufuhr und fährt den Stoffwechsel drastisch runter.

Sobald du wieder normal isst, sind die verlorenen Pfunde genauso schnell wieder drauf, meistens sind es sogar mehr als vorher. Das ist der berühmte Jo-Jo-Effekt. Daher rate ich dir, die Kalorienzufuhr nicht radikal zu senken, sondern Woche für Woche zwischen 100 und 300 Kalorien einzusparen.

FEHLER 2: ZU VIEL ESSEN

Auch zu viele Kalorien bremsen deinen Fortschritt. Achte mal genau darauf, was du an einem Tag so alles zu dir nimmst. Schreibe es dir am besten auf, denn man vergisst gern, was man sich zwischendurch reinschiebt: Ein Cappuccino hier, ein Müsliriegel da – alle diese Kleinigkeiten bringen ein ordentliches Plus auf dein Kalorienkonto. Doch du kannst nur Fett abbauen, wenn deine Energiebilanz negativ ist, also mehr Kalorien verbrannt als zugeführt werden. Die einfache Regel hierzu lautet: Calories in – Calories out.

Alles, was du isst, sind Calories in. Ein Apfel hat circa 100 Kalorien. Du nimmst diese Energie in deinen Körper auf, also „in". Jegliche Energie, die du verbrauchst, kommt auf die andere Seite, also „out". Dein Körper verbraucht den ganzen Tag Energie, zum Beispiel beim Sport oder wenn du mit dem Fahrrad zur Arbeit fährst. Diese vermerkst du auf der Out-Seite. Das ganze einfache Gewichtsverlustprinzip lautet also: Wenn du mehr isst, als dein Körper verbrauchen kann, wird er diese Extrakalorien als Fett einbunkern. Aber wenn du zum Beispiel 1800 Kalorien am Tag isst und 2000 am selben Tag verbrennst, hast du eine negative Kalorienbilanz von minus 200. Wenn diese jeden Tag negativ ausfällt, wirst du auf Dauer Gewicht verlieren, und das auf eine gesunde Art und Weise.

FEHLER 3: FETT VERTEUFELN

Fett hilft dem Körper, Fett zu verbrennen! Das hört sich vielleicht verrückt an, ist aber so. Neue Erkenntnisse zeigen sogar, dass Fette der Schlüssel zur Erhaltung des gesunden Gewichts sind. Sie liefern Energie, schützen unsere Organe, senken den Cholesterinspiegel, halten die Zellen elastisch und unterstützen deinen Körper bei der Aufnahme und Verarbeitung von Nährstoffen. Die Vitamine A, D, E und K kann dein Körper ohne gesundes Fett gar nicht aufnehmen. Ein leckerer Salat mit Karotten und Tomaten entfaltet seine gesunde Wirkung erst, wenn du einen Schuss Olivenöl darübergibst. Entscheidend ist, dass du die richtigen Fette zu dir nimmst! Finger weg von Transfetten, den künstlichen Fettsäuren, die beispielsweise in Wurst, Fast Food und Süßwaren stecken. Bei ungesättigten Fettsäuren kannst du hingegen bedenkenlos zugreifen und auch gesättigte Fettsäuren sind in Maßen wichtig für unseren Hormonhaushalt, wie du in meinem ersten Buch NO EXCUSES! bereits gelesen hast.

FEHLER 4: ZU WENIG EIWEISS VERZEHREN

Unsere Muskeln bestehen zu einem Großteil aus Proteinen. Das heißt, um Muskeln aufzubauen, musst du täglich ausreichend Eiweiß zu dir nehmen. Leider vergessen das viele und die Konsequenzen sind ernüchternd. Denn wenn du zu wenig Proteine mit der Nahrung aufnimmst, holt sich dein Organismus das Protein aus deinen Muskeln – die Muskelmasse schrumpft und damit verringert sich auch dein Kalorienverbrauch. Zudem hilft Eiweiß deinem Körper bei der Regeneration und hält deinen Stoffwechsel auf Touren. Ich empfehle dir 2 bis 3 Gramm Proteine pro Kilo Körpergewicht pro Tag zu dir zu nehmen. Wenn du mein erstes Buch gelesen hast, kennst du bereits meine legendären Proteinshakes. Klar kannst du die Proteine aber ebenso durch natürliche, eiweißreiche Lebensmittel zu dir nehmen.

Hier meine Top Ten:
1. Hühnerei
2. Fisch (Thunfisch, Lachs, Forelle)
3. helles Fleisch (Pute, Huhn)
4. rotes Fleisch (Rind, Känguru)
5. Magerquark
6. Hüttenkäse
7. Harzer Käse
8. Hülsenfrüchte (Bohnen, Linsen, Erbsen)
9. Mandelkerne
10. Macapulver

FEHLER 5: ZU VIELE KOHLENHYDRATE AUFNEHMEN

Ich bin kein Verfechter von „No Carbs", denn dein Körper ist wie eine Maschine und benötigt Kohlenhydrate, um ordentlich zu funktionieren. Kohlenhydrate bestehen nebenbei gesagt aus Zuckermolekülen und sind das Benzin für deine Muskulatur und dein Gehirn. Gerade morgens und vor dem Training ist eine Ladung Kohlenhydrate wichtig. Wenn du jedoch dein Körperfett reduzieren willst, solltest du auch noch folgende Carb-Facts im Hinterkopf behalten:

1. Es gibt schnell verdauliche Kohlenhydrate, wie sie beispielsweise in Süßigkeiten, Softdrinks oder Kuchen enthalten sind, die den Blutzucker in die Höhe schnellen lassen und damit die Fettverbrennung blockieren. Zudem machen sie nur kurzzeitig satt. Also Finger weg davon! Komplexe Kohlenhydrate, wie sie etwa in Vollkornprodukten zu finden sind, lassen den Insulinspiegel langsam steigen und durch

die oft enthaltenen Ballaststoffe sättigen sie länger. Also zugreifen!

2. Wenn du Körperfett abbauen willst, dann lasse morgens die Kohlenhydrate weg und ernähre dich von Fetten und Proteinen. So hältst du deinen Insulinspiegel unten und kannst Fett verbrennen. Direkt nach dem Training braucht dein Körper komplexe Kohlenhydrate und Proteine. Wenn dein Ziel der Muskelaufbau ist, nimmst du zwei bis drei Stunden vor dem Training komplexe Kohlenhydrate oder alternativ 30 bis 60 Minuten vor dem Training kurzkettige Kohlenhydrate und schnell verfügbare Aminosäuren zu dir. Nach dem Training gibt es dann wie gehabt komplexe Kohlenhydrate mit Proteinen. Entscheide selbst, ob du Muskeln aufbauen oder Fett verbrennen willst, und richte dich nach dem genannten Schema. Vergiss dabei aber nicht: Komplexe Kohlenhydrate und Proteine solltest du nach jedem Krafttraining zu dir nehmen, ganz egal ob Muskelaufbau oder Fettreduktion.

3. Denke daran, dass Obst und Gemüse auch Kohlenhydrate enthalten. In erster Linie zu viel, aber vor allem „falsches" Obst kann deinen Fettabbau sogar bremsen. Das soll aber nicht bedeuten, dass du nun besonders sparsam nach Obst greifst, sondern dass du es kontrolliert tust. Wenn du abnehmen möchtest, lasse die Finger von Dörrobst und Obst in Konserven. Beide Varianten sind stark zuckerhaltig. Bediene dich grundsätzlich beim frischen Obst. Die Auswahl ist riesengroß. Obst ist und bleibt nun mal gesund und versorgt dich zudem mit zahlreichen Vitaminen und wichtigen sekundären Pflanzenstoffen. Der Apfel beispielsweise ist ein Alleskönner. Er enthält langsam verdauliche Kohlenhydrate, wichtige Antioxidanzien und viel Polyphenole. Letztere sind besonders wichtig. Sie regen unter anderem den Stoffwechsel an und fördern dadurch den Fettabbau. Außerdem weiß man, dass Polyphenole entzündungshemmend und krebsvorbeugend wirken. Unterstützend bei der Fettverbrennung sind auch noch Grapefruits und Cranberrys (nur frisch!). Ideal sind zudem Heidelbeeren, Himbeeren und Papaya. Ananas und Weintrauben enthalten im Gegensatz dazu relativ viel Zucker. Generell kannst du annehmen: Je süßer das Obst, desto mehr Zucker und Kalorien sind enthalten, je saurer, desto weniger. Auch bei Gemüse gilt: Greife zum richtigen. Wenig Kohlenhydrate enthalten zum Beispiel Spinat, Brokkoli und Grünkohl.

FEHLER 6: ZU VIELE CARDIO-EINHEITEN DURCHFÜHREN

„Krafttraining für den Muskelaufbau, Cardiosessions zum Fettabbau" – so lautet das weit verbreitete Credo. Generell spricht auch nichts dagegen, doch ich möchte Missverständnissen direkt vorbeugen: Klar solltest du während der Körperfettreduktionsphase auch auf Cardio setzen, aber bitte nicht ausschließlich! Du glaubst, du kannst durch Laufen mehr Kalorien verbrennen als beim Hantelstemmen? Falsch! Krafttraining ist der ultimative Kalorienverbrenner! Es sorgt für mehr Muskeln und erhöht deinen Grundumsatz, also die Energiemenge, die du verbrauchst, wenn dein Körper gerade nichts tut. Beim Krafttraining profitierst du vom sogenannten Nachbrenneffekt. Noch bis zu 24 Stunden nach dem Training verbrennt dein Körper Kalorien, und das im Ruhezustand. Wer sein Körperfett nur durch Hungern und stundenlanges Laufen verringern will, wird vielleicht laut Waage abnehmen, aber das Einzige, was du verlierst, sind deine Muskelmasse und Wasser.

FEHLER 7: FORTSCHRITTE NICHT DOKUMENTIEREN

Um deine Ergebnisse zu messen und somit auch motiviert zu bleiben, helfen dir die folgenden simplen Tools:

- Dein Spiegelbild: nach wie vor die leichteste Methode …
- Vorher-Nachher-Fotos: Mache am besten einmal pro Woche ein Selfie von deinem Body und vergleiche die Fotos miteinander.
- Deine Waage: Okay, du musst nicht übertreiben und täglich draufsteigen, aber eine regelmäßige Kontrolle schadet nicht. Protokolliere am besten dein Gewicht und vermerke auch, zu welcher Tageszeit du dich gewogen hast. Aber Achtung! Je mehr Muskeln du aufbaust, desto weniger wird sich auf der Waage tun. Im besten Fall ersetzt du das Körperfett gegen Muskeln und es kann sein, dass sich dein Gewicht gar nicht verändert oder dass es sogar leicht ansteigt, da Muskeln schließlich auch Gewicht haben. Definitiv wirst du dich aber wohler fühlen und schlanker aussehen, denn deine Muskeln formen deinen Körper.
- Eine Körperfettmessung: Dazu kannst du eine spezielle Körperfettwaage benutzen oder eine Hautfaltenmessung mit einem Caliper durchführen. Das gilt als die zuverlässigste Methode. Der Caliper sieht aus wie eine kleine Zange, mit der du an Bauch, Brust, Hüfte, Oberschenkeln, Rücken und Armen den Fettgehalt bestimmen kannst. Frage am besten in deinem Fitnessstudio nach, die Trainer dort helfen dir sicher gern beim Messen. Oder du bestellst dir einen Caliper im Internet und misst selbst nach. Es gibt da eine Reihe an günstigen Angeboten.

Durch diese Kontrollinstrumente hast du genau im Blick, ob deine Gewichtsabnahme durch Fett- oder Muskelverlust zustandekommt. Behalte deinen Körperfettanteil auch während des 12-Wochen-Programms im Auge.

FEHLER 8: ZU ENTSPANNT/ZU EXZESSIV TRAINIEREN

Meine Devise lautet: Lieber kurz und knackig trainieren als stundenlang und dabei ständig mit Kollegen quatschen und das Handy im Minutentakt kontrollieren. Gehörst du zu denen, die denken, je länger, desto besser, und trainierst du oft über zwei Stunden? Dann höre bitte sofort auf damit! Zu lange Trainingseinheiten stressen nur deinen Körper und er schüttet vermehrt das Hormon Cortisol aus. Das ist Gift für die Fettverbrennung. Ein 75-minütiges Training ist für mich die absolute Obergrenze!

Wichtiger als die Dauer ist die Intensität deines Trainings, egal ob du nun mein Langhanteltraining oder ein Eigengewichtstraining durchführst. Nur wenn du wirklich Vollgas gibst, wirst du den ultimativen Trainingserfolg für dich verbuchen. Hier kommt wieder mein geliebter Nachbrenneffekt ins Spiel: Nur durch intensives Training läuft dein Stoffwechsel auf Hochtouren und du verbrennst noch bis zu 24 Stunden danach ordentlich Kalorien. Also bitte tue mir den Gefallen: Trainiere ganz oder gar nicht!

FEHLER 9: ZU VIELE WIEDERHOLUNGEN ABSOLVIEREN

Du wirst dein Fett nicht durch eine total irrsinnige Anzahl von Wiederholungen los. Sechs bis zwölf Wiederholungen sind vollkommen ausreichend. Wenn du das Gefühl hast, locker noch mehr zu schaffen, solltest du besser das Gewicht erhöhen. Das bringt dir deutlich mehr für deinen Trainingserfolg. Ein immer noch weit verbreiteter Irrglaube, der mich schier wahnsinnig macht, ist, dass viele denken, mit 100 Crunches endlich das Fett am Bauch zu verlieren und dadurch ihr Sixpack zum Vorschein zu bringen. Doch man kann Fett nicht an einer gezielten Stelle verlieren. Gerade am Bauch zeigt sich, wie du dich ernährst. Eine gesunde Ernährung ist die beste Waffe gegen den Bauchspeck.

FEHLER 10: ZU EINSEITIG TRAINIEREN

Viele Männer sind im Fitnessstudio nur an den Maschinen. Freie Gewichte oder ein Training mit dem eigenen Körpergewicht kommen in ihrem Repertoire nicht vor. Doch Abwechslung in deinen Trainingsplan zu bringen, ist der Schlüssel zum Erfolg! Ein isoliertes Training der Brust an der Butterfly-Maschine beispielsweise beansprucht gezielt nur eine Muskelpartie. Beim freien Training sind deutlich mehr Muskeln involviert – dadurch verbrennst du mehr Kalorien und baust mehr Muskeln auf.

Wie sehr ich Übungen mit dem Eigengewicht schätze, habe ich dir schon in NO EXCUSES! verdeutlicht. In diesem Band fokussieren wir uns auf das Training mit der Langhantel, wozu ich dir später noch mehr erzählen möchte. Mir ist es wichtig, dass du Folgendes nicht vergisst: Nur die richtige Mischung unterschiedlicher Methoden bestimmt deinen Erfolg und Trainingsplateaus, also Trainingsstillstände, werden dadurch verhindert und gehören zukünftig der Vergangenheit an. Ein effektiver Trainingsplan besteht immer aus Übungen mit dem eigenen Körpergewicht, Bewegungen mit freien Gewichten und ab und zu auch einer Übung an Maschinen.

I WANT MUSCLES – ERNÄHRUNG FÜR MEHR MUSKELN

Ich muss dich leider enttäuschen. Das so oft beworbene „beste Muskelaufbauprogramm" gibt es nicht, denn jeder Mensch ist anders. Ich kann dir nur so viel sagen: Die Ernährung ist dabei wichtig, verdammt wichtig! Mit etwa 70 Prozent besitzt sie den bedeutsamsten Anteil an deinem Erfolg beim Muskelaufbau. Ich erkläre dir jetzt simpel und kompakt alles, was du wissen musst, damit die Ernährung zu deinem Verbündeten wird.

WAS DU AN NÄHRSTOFFEN BENÖTIGST

Berechne zunächst deinen Tagesbedarf deiner Muskelaufbauernährung, bestehend aus Eiweiß, Kohlenhydraten und Fett. An den folgenden Richtwerten kannst du dich orientieren:

- 2 Gramm Eiweiß pro Tag pro Kilo Körpergewicht
- 4 Gramm Kohlenhydrate pro Tag pro Kilo Körpergewicht
- 1 Gramm Fett pro Tag pro Kilo Körpergewicht

Ich zum Beispiel wiege 90 Kilo und nehme während meiner Muskelaufbauphasen 180 Gramm Eiweiß, 360 Gramm Kohlenhydrate und 90 Gramm Fette zu mir. Diese verteile ich auf vier bis fünf kleine Mahlzeiten oder im Notfall auch auf drei große, wenn der Tag etwas stressiger ist. Rechne deinen persönlichen Tagesbedarf am besten alle drei bis vier Wochen neu aus, denn dein Körpergewicht steigt durch den Muskelaufbau langsam an. Und für den ist es wichtig, deinem Körper einen leichten Energieüberschuss zu liefern. Aus diesem Grund solltest du deine Mahlzeiten gleichmäßig über den Tag verteilt in einem Abstand von ungefähr drei bis vier Stunden zu dir nehmen.

Dein Körper benötigt zu bestimmten Tageszeiten gewisse Nährstoffe, also Fette, Kohlenhydrate und Eiweiße. Um die körpermasseaufbauende Wirkung optimal zu nutzen, hat sich für meine Athleten und mich folgendes Zeitschema bewährt: Ich lasse niemals das Frühstück aus und versuche, einen Teil der Kohlenhydrate in der ersten Tageshälfte zu essen, den Großteil in den ersten vier Stunden nach dem Training. Voraussetzung: Das Training findet ebenfalls in der ersten Tageshälfte statt.

Kohlenhydrate und Proteine

Falls du deine Trainingseinheit gleich frühmorgens absolvierst, zum Beispiel vor der Arbeit, solltest du kurz vorher kurzkettige Kohlenhydrate essen und schnell verfügbare Aminosäuren einnehmen. Direkt nach dem Training nimmst du komplexe Kohlenhydrate und Proteine zu dir, mittags ebenfalls noch, ab nachmittags möglichst nur noch Fette und Proteine. Trainierst du dagegen erst abends, nimmst du den Großteil der Kohlenhydrate und Proteine trotzdem in der ersten Tageshälfte ein, den kleineren Teil jedoch direkt nach dem Training:

- Frühstück: komplexe Kohlenhydrate und Proteine
- Mittags: komplexe Kohlenhydrate und Proteine
- 30 bis 60 Minuten vor dem Training: kurzkettige Kohlenhydrate und dazu schnell verfügbare Aminosäuren
- Abends direkt nach dem Training: komplexe Kohlenhydrate und Proteine
- Bis zur Bettruhe nur noch Eiweiße und Fette

Proteine sind der wichtigste Bestandteil der Muskelaufbauernährung, daher solltest du sie über den ganzen Tag verteilt essen. Besonders nach dem Training braucht dein Körper schnell, möglichst noch in der ersten halben Stunde danach, Proteine. Am einfachsten geht das mit einem Shake.

Gute Fette

Fett wird oft verteufelt, dabei liefert es dir jede Menge Power. Es ist ein Energieträger wie Kohlenhydrate. Während Kohlenhydrate relativ schnell Energie zur Verfügung stellen, ist Fett der langsamere Energiespender, liefert aber dafür über einen längeren Zeitraum konstant. Du solltest Fett also auf keinen Fall in deiner Ernährung meiden. Neben der Funktion als Energielieferant ist Fett an vielen hormonellen Reaktionen im Körper beteiligt und somit ein wertvoller Bestandteil deiner Muskelaufbauernährung. Verwende bei der Zubereitung kalter Speisen auch mal unterschiedliche Öle. Empfehlenswert sind beispielsweise Walnussöl, Leinöl und Hanföl. Achte darauf, nur kalt gepresste Öle zu verwenden. Diese werden schonend hergestellt und bei maximal 40 Grad gepresst. Dadurch entstehen bei der Herstellung keinerlei Schadstoffe. In einigen Fischsorten, wie Forelle, Karpfen, Sardine, Thunfisch oder Lachs, sind reichlich Omega-3-Fettsäuren enthalten. Hab ein Auge darauf, dass du deinen Fettbedarf mit diesen gesunden Fetten, wie ich sie gerade aufgezählt habe, deckst und nicht mit schädlichen Transfetten, wie sie zum Beispiel in frittierten Speisen stecken.

Ausreichend Wasser

Ein bedeutender Faktor beim Muskelaufbau ist auch, ausreichend Wasser zu trinken, und zwar 2 bis 3 Liter am Tag, wenn du nicht trainierst. Gerade zu den Mahlzeiten ist Trinken superwichtig. Durch die Flüssigkeitszufuhr wird die Produktion der Magensäure angeregt, nicht wie immer behauptet, gestoppt. Das ist völliger Quatsch. Die Magensäure sorgt dafür, dass die Nahrung in ihre Einzelteile zerlegt und verdaut wird. Dadurch können auch die aufgenommenen Nährstoffe besser in die Muskelzellen transportiert werden. Gerade bei ballaststoffreicher Nahrung ist Wasser umso wichtiger, da diese Flüssigkeit zum Quellen benötigt. Generell gilt: Während des Essens in normalem Maß trinken. Für jede Stunde Bewegung am Tag solltest du noch einmal 1 Liter Wasser zusätzlich trinken. Während des 12-Wochen-Programms ist dein Wasserbedarf mit Sicherheit erhöht und kann bis zu 5 Liter am Tag ausmachen, je nachdem, wie hart du trainierst. Wer nicht gern pures Wasser trinkt, kann eines meiner Rezepte (Seite 39 bis 43) ausprobieren oder stattdessen auf ungezuckerten grünen Tee, Brennnesseltee oder frisch gepresste Gemüsesäfte zurückgreifen.

Extrem wichtig bei der Muskelaufbauernährung sind zudem ausreichend Ballaststoffe, Vitamine, Spurenelemente und Mineralien, denn eine Mangelernährung wirkt sich negativ auf deine Muckis aus. Achte zudem darauf, dass du hochwertige und vor allem frische Lebensmittel, bevorzugt in Bioqualität, zu dir nimmst. Das ist besonders wichtig, wenn Obst oder Gemüse mit Schale verwendet wird. Wenn du dich vielseitig ernährst, wirst du immer ausreichend mit Nährstoffen versorgt sein. Halte dich deshalb einfach an die vier wichtigsten Ernährungsregeln:

1. Iss alle drei bis vier Stunden, damit dein Körper immer mit ausreichend Energie versorgt ist!

2. Frühstücken ist ein absolutes Muss!

3. Die Mahlzeit nach dem Training darf niemals ausgelassen werden!

4. Alle deine Mahlzeiten und Snacks sollten hochwertige Proteine enthalten!

REFEED-DAY – ABSOLUT NICHTS FÜR DEN MUSKELAUFBAU

Sogenannte Refeed-Days, also Ladetage, machen in der Muskelaufbauphase keinen Sinn. Du führst deinem Körper ganz automatisch jeden Tag Energie in Form von Kohlenhydraten zu. Nur in der Körperfettreduktionsphase, also wenn du abnehmen möchtest, ist es sinnvoll, Ladetage einzubauen, und zwar an einem trainingsfreien Tag. Beim Refeed-Day nimmst du viele gesunde Kohlenhydrate, reichlich Proteine, aber wenig Fett zu dir. In welchen Abständen du diesen Tag einplanst, hängt zum einen von deinem Stoffwechseltyp ab, zum anderen, wie viel du bereits an Körperfett verloren hast und wie viele Tage du vorher auf Low Carb warst. Alle 7 oder 14 Tage sollte genügen. Im Gegensatz zum Refeed-Day besteht der Cheat-Day aus Schlemmen, was das Zeug hält. An diesem Tag ist alles erlaubt – auch ungesundes Fett – von Pasta über Pizza und Burger bis Schokolade, Kuchen und Co. Etwas ausführlicher habe ich dir den Refeed- und Cheat-Day in NO EXCUSES! beschrieben.

KITCHEN-CHECK

Damit du erst gar nicht in Versuchung kommst, deine Trainingsbemühungen durch die falsche Ernährung zu sabotieren, habe ich für dich praktische Listen erstellt, mit denen du jetzt deine Vorratsschränke überprüfst und dir anschließend einen Einkaufszettel schreibst.

DAS MUSS ERST MAL RAUS – SOFORT!

- ◎ Eistee, Limonade und Co. – auch die Light- oder Zero-Variante –, Sirup-Getränke
- ◎ Alkohol
- ◎ Fertiggerichte wie Pizza, Pommes und Lasagne
- ◎ Süßigkeiten und Knabberzeug wie Kekse, Schokolade, Chips, Flips, Salzbrezeln und Gummibärchen
- ◎ Weißmehlprodukte und Plunder wie Nussschnecken, Apfeltaschen und Krapfen
- ◎ Cornflakes und Fertigmüsli
- ◎ Ketchup (Zuckerbombe!), Pesto, Fertigsoßen
- ◎ Schlagsahne
- ◎ Joghurt mit künstlichen Aromen

Nachdem du diese Bodysaboteure aus deiner Küche verbannt hast, geht es jetzt darum, die richtigen Lebensmittel einzukaufen. Deshalb kommt hier meine ultimative Shoppingliste mit allen Lebensmitteln, die du für einen optimalen Muskelaufbau immer zu Hause vorrätig haben solltest.

MEINE ENERGIELIEFERANTEN

Das Credo lautet hier: mehr gesunde Kohlenhydrate, aber in Maßen, und weniger Fette. Meide vor allem die ungesunden Fette, wie sie in den vorher genannten Lebensmitteln vorkommen. Hier kommen die gesunden!

Kohlenhydratreiche Lebensmittel
- ◎ Naturreis, Wildreis, Reiswaffeln
- ◎ Hirse, Hirsewaffeln
- ◎ Kartoffeln, Süßkartoffeln
- ◎ rote Bohnen
- ◎ rote Linsen
- ◎ Haferflocken
- ◎ Vollkornnudeln, Dinkel(vollkorn)nudeln

Hier stecken gesunde Fette drin

- Avocado
- Nüsse wie Mandelkerne, Walnusskerne, Paranüsse und Pinienkerne
- Samen, zum Beispiel Chiasamen, Hanfsamen, Leinsamen und Sesamsamen
- Oliven
- Ghee (Butterschmalz aus der ayurvedischen Küche)
- Kokosöl
- Oliven-, Raps-, Lein-, Hanf- und Erdnussöl
- fettreicher Fisch wie Makrele, Hering, Lachs und Thunfisch

Die beiden folgenden Listen beinhalten das bevorzugte Obst und Gemüse, das du während der Muskelaufbauphase zu dir nehmen solltest.

Reichlich Auswahl an Gemüse

- Aubergine
- Blattsalat
- Brokkoli
- Champignons
- Grünkohl
- Gurke
- Ingwerwurzel
- Karotte
- Paprika
- Radieschen
- Rosenkohl
- Rote Bete
- Sellerie
- Spinat
- Tomate
- Zucchini
- Zwiebel

Leckeres und gesundes Obst

- Ananas
- Apfel
- Banane
- Birne
- Brombeeren
- Erdbeeren
- Heidelbeeren
- Himbeeren
- Kiwi
- Mango
- Orange
- Papaya
- Wassermelone
- Zitrone

Es ist wichtig, dass du darauf achtest, bei jeder Hauptmahlzeit mindestens eine Eiweißquelle zu nutzen.

Tierische Eiweißquellen

- Rinderfilet und Rinderhackfleisch, am besten in Bioqualität
- Putenbrust
- Hähnchenbrust
- Eier
- Fisch, zum Beispiel Seelachs, Forelle, Dorade oder Pangasius, auch geräuchert
- Thunfisch aus der Dose
- Hüttenkäse
- Magerquark
- Harzer Käse
- Feta
- Mozzarella
- Naturjoghurt/griechischer Joghurt
- fettarme Milch

Pflanzliche Eiweißquellen

◉ Seitan, Tofu
◉ Lupinenprodukte
◉ Macapulver
◉ Chiasamen
◉ Leinsamen
◉ Hummus

Für meine leckeren Rezepte ab Seite 50 benötigst du neben Salz und Pfeffer (schwarzer und Cayennepfeffer) zudem noch folgende Zutaten:

◉ Chilischoten (frisch und als Flocken)
◉ frische Kräuter wie Petersilie, Minze, Basilikum, Oregano und Thymian
◉ Ingwerwurzel (am besten frisch)
◉ Paprikapulver, edelsüß
◉ Zimtpulver
◉ frischen Knoblauch
◉ Hanfsamen
◉ Sesamsamen
◉ Kokosraspel
◉ Honig
◉ Apfelessig
◉ Sojasauce
◉ Whey-Protein-Pulver (Schoko und Vanille)
◉ Glutaminpulver (Aminosäure)
◉ Proteinriegel (Schoko)
◉ stilles Wasser, grünen Tee

RICHTIG BRATEN

Zu diesem Thema möchte ich dir noch ein paar Extrafacts an die Hand geben. Viele Öle sind nicht zum Braten geeignet. Sie enthalten Omega-6-Fettsäuren, die beim Erhitzen gesundheitsschädliche Stoffe entwickeln. Die wichtigen Antioxidanzien werden durch die Hitze zerstört und die darauffolgende Oxidation (Reaktion mit Sauerstoff) lässt aus einem ursprünglich gesunden Öl eine schädliche Substanz werden. Ich denke, die meisten von euch braten ihr Steak einfach in Olivenöl aus. Das ist zwar vollkommen okay, aber es gibt tolle und gesunde Alternativen dazu, die du auch schon auf der Einkaufsliste gesehen hast und zu denen ich dir noch ein paar Worte sagen möchte. Es geht um Ghee und Kokosöl.

GHEE – DIE AYURVEDISCHE BUTTER

Ghee ist das Gold der ayurvedischen Küche. Das reine Biobutteröl wird dort seit Jahrtausenden zur Zubereitung von Speisen verwendet, zum Kochen, Braten, Backen oder pur auf dem Brot. Im Ayurveda wird es auch zur Entgiftung eingesetzt. Es soll aber ebenso bei zu hohen Cholesterinwerten und anderen Krankheiten helfen. Ghee wird in Handarbeit hergestellt. Die Butter wird dabei von Wasser, Milcheiweiß und Milchzucker befreit, damit sogenanntes Butter-Reinfett gewonnen wird. Du bekommst es am besten im Bioladen. Es ist zwar etwas teurer – ein 200-Gramm-Glas kostet circa 5 Euro –, aber, hey Leute, es geht um euren Körper und um eure Gesundheit! Da ist das Beste nur gut genug.

Die Ghee-Facts

◉ Ghee kannst du problemlos hoch erhitzen. Butter fängt bei zu hoher Hitze an zu spritzen, weil das Eiweiß verbrennt. Im Ghee bleiben die Fettsäuren bis zu 190 Grad stabil. Das bedeutet, dass die Fettsäuren nicht oxidieren, keine freien Radikale entstehen und daher auch im Körper keine oxidativen Prozesse stattfinden.

37

- Ghee kann über Wochen ungekühlt gelagert werden und ist somit länger haltbar als Butter. Butter wird schon nach einem Tag ohne Kühlung ranzig.
- Ghee vertragen auch Leute mit Laktoseintoleranz, also Milchzuckerunverträglichkeit, problemlos.

KOKOSÖL – EIN WAHRES AROMAWUNDER

Hier kommt mein absoluter Favorit, wenn ich mir Pute oder Fisch brate. Kokosöl ist superlecker und verleiht Putensteaks oder Shrimps eine leicht süße Note. Es wird aus dem Fruchtfleisch der Kokosnuss gewonnen und ist ein festes, weißes Fett, das erst bei hoher Raumtemperatur zwischen 23 und 26 Grad Celsius flüssig wird. Bevorzuge natives Biokokosöl, das aus erster kalter Pressung hergestellt wurde. Das bedeutet, dass die Verarbeitungsprozesse der Kokosnuss – von der Ernte über das Öffnen, Schälen und Zerkleinern bis zur Pressung – zeitnah erfolgen.

Die Kokosöl-Facts

- Kokosöl ist bis 200 Grad hitzebeständig und zählt zu den natürlichen gesättigten Fettsäuren – perfekt zum Braten und Frittieren.
- Es ist vollkommen naturbelassen und enthält viele gesunde Inhaltsstoffe, von denen du profitierst. Es stärkt dein Immunsystem, dein Herz und regt zudem den Stoffwechsel an. Ein Plus beim Abnehmen ist außerdem, dass dein Insulinspiegel beim Verzehr von Kokosöl konstant bleibt.
- Kaufe Kokosöl am besten im Bioladen. Ein 200-Milliliter-Glas kostet circa 5 bis 6 Euro.
- Wenn du Kokosöl im Kühlschrank aufbewahrst, kannst du es ganz leicht mit einem Löffel dosieren. Wenn du es draußen lagerst, wird es gerade im Sommer schnell flüssig. Das hat aber keinen Einfluss auf die Haltbarkeit.

ON THE RUN – GESUNDE SNACKS FÜR UNTERWEGS

Wir alle haben einen vollgepackten Alltag mit beruflichen und privaten Terminen. Wenn dann im Auto, in der Bahn oder im Büro plötzlich der Heißhunger einsetzt, schaltet der Kopf auf Durchzug und alle guten Ernährungsvorsätze sind dahin. Ein Zwischenstopp an der Dönerbude oder beim nächsten Bäcker ist vorprogrammiert. Heißhunger ist fies und kann dir einen Strich durch das ganze harte Training machen. Er belastet völlig umsonst zusätzlich dein Kalorienkonto und hinterher ist das schlechte Gewissen groß, wenn du der Versuchung des Heißhungers nicht widerstanden hast. Dabei ist es so einfach, ihn zu umgehen. Die beste Möglichkeit ist, dass du auch deine Snacks vorbereitest und immer clever planst. Hier ist eine Liste meiner Lieblingssnacks, die mich oft über den Tag retten und mir zwischendurch wieder neue Energie schenken:

- hart gekochte Eier
- Paprika, Gurken und Karotten in Streifen oder Scheiben schneiden, in Hüttenkäse oder Magerquark, mit etwas Salz und Pfeffer abgeschmeckt, dippen
- Hüttenkäse mit Zimt und Heidelbeeren
- Magerquark mit Heidelbeeren oder Himbeeren
- eine Handvoll Mandel- oder Walnusskerne
- eine große Flasche frisch gepresster Gemüsesaft
- Reiswaffeln
- Proteinriegel (mit niedrigem Zuckergehalt)
- Bananen und/oder Beeren
- Apfelscheiben mit Erdnussbutter
- Buttermilch

PIMP YOUR WATER

Ich weiß, für viele ist Wasser nicht gerade das Lieblingsgetränk, aber ich habe für dich zehn Rezepte, die deinem Wasser mehr Geschmack verleihen. Geht ganz einfach und schmeckt verdammt lecker. Zudem hilft Wasser deinem Körper, Gift- und Abfallstoffe auszuschwemmen, deine Zellen bleiben frisch und werden ständig mit neuen Nährstoffen versorgt.

Ein fettes Minus auf deinem Kalorienkonto gibt es obendrauf! Und denke daran: 3 Liter Wasser am Tag solltest du mindestens schaffen, an einem Trainingstag sogar noch mehr. Am besten mischst du dir schon morgens, bevor du aus dem Haus gehst, zwei 1,5-Liter-Flaschen an und hast sie den ganzen Tag dabei. Wasser marsch!

LEMON-KICK

DAS MUSS REIN

Saft von 1 ganzen Zitrone • 1 Stängel Minze, gewaschen

DAS BRINGT'S

Der Zitronensaft regt die Verdauung an und ist reich an Vitamin C. Dadurch wird dein Immunsystem gestärkt. Die Säure gibt dir sofort einen Energiekick und das Beste für alle, die abspecken wollen: Zitrone ist ein natürlicher Appetitzügler! Die Minze belebt und stärkt Magen und Darm.

GRÜNE POWER

DAS MUSS REIN

5 Scheiben Gurke • 1 kleine Chilischote, klein geschnitten • 1 Stängel Minze
Alle Zutaten vorher waschen.

DAS BRINGT'S

Dieser Mix ist ein wahrer Fatburner. Die Chili regt den Stoffwechsel an. Gurke und Minze kompensieren die Schärfe und haben einen erfrischenden und kühlenden Effekt. Daher nicht abends trinken, sonst könnte es zu Einschlafschwierigkeiten kommen.

GINGER-WATER

DAS MUSS REIN

3 Scheiben Ingwerwurzel (ca. 0,2 cm), geschält • 1 EL frischer Limettensaft

DAS BRINGT'S

Ingwer ist reich an ätherischen Ölen und besitzt daher eine desinfizierende Wirkung gegen Bakterien und Viren. Eine Erkältung hat so keine Chance. Zudem regt die scharfe Knolle deine Fettverbrennung an.

STRESSKILLER

DAS MUSS REIN

2 TL Apfelessig • ¼ Ananas, geschält und gewürfelt • 8 Erdbeeren, gewaschen und in Scheiben geschnitten • 7 Blätter Basilikum, gewaschen

DAS BRINGT'S

Dieser Drink befreit den Körper von Giftstoffen und baut Stress ab. Ananas bremst Heißhungerattacken. Basilikum bekämpft freie Radikale, liefert viel Magnesium und beugt somit Kopfschmerzen vor. Apfelessig gilt seit Jahrhunderten als natürliche Medizin und wirkt Wunder; er kurbelt unter anderem den Stoffwechsel an, stärkt das Immunsystem, verzögert den Alterungsprozess, erfrischt und vitalisiert, wirkt entschlackend und entgiftend.

FRUCHTBOMBE

DAS MUSS REIN

3 Erdbeeren, gewaschen und in Scheiben geschnitten • 3 Scheiben Kiwi, geschält
Saft von 1 Orange

DAS BRINGT'S

Wer einen kleinen Durchhänger oder doch mal Party gemacht hat, kommt mit diesem Mix schnell wieder auf die Beine. Das Vitamin C der Früchte schützt die Leber und ist eine Wohltat für den dehydrierten Körper.

KRÄUTERMIX

DAS MUSS REIN

3 Blätter Basilikum • 1 Stängel Dill • 1 Zweig Rosmarin • 1 Zweig Zitronenthymian
Alle Kräuter vorher waschen.

DAS BRINGT'S

Das ist der ultimative Kick für deinen Kopf. Der gesunde Mix sorgt für mehr Konzentration und lässt dein Gehirn den ganzen Tag auf Hochtouren laufen. Er ist ideal an Prüfungstagen oder vor wichtigen Gesprächen.

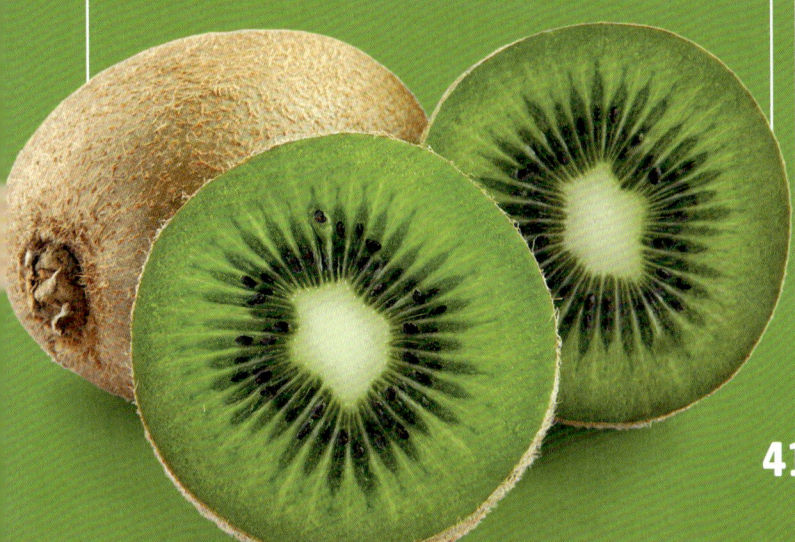

41

MASTER-CLEANSE

DAS MUSS REIN

6 EL frischer Zitronensaft • 4 EL Ahornsirup
1 TL Cayennepfeffer • 1 Prise Salz

DAS BRINGT'S

Der Master-Cleanse spült Giftstoffe aus dem Körper. Die Zitrone wirkt antibakteriell, entzündungshemmend, verdauungsfördernd, fettabbauend und fettlösend. Ahorn bringt den Stoffwechsel in Schwung und versorgt dich mit vielen Mineralstoffen. Cayennepfeffer liefert den Pflanzenstoff Capsaicin. Dieser steigert die Durchblutung und hilft bei Muskelverspannungen. Zudem regt er die Verdauung an und pusht die Fettverbrennung.

MINZE KÜSST GRAPEFRUIT

DAS MUSS REIN

1 ½ Zitronen • 1 Limette
1 Grapefruit • ½ Gurke, geschält
2 Scheiben Ingwerwurzel (ca. 0,2 cm), geschält • 1 Handvoll Minzblättchen

DAS BRINGT'S

Alle Zutaten vorher waschen, dann in Scheiben schneiden. Die Pfefferminzblätter als Ganzes zugeben. Dieser Mix reinigt die Nieren und regt die Verdauung an. Alle Zutaten in einen Krug geben, mit Wasser auffüllen und vor dem Trinken ein paar Stunden kalt stellen.

PINEAPPLE-PUSH

DAS MUSS REIN

¼ Ananas, geschält und gewürfelt

DAS BRINGT'S

Die Ananas versorgt den Körper mit allem, was er benötigt, um gesund und leistungsfähig zu bleiben: Kalzium, Kalium, Magnesium, Mangan, Phosphor, Eisen, (natürliches) Jod und Zink.

DETOX-WATER

DAS MUSS REIN

1 Packung frische oder gefrorene Himbeeren (ca. 150 g) • 1 Handvoll Blättchen Minzblättchen, gewaschen • Saft von 1 Limette

DAS BRINGT'S

Minze unterstützt die Verdauung und Himbeeren haben eine antioxidative Wirkung. Das Wasser reinigt Nieren, Leber und Dickdarm.

NAHRUNGSERGÄNZUNGS-MITTEL – DIE FACTS

Mit dem folgenden Guide verrate ich dir, welche Supplements es gibt, wann du sie einnehmen solltest und was sie alles können – so sind deine Muskeln und dein Körper immer gut versorgt.

Magnesium: Nimm nach 16 Uhr insgesamt 400 bis 600 Milligramm am Tag in kleinen Dosen zu dir. Es beugt Krämpfen vor, beruhigt dein Nervensystem und hilft dir dabei, besser zu schlafen.

Zink: Es ist nicht nur super, um dein Immunsystem zu stärken, 10 bis 50 Milligramm am Tag unterstützen zudem die Testosteronproduktion. Am besten wirkt es abends in Verbindung mit Magnesium.

Grüntee-Extrakt: 100 bis 200 Milligramm morgens und vor dem Training eingenommen helfen, den Stoffwechsel anzuregen und Fett als Energiequelle zu nutzen.

BCAA (Branched-Chain Amino Acids = verzweigt-kettige Aminosäuren): Du kannst 10 Gramm bis zu dreimal am Tag zu dir nehmen. Optimale Aufnahmezeitpunkte sind gleich morgens direkt nach dem Aufstehen, vor, während und nach dem Training. BCAA verbessern sowohl die Regeneration als auch die Wachstumshormonausschüttung.

Kohlenhydratpulver (Maltodextrin, Wachsmaissstärke, Dextrose): Diese schnell verfügbaren Kohlenhydratquellen werden ausschließlich mit dem Shake direkt nach dem Training aufgenommen, um eine schnelle Regeneration einzuleiten und die Glykogenspeicher der Muskulatur wieder aufzufüllen.

Glutamin: Es ist wahrscheinlich die wichtigste Aminosäure bei der Reparatur von Zellschäden. Es erhält die Darmgesundheit, stärkt das Immunsystem und beschleunigt die Regeneration. Außerdem verbessert es die Wachstumshormonausschüttung und die Verwertung von Eiweißen. Dreimal täglich 0,6 bis 1,5 Milligramm des Pulvers pro Kilo Körpergewicht am besten morgens nach dem Aufstehen, nach dem Training und vor dem Schlafengehen einnehmen.

Guarana: Das Extrakt aus den Samen der aus Südamerika stammenden Guaranapflanze ist ein idealer Muntermacher mit natürlichem Koffein und sorgt für mehr Ausdauer. Im Handel gibt's meist Pulver, Tabletten oder Kapseln. Guarana wird zu einem wahren Booster in Verbindung mit Grüntee-Extrakt. 500 Milligramm vor dem Training einnehmen. Vorsicht! Nicht nach 17 Uhr verzehren, da es zu Schlafstörungen führen kann.

Whey-Protein-Isolat: Dieses hochwertige Eiweiß ist ein essenzielles Nahrungsergänzungsmittel, um deinen Muskeln schnell verfügbare Eiweißbausteine zu liefern. Optional kann der Eiweißshake auch mal eine Mahlzeit ersetzen.

Omega-3- und Omega-6-Fettsäuren: Hier muss ich etwas ausholen, denn sowohl die Omega-3-Fettsäuren als auch die Omega-6-Fettsäuren sind essenziell, das heißt, der Körper benötigt sie unbedingt, kann sie aber nicht selbst herstellen. Wichtig ist das richtige Verhältnis dieser beiden Fettsäurenarten. Genau darin liegt das Problem, denn die westliche Durchschnittsernährung enthält meist reichlich Omega-6-, aber viel zu wenig Omega-3-Fettsäuren. Dies gilt als eine der Ursachen für die Zunahme von chronischen Erkrankungen, wie Entzündungen der Sehnen und Schleimbeutel, eine häufige Ursache für Schulterbeschwerden bei Fitness- und Kraftsportlern.

Hauptquelle für die Omega-6-Fettsäure ist bei vielen Menschen die pflanzliche Linolsäure, die vor allem in Getreide und den daraus hergestellten Produkten vorkommt. Zudem ist sie in tierischen Produkten enthalten, vor allem in Fleisch von Tieren, die mit Getreide gefüttert wurden.

Omega-3-Fettsäuren zu sich zu nehmen, ist hingegen etwas schwieriger. Sie kommen in nennenswerter Menge in fettem Fisch aus kalten Meeren wie Makrele, Lachs oder Heilbutt vor. In geringen Mengen sind sie auch noch in Fleisch von Wild sowie in Eiern von Hühnern, die mit Fischmehl gefüttert wurden, zu finden. Außerdem sind sie in hochwertigem Lein- und Hanföl, in Chiasamen, Hanfsaat und Leinsamen enthalten. Da kaum jemand genug Fisch isst, um regelmäßig an die empfohlenen Mengen heranzukommen, bieten sich als Alternative Fischölkapseln oder Fisch- oder Krillöl an. Achte aber darauf, dass du hochwertige Produkte wählst.

Für die meisten Menschen reicht eine tägliche Zufuhr von 1,0 bis 1,5 Gramm Omega-3-Fettsäuren, das entspricht 200 bis 900 Gramm Fisch pro Woche, also etwa zwei bis vier Filets. Für ambitionierte Kraftsportler reichen diese Mengen an Omega-3-Fettsäuren nicht aus. Sie sollten täglich – je nach Körperfettanteil – mehr Omega-3-Fettsäuren zu sich nehmen, weil die Muskelzellen dann die Amino-

säuren aus den Proteinen besser für den Aufbau von Muskelfasern verwerten können. Das fördert sowohl die Regeneration als auch die Bildung von neuem Muskelgewebe.

Wenn dein Körperfettgehalt unter 12 Prozent liegt, empfiehlt sich die Einnahme von 3 bis 6 Gramm. Eine Fischölkapsel enthält in der Regel 1 Gramm. Je mehr Körperfett, umso höher sollte die Dosis sein, um den Fettverbrennungsprozess in Gang zu setzen und Entzündungen vorzubeugen. Falls dein Körperfettanteil über 12 Prozent liegt, kannst du auf 12 bis 15 Gramm pro Tag hochgehen. Nimm die Dosis über den Tag verteilt zu deinen Mahlzeiten ein. Du solltest die Vorteile der Omega-3-Fettsäuren unbedingt nutzen, um deine Gesundheit zu verbessern und deine Leistungsfähigkeit zu steigern.

KREATIN-SPECIAL

Dir ist sicher schon einmal der Begriff „Kreatin" zu Ohren gekommen. Doch was ist das überhaupt und wofür braucht dein Körper es eigentlich? Kreatin ist eine Aminosäure, die dein Körper in begrenztem Umfang selbst herstellen kann. Es ist dafür zuständig, dass deine Muskeln bei intensiver Belastung schnell mit Energie versorgt werden. Bis zu einem gewissen Limit gilt: Mehr Kreatin führt bei intensiven Sprints und im Krafttraining zu mehr Leistung. Außerdem stimuliert es die Muskelproteinsynthese und unterstützt so Regeneration und Muskelaufbau.

Bei der Einnahme musst du besonders auf die richtige Menge achten. Studien haben gezeigt, dass unser Körper nur so viel Kreatin aufnehmen kann, wie er verbraucht, und auch nur dann, wenn die Aufnahme korrekt geschieht. Du kannst es sehr gut zusammen mit kurzkettigen Kohlenhydraten wie Dextrose, Traubensaft oder ebenso Zucker – am besten Rohrzucker oder Rohrohrzucker verwenden, da diese nicht raffiniert werden – zuführen. Sie helfen dir dabei, dass der Wirkstoff schneller in die Muskelfasern transportiert wird.

Die Ladephase dauert zwischen drei und sieben Tagen. In diesem Zeitraum wird das Kreatin in hohen Mengen zugeführt. Je nach Körpergewicht werden täglich 20 bis 25 Gramm Kreatin konsumiert. Nach der Ladephase folgt eine drei- bis fünfwöchige andauernde Erhaltungsphase. In dieser Erhaltungsphase wird die tägliche Einnahme von 3 bis zu 5 Gramm Kreatin empfohlen. Alles darüber ist meist zu viel und wird zum Großteil über den Urin wieder ausgeschieden. Nach dieser Erhaltungsphase solltest du eine zweiwöchige Pause einlegen. Danach kannst du das komplette Einnahmeschema wiederholen. Diese Variante ist für Sportler interessant, welche die leistungssteigernde Wirkung von Kreatin schnellstmöglich nutzen möchten.

Der richtige Zeitpunkt

Die meisten Hersteller empfehlen die Einnahme nach dem Sport, da dann die Kreatinspeicher in Muskulatur und Leber erschöpft sind. Ich rate dir aber, das Kreatin circa eine Stunde vor dem Krafttraining einzunehmen, denn es dauert etwa eine Stunde, bis es vom Körper absorbiert ist und in den Blutkreislauf übergeht. Von diesem Zeitpunkt an hast du etwa anderthalb Stunden Zeit, das Kreatin effektiv zu nutzen.

Hier ein Beispiel:
Wenn du um 17 Uhr trainierst, solltest du das Kreatin bereits gegen 16 Uhr einnehmen. Es befindet sich dann gegen 17 Uhr in deinem Blutkreislauf. Deine Muskulatur ist noch von der Kreatineinnahme des vorherigen Tages gesättigt. Es wird also nur ein Teil des Kreatins, das du um 16 Uhr eingenommen hast, direkt von der Muskulatur aufgenommen. Der Rest verleibt im Blut. Um 17 Uhr beginnst du dein Krafttraining und greifst dabei die Kreatinspeicher in der Muskulatur an. Deine Muskeln haben also während des Trainings die Chance, den Kreatinbedarf sofort wieder abzudecken, und zwar über das im Blut verbliebene und noch nicht aufgenommene Kreatin.

Du beendest dein Training gegen 18 Uhr. Du erinnerst dich, dass du das Kreatin gegen 16 Uhr eingenommen hast, es wurde aber vom Körper erst gegen 17 Uhr absorbiert. Das bedeutet, es verbleibt bis etwa 18.30 Uhr, also anderthalb Stunden, im Blutkreislauf. Dein Körper hat somit nach der Trainingseinheit noch eine weitere halbe Stunde Zeit, um die Kreatinspeicher in der Muskulatur wieder aufzufüllen. So profitierst du also am besten vom Kreatin, wenn du den Zeitpunkt der Einnahme beachtest: Dir steht Kreatin vor, während und nach dem Training zur Verfügung.

Wie du Kreatin einnehmen solltest

Ich empfehle dir, das Kreatin, vor allem das Pulver, mit lauwarmem Wasser zu dir zu nehmen. So kannst du die Löslichkeit und die Wirksamkeit optimieren. Die zusätzliche Gabe von Kohlenhydraten, beispielsweise in Form von Dextrose, Maltodextrin oder einem Schuss Traubensaft, erhöht die Aufnahme im Organismus. Während einer Kreatinkur ist es wichtig, dass du unbedingt ausreichend trinkst (etwa 5 bis 6 Liter pro Tag), damit du eine Dehydrierung vermeidest.

- Wenn du dich für Kreatin entscheidest, solltest du es wirklich jeden Tag einnehmen.
- Orientiere dich an den angegebenen Dosierungen. Das Motto „Mehr hilft mehr" bringt nichts.
- Nimm Kreatin immer mit etwas Flüssigkeit ein.
- Die Alternative besteht darin, dass du dich proteinreich ernährst und in einem gesunden Maße Fleisch und Fisch zu dir nimmst. Dadurch kannst du ebenso deinen täglichen Bedarf decken.

Das beste Kreatin

Kreatinmonohydrat – bevorzugt in Pulverform – ist meiner Meinung nach das beste Produkt. Es wird synthetisch hergestellt und enthält neben circa 90 Prozent Kreatin auch etwa 10 Prozent Wasser. Es wird als sehr wirksam angesehen und ist zudem recht preiswert.

Koffein und Kreatin

Noch immer sind viele Sportler der Meinung, dass die Kreatinaufnahme in die Muskelzelle durch Koffein verringert wird. Neuere Studien können dies jedoch nicht belegen. Auch in der Praxis konnte ich bei meinen Athleten nicht erkennen, dass Koffein zusammen mit Kreatin irgendwelche Nachteile mit sich gebracht hätte.

FÜNF FACTS ZUR WIRKUNG VON KREATIN

1. Kreatin wirkt bei hochintensivem Training, wie Sprints oder Krafttraining, leistungssteigernd. Je nach Trainingsziel kannst du den Muskelaufbau (durch höheren Trainingsreiz) oder die Fettverbrennung (durch erhöhten Kalorienverbrauch) fördern.

2. Kreatin wirkt bei Cardiotraining mit niedriger Intensität, wie einem Langstreckenlauf, zwar nicht leistungssteigernd, beschleunigt bei Ausdauersportlern jedoch die Regeneration.

3. Bei hoch dosierter Kreatineinnahme kann es sein, dass dein Körpergewicht in einer Woche um zwei Kilo ansteigt. Das sind vor allem Wassereinlagerungen in den Muskeln.

4. Bei Vegetariern und Veganern erhöht die Einnahme von Kreatin die geistige Leistungsfähigkeit. Sie nehmen normalerweise kein Kreatin über die Nahrung auf und lagern daher weniger ein. In einer Studie wurde bei einer Testgruppe, die Fleisch aß, dieser Effekt nicht beobachtet.

5. Eine Nahrungsergänzung mit Kreatin zeigt bei circa 20 Prozent aller Menschen keine Wirkung. Falls du auch zu dieser Gruppe der sogenannten „Non-Responder" gehören solltest, ist das nicht weiter schlimm. Wahrscheinlich bist du über deine Ernährung bereits so gut mit Kreatin versorgt, dass du dir dieses Supplement schlicht und einfach sparen kannst.

TIME IT RIGHT

Jetzt geht es darum, dein Wissen über Ernährung in die Praxis umzusetzen. Ich zeige dir beispielhaft vom Aufstehen bis zum Zubettgehen, wie du an einem Trainingstag und an einem trainingsfreien Tag deinen Körper mit ausreichend Energie versorgst.

ERNÄHRUNGSPLAN TRAININGSTAG

Nimm am Trainingstag immer ausreichend Energiespender zu dir. Zusätzlich solltest du zu jeder Hauptmahlzeit Eiweiß konsumieren, um deinen Aminosäurespiegel konstant oben zu halten. Bei den Kohlenhydraten kannst du dir sogar die doppelte Menge im Vergleich zum trainingsfreien Tag gönnen. Beim Fett halte dich an die empfohlene Menge, also ein Gramm pro Kilo Körpergewicht.

Mahlzeit 1: nach dem Aufstehen, 7:00 Uhr
Eiweiß und Koffein zum Wachwerden, Stärkung für Zellen und Immunsystem. Beispielrezept: Für einen Aktivierungsshake eine Tasse schwarzen Kaffee, einen doppelten Espresso oder alternativ eine Tasse grünen Tee mit einer Tasse kaltem Wasser, einem Esslöffel Whey-Protein-Isolat und einem Esslöffel Glutamin vermischen.

Mahlzeit 2: 30 Minuten später, 7:30 Uhr
Viele Nährstoffe, Vitamine und Eiweißpower für die Muskeln. Beispielrezept: Entweder 200 Gramm Magerquark oder einen Esslöffel Kaseinpulver in 200 Milliliter Wasser in einer Schüssel anrühren. Dann 100 Gramm zarte Haferflocken, jeweils einen Esslöffel Machapulver und Chiasamen sowie jeweils eine Handvoll frische Heidelbeeren und gehackte Mandelkerne dazugeben. Alles verrühren.

Mahlzeit 3: vier Stunden später, 12:00 Uhr
Eiweiß und komplexe Kohlenhydrate mit vielen Ballaststoffen. Beispielrezept: Ein Stück mageres Fleisch oder auch fettreichen Fisch mit einem halben Teelöffel Kokosfett braten. Als Beilage gibt's 100 Gramm Reis oder Hirse plus eine Handvoll Brokkoli und eine Handvoll Grünkohl. Dazu 0,3 Liter grünen Tee und 0,3 Liter stilles Wasser.

Mahlzeit 4: drei Stunden später, 15:00 Uhr
Vitamine und Eiweiß für deine Muskeln. Beispielrezept: Eine Handvoll frische Heidelbeeren oder Himbeeren mit 200 Gramm Hüttenkäse und einem Teelöffel Zimt vermischen. Dazu 0,3 Liter Brennnesseltee und 0,3 Liter stilles Wasser.

Training: 18:00 Uhr
Den Pre-Workout-Booster mit Supplements nur bei Bedarf 30 Minuten vor dem Training, also um 17.30 Uhr, zum Beispiel Guarana, Grüntee-Extrakt oder BCAA mit 200 Milliliter Wasser verrühren.

Mahlzeit 5: nach dem Training, 19:00 Uhr
Der Post-Workout-Shake mit viel Eiweiß für die Muskeln. Beispielrezept: 400 Milliliter stilles Wasser mit je einem Esslöffel Whey-Protein-Isolat, Glutamin, Maltodextrin oder auch Zucker und Magnesium vermischen.

Mahlzeit 6: 30 Minuten später, 19:30 Uhr
Noch mal Eiweiß, komplexe Kohlenhydrate und viel Ballaststoffe. Beispielrezept: Ein Stück mageres Fleisch oder fettarmen Fisch mit einem halben Teelöffel Kokosfett braten. Als Beilage gibt's 100 Gramm Hirse, eine Handvoll frischen Spinat und eine Handvoll Brokkoli. Dazu 0,3 Liter grünen Tee.

Mahlzeit 7: eine Stunde vor Bettruhe, 22:00 Uhr
Die Extraportion Eiweiß für deine Muskeln. Beispielrezept: 250 Gramm Magerquark mit einer Handvoll
frischer Heidelbeeren vermischen.

ERNÄHRUNGSPLAN TRAININGSFREIER TAG

An trainingsfreien Tagen solltest du weniger Energie
zu dir nehmen. Das bedeutet jedoch nicht, dass
du die Energielieferanten komplett weglässt. Deine
Mahlzeiten enthalten lediglich weniger Kohlenhydrate
und Fett als an einem Trainingstag. Ein Beispiel:
Nimmst du am Trainingstag morgens 100 Gramm
Haferflocken zu dir, verzehrst du am trainingsfreien
Tag nur 50 Gramm Haferflocken. Dein Eiweißgehalt
hingegen sollte konstant bleiben, besser noch
einen Tick höher sein: am Trainingstag zum Beispiel
200 Gramm Rinderfilet, am trainingsfreien Tag
dagegen 200 bis 300 Gramm.

Mahlzeit 1: nach dem Aufstehen, 7:00 Uhr
Eiweiß und Koffein zum Wachwerden, Stärkung
für Zellen und Immunsystem. Beispielrezept: Für
einen Aktivierungsshake 300 Milliliter stilles Wasser
mit jeweils einem Teelöffel Guarana und Glutamin
sowie zwei Esslöffeln Whey-Protein-Isolat mischen.
Dazu zwei Gramm Omega-3-Fettsäuren in Form von
Fischölkapseln einnehmen.

Mahlzeit 2: 30 Minuten später, 7:30 Uhr
Eiweiß und gesunde Fette. Beispielrezept: Sechs
Spiegeleier mit etwas Kokosöl in einer Pfanne braten. Avocado schälen und die Hälfte davon klein
schneiden. Tomate waschen und ebenfalls klein
schneiden. Beides in eine kleine Schüssel geben.
Je einen Esslöffel Hanfsamen und Chiasamen dazugeben, eine ganze Zitrone auspressen, alles
vermischen. Einen Teelöffel Meersalz über die Eier
streuen. Dazu 0,3 Liter grünen Tee und zwei Gramm
Omega-3-Fettsäuren in Form von Fischölkapseln
einnehmen.

Mahlzeit 3: vier Stunden später, 12:00 Uhr
Eiweiß, komplexe Kohlenhydrate und noch mal
Omega-3-Fettsäuren. Beispielrezept: Ein Stück mageres Fleisch oder fettarmen Fisch mit einem halben
Teelöffel Kokosöl braten. Als Beilage gibt's eine
Handvoll Spinat und eine Handvoll Grünkohl. Dazu
0,3 Liter grünen Tee, 0,3 Liter stilles Wasser sowie
zwei Gramm Omega-3-Fettsäuren in Form von Fischölkapseln einnehmen.

Mahlzeit 4: drei Stunden später, 15:00 Uhr
Eiweiß und Vitamine sowie Brennnessel für Immunsystem und Verdauung. Beispielrezept: Eine Handvoll
frische Heidelbeeren oder auch Himbeeren mit
200 Gramm Hüttenkäse und einem Teelöffel Zimtpulver vermischen. Dazu 0,3 Liter Brennnesseltee und
0,3 Liter stilles Wasser.

Mahlzeit 5: 20:00 Uhr
Eiweiß, komplexe Kohlenhydrate und Omega-3-Fett-
säuren. Beispielrezept: Ein Stück mageres Fleisch
oder fettarmen Fisch mit einem halben Teelöffel Kokosöl braten. Als Beilage gibt's eine Handvoll Spinat
und eine Handvoll Brokkoli. Dazu 0,3 Liter grünen
Tee und zwei Gramm Omega-3-Fettsäuren in Form
von Fischölkapseln einnehmen.

Mahlzeit 6: eine Stunde vor Bettruhe, 22:00 Uhr
Die Extraportion Eiweiß für deine Muskeln. Beispielrezept: 250 Gramm Hüttenkäse mit einem klein
geschnittenen Apfel vermischen.

MY COOKBOOK – MEINE REZEPTE FÜR DICH

Reich an Vitaminen, Kohlenhydraten, Ballaststoffen und gesunden Fetten – das sind meine Rezepte für dich. Achte beim Auswählen darauf, dass du Abwechslung auf deinen Speiseplan bringst. (Für zwischendurch hast du noch meine Vorschläge für Snacks auf Seite 38.) Die folgenden Zutaten ergeben jeweils eine Portion. Möchtest du mal vorkochen, dann vervielfache die Menge entsprechend.

ZUM FRÜHSTÜCK

SMOOTHIE

ZUTATEN

2 Handvoll frische Heidelbeeren • 1 reife Banane • 1 EL Whey-Protein-Isolat • 100 g Magerquark • 1 TL Zimtpulver • 200 ml stilles Wasser

ZUBEREITUNG

Heidelbeeren waschen und trocken tupfen. Banane schälen und in grobe Stücke schneiden. Dann das Obst, Whey-Protein-Isolat, Magerquark, Zimtpulver und Wasser in einen Standmixer geben und auf höchster Stufe verrühren.

PROTEINBOMBE

ZUTATEN

1 reife Banane • 100 g Magerquark 1 EL Whey-Protein-Isolat • 1 EL Macapulver 1 EL Glutamin • 100 g zarte Haferflocken 300 ml stilles Wasser

ZUBEREITUNG

Banane schälen und in grobe Stücke schneiden. Dann mit allen anderen Zutaten in einen Standmixer geben und auf mittlerer Stufe zu einem Brei verrühren.

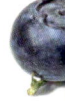

POWERMÜSLI

ZUTATEN

1 Handvoll frische Heidelbeeren
1 reife Banane • 1 Handvoll Mandelkerne
100 g Magerquark • 50 ml stilles Wasser
200 g zarte Haferflocken • 1 TL Leinsamen
(ganz oder geschrotet)

ZUBEREITUNG

Heidelbeeren waschen und trocken tupfen.
Banane schälen und in mundgerechte Scheiben schneiden. Mandelkerne hacken. Magerquark mit Wasser in einer Schüssel zu einer
cremigen Konsistenz verrühren. Anschließend
Obst und restliche Zutaten nacheinander
untermischen.

BEERENBREI

ZUTATEN

1 Handvoll frische Beeren (z. B. Himbeeren,
Heidelbeeren, Cranberrys) • 4 EL zarte Haferflocken • Wasser • 1 Prise Zimtpulver
1 EL Chiasamen • 1 TL Leinsamen (ganz oder
geschrotet) • 1 TL Hanfsamen

ZUBEREITUNG

Beeren waschen und trocken tupfen. Haferflocken in einen kleinen Topf geben und so viel
Wasser hinzufügen, dass die Flocken bedeckt
sind. Beeren dazugeben. Flocken-Beeren-Mi-
schung bei niedriger Hitze erwärmen und
dabei umrühren, bis sich eine leicht breiige
Konsistenz entwickelt. Dann Zimtpulver,
Chiasamen, Leinsamen und Hanfsamen nur
kurz unterrühren und den Brei sofort in eine
Schüssel füllen.

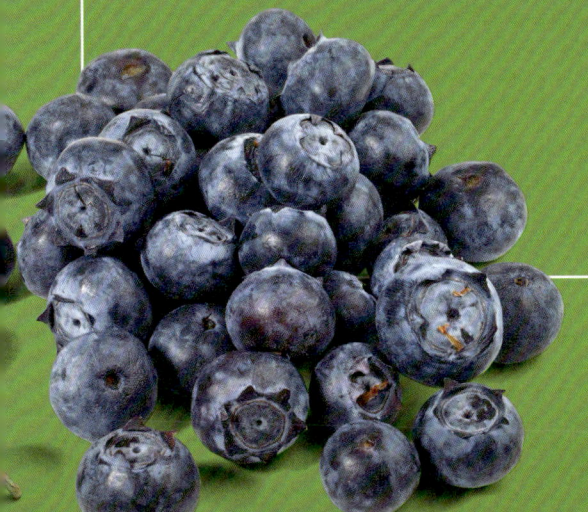

ZUM FRÜHSTÜCK

GREEN PROTEIN-POWER

ZUTATEN

1 Handvoll frische Brokkoliröschen • 1 Handvoll frischer Blattspinat • 1 Handvoll frischer Grünkohl (ca. 2 große Blätter) • 2 Kiwis 2 EL Whey-Protein-Isolat • 1 EL Chiasamen 100 g zarte Haferflocken • 200 ml grüner Tee

ZUBEREITUNG

Brokkoliröschen waschen, trocken schütteln und halbieren oder vierteln. Spinatblätter waschen und trocken schütteln. Grünkohlblätter waschen, trocken schütteln und klein schneiden. Kiwis schälen und klein schneiden. Gemüse und Kiwistücke mit allen anderen Zutaten in einem Standmixer auf mittlerer Stufe zu einem Brei verrühren.

BEEREN-PFANNKUCHEN

ZUTATEN

100 g frische Heidelbeeren • 1 EL Mandelkerne 60 g zarte Haferflocken 30 g Whey-Protein-Isolat • 4 Eiweiß 2 TL Kokosöl

ZUBEREITUNG

Heidelbeeren waschen und trocken tupfen. Mandelkerne hacken. Haferflocken, Whey-Protein-Isolat und Eiweiß mit einem Handmixer in einer Rührschüssel zu einem Teig verquirlen. Kokosöl in einer Pfanne erhitzen. Teig gleichmäßig in der Pfanne verteilen und Pfannkuchen bei mittlerer Hitze von beiden Seiten leicht bräunen. Auf einen Teller geben, mit Heidelbeeren und gehackten Mandelkernen bestreuen und zusammenrollen.

BANANEN-PFANNKUCHEN

ZUTATEN

1 reife Banane • 2 Eier • 2 TL Kokosöl
Zimtpulver

ZUBEREITUNG

Banane schälen und in grobe Stücke schneiden. Eier mit den Bananenstücken in einer Rührschüssel mit einem Handmixer oder Pürierstab zu einer glatten Masse verquirlen. Kokosöl in einer Pfanne erhitzen, Masse gleichmäßig darin verteilen und Pfannkuchen bei mittlerer Hitze von beiden Seiten leicht bräunen. Auf einen Teller geben und Zimtpulver darüberstreuen.

RÜHREI MIT HÜTTENKÄSE

ZUTATEN

3 Eier • 1 große Tomate • Salz
frisch gemahlener schwarzer Pfeffer
1 TL Kokosöl • 200 g Hüttenkäse

ZUBEREITUNG

Eier mit einem Schneebesen in einer Schlüssel gut verquirlen. Tomate waschen, klein schneiden und mit der Eimasse vermengen. Mit Salz und Pfeffer würzen. Kokosöl in einer Pfanne erhitzen und Tomaten-Ei-Masse in die Pfanne geben. Während des Bratens bei mittlerer Hitze die Masse mit einem Pfannenwender in grobe Stücke zerteilen, ab und zu wenden, bis sie goldbraun ist. Auf einen Teller geben und Hüttenkäse darauf verteilen.

RÜHREI MEXIKANISCH

ZUTATEN

2 große Tomaten • 100 g rote Kidneybohnen aus der Dose • 1 Chilischote • 3 Eier • Salz Cayennepfeffer nach Belieben • 1 TL Kokosöl 200 g Hüttenkäse

ZUBEREITUNG

Tomaten waschen und klein schneiden. Kidneybohnen abtropfen lassen und 100 g beseitestellen. Chilischote waschen, Kerne und Trennhäute entfernen, klein hacken. Eier in einer Rührschüssel mit dem Schneebesen verquirlen. Tomatenstücke, Kidneybohnen und Chili untermischen. Mit Salz und eventuell Cayennepfeffer würzen. Kokosöl in einer Pfanne erhitzen, Eimasse dazugeben und bei mittlerer Hitze während des Bratens mit einem Pfannenwender in grobe Stücke zerteilen, ab und zu wenden, bis sie goldbraun ist. Auf einen Teller geben und den Hüttenkäse darauf verteilen.

SPIEGELEIER DELUXE

ZUTATEN

1 große Tomate • ½ Avocado • 1 TL Ghee 5 Eier • 1 EL Chiasamen • Salz

ZUBEREITUNG

Tomate waschen, halbieren und in Scheiben schneiden. Das Fruchtfleisch der halben Avocado aus der Schale lösen und in Scheiben schneiden. Ghee in einer Pfanne erhitzen. Eier in die Pfanne schlagen und Chiasamen darüberstreuen. Eier bei mittlerer Hitze braten. Die Spiegeleier sind fertig, wenn das Eiweiß weiß, das Eigelb noch flüssig und die Unterseite leicht goldbraun ist. Dann die Spiegeleier auf einen Teller geben. Tomaten- und Avocadoscheiben dazu anrichten und salzen.

SEYITS HÄHNCHENSALAT

ZUTATEN

Salz • 200 g Vollkornnudeln • 1 große Tomate
1 Hähnchenbrustfilet (ca. 200 g), küchenfertig
1 TL Kokosöl • 2 EL Olivenöl
1 TL Chiliflocken • frisch gemahlener
schwarzer Pfeffer

ZUBEREITUNG

Einen Topf mit Wasser aufsetzen, salzen und Nudeln nach Packungsanleitung bissfest kochen. In einem Sieb abgießen und in eine Schüssel geben. Tomate waschen und klein schneiden. Hähnchenbrustfilet in mundgerechte Stücke schneiden. Kokosöl in einer Pfanne erhitzen und Hähnchenbrustfilet bei mittlerer Hitze goldbraun braten, die Tomatenstücke dazugeben und kurz mitbraten. Zu den Nudeln geben und mit Olivenöl, Chili, Salz und Pfeffer würzen. Noch mal gut durchmischen.

PUMPER-MAHLZEIT

ZUTATEN

200 g Vollkornreis • 1 Handvoll frischer Spinat
1 Handvoll frische Brokkoliröschen
1 TL Ghee • 1 Hähnchenbrustfilet
(ca. 200 g), küchenfertig • Salz

ZUBEREITUNG

Reis nach Packungsanleitung kochen. In der Zwischenzeit Spinat waschen und trocken schütteln. Brokkoliröschen waschen, trocken schütteln, größere Röschen halbieren. Brokkoli und Spinat in einen Topf geben, mit Wasser bedecken und in 8–10 Minuten bei schwacher Hitze mit geschlossenem Deckel dünsten. Ghee in einer Pfanne erhitzen und Hähnchenbrustfilet bei mittlerer Hitze goldbraun braten. Alles auf einem Teller anrichten und mit Salz würzen.

BLATTSALAT MIT THUNFISCH

ZUTATEN

1 hart gekochtes Ei • 2 Handvoll Blattsalat
1 mittelgroße Tomate • 1 rote Paprikaschote
3 Radieschen • 1 kleine rote Zwiebel
1 Dose Thunfisch, im eigenen Saft (Abtropfgewicht 140 g) • 1 Zitrone • 2 EL Olivenöl
1 EL Leinöl • 1 TL Salz

ZUBEREITUNG

Ei schälen und würfeln. Blattsalat, Tomate, Paprikaschote und Radieschen waschen. Blattsalat trocken schütteln. Paprikaschote entkernen. Tomate, Paprikaschote und Radieschen klein schneiden. Zwiebel abziehen und würfeln. Thunfisch abgießen. Alles in eine Salatschüssel geben. Für das Dressing Zitrone auspressen. Den Saft mit Olivenöl, Leinöl und Salz in einer kleinen Schüssel mit dem Schneebesen verquirlen und über den Salat geben. Noch mal alles gut durchmischen.

THUNFISCH-SALAT

ZUTATEN

3 große Tomaten • 2 kleine rote Zwiebeln
1 Dose Thunfisch, im eigenen Saft (Abtropfgewicht 140 g) • 1 EL Apfelessig • 1 EL Olivenöl
Salz • frisch gemahlener schwarzer Pfeffer

ZUBEREITUNG

Tomaten waschen, halbieren, entkernen und würfeln. Zwiebeln abziehen und würfeln. Thunfisch abgießen. Mit den Tomaten und Zwiebeln vermengen. Für das Dressing Apfelessig und Olivenöl mit einem Schneebesen verquirlen, mit Salz und Pfeffer würzen und über den Thunfischsalat geben. Noch mal alles gut durchmischen.

LINSENSALAT

ZUTATEN

1 Tasse rote Linsen (ca. 150 g) • 1 Knoblauchzehe • 1 Handvoll frischer Spinat
1 TL Kokosöl • 1 Seelachsfilet (ca. 200 g), küchenfertig • 1 Handvoll gehackte Mandeln
Salz • frisch gemahlener schwarzer Pfeffer
1 Prise Chilipulver • 1 EL Olivenöl
1 EL frischer Zitronensaft

ZUBEREITUNG

Linsen nach Packungsanleitung kochen. Währenddessen Knoblauch abziehen und würfeln. Spinat waschen, trocken schütteln und klein schneiden. Kokosöl in einer Pfanne erhitzen, Seelachsfilet bei mittlerer Hitze von beiden Seiten anbraten, Knoblauch hinzufügen und goldbraun fertigbraten. Fertige Linsen abgießen und in einer Schüssel mit Spinat und gehackten Mandeln vermengen. Mit Salz, Pfeffer und Chilipulver würzen. Für das Dressing Olivenöl und Zitronensaft verquirlen, über den Salat geben und mit dem Fisch auf einem Teller anrichten.

FISCHQUICKIE

ZUTATEN

1 Packung Blattsalat (ca. 150 g) • 1 Becher Naturjoghurt (3,8 % Fett, 150 g) • 1 TL frischer Zitronensaft • 1 TL gerebeltes Basilikum
Salz • frisch gemahlener schwarzer Pfeffer
3 geräucherte Forellenfilets

ZUBEREITUNG

Blattsalat waschen und trocken schütteln. In einer kleinen Schüssel Joghurt mit Zitronensaft und Basilikum verrühren und mit Salz und Pfeffer würzen. Blattsalat in eine Salatschüssel geben, Joghurtsauce darüber verteilen und gut vermengen. Geräucherte Forellenfilets und Salat auf einem Teller anrichten.

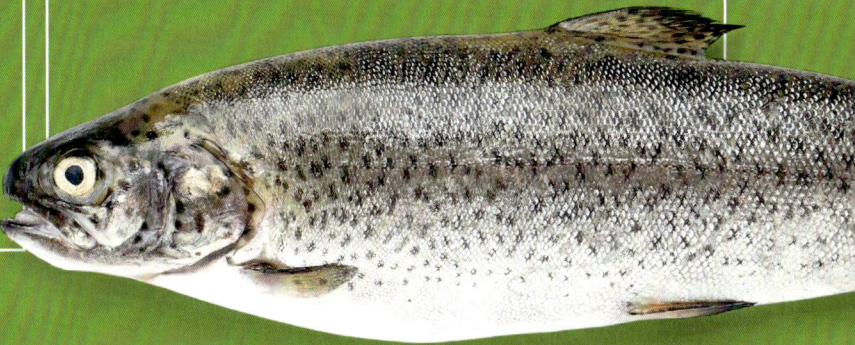

ZUM MITTAGESSEN

ROTE-BETE-SALAT

ZUTATEN

2 hart gekochte Eier • 1 frische Rote Bete (alternativ vorgekocht) • 1 rote Zwiebel
1 mittelgroße Tomate • ½ Gurke • 1 EL Chiasamen • 1 EL Hanfsamen • 1 Zitrone
3 EL Hanföl • Salz

ZUBEREITUNG

Eier schälen und würfeln. Rote Bete gründlich putzen, waschen und würfeln. Nur schälen, wenn die Schale zu hart ist. Zwiebel abziehen und würfeln. Tomate und Gurke waschen und klein schneiden. Alles in eine Salatschüssel geben, dann Chiasamen und Hanfsamen untermischen. Für das Dressing Zitrone auspressen. Hanföl und Zitronensaft mit einem Schneebesen verquirlen, mit Salz würzen, über den Salat geben und alles noch mal gut durchmischen.

OBST-GEMÜSE-SALAT

ZUTATEN

1 Apfel • 1 Birne • 1 Kiwi • 2 große Champignons • 1 Packung frischer Babyspinat (ca. 150 g) • 1 Chilischote • 1 Zitrone
2 EL Olivenöl • Salz • frisch gemahlener schwarzer Pfeffer • 1 Handvoll Walnusskerne

ZUBEREITUNG

Apfel und Birne waschen, halbieren, Kerngehäuse entfernen und würfeln. Kiwi schälen und würfeln. Champignons putzen und in dünne Scheiben schneiden. Spinat waschen, trocken schütteln, mit Obst und Champignons in eine Salatschüssel geben. Chilischote waschen, halbieren, Kerne und Trennhäute entfernen, fein hacken. Zu den anderen Zutaten geben. Für das Dressing Zitrone auspressen. Zitronensaft und Olivenöl mit einem Schneebesen verquirlen, mit Salz und Pfeffer würzen und über den Salat geben. Alles vermengen und die Walnusskerne darauf verteilen.

HOT FETA

ZUTATEN

200 g Feta • 1 TL gerebelter Oregano
frisch gemahlener schwarzer Pfeffer
1 TL Olivenöl • 1 Knoblauchzehe • 1 kleine
Zwiebel • 1 rote Paprikaschote • 1 Aubergine
3 Blätter Basilikum • 1 EL frischer Zitronensaft
1 EL edelsüßes Paprikapulver • Salz

ZUBEREITUNG

Ofen auf 200 °C (Ober-/Unterhitze) vorheizen. Feta auf Alufolie geben. Mit Oregano
und Pfeffer würzen, Olivenöl darüberträufeln.
Knoblauchzehe und Zwiebel abzie-
hen, würfeln und auf dem Feta verteilen.
Folie zu einem Päckchen schließen. Paprika
und Aubergine waschen, Paprika entkernen
und beide Gemüse würfeln. Basilikumblätter
waschen und klein hacken. In einer Schüssel
vermischen, mit Zitronensaft, Paprikapulver,
Salz und Pfeffer würzen. Auf Alufolie geben
und ein zweites Päckchen formen. Beide Päckchen für 15 Minuten im Ofen garen, dann
anrichten.

GEMÜSEPENNE

ZUTATEN

½ Aubergine • Salz • 1 Knoblauchzehe
3 mittelgroße Tomaten • 1 EL Olivenöl
4 EL Apfelessig • 200 g Vollkornpenne
6 Blätter Basilikum • 1 Packung Mozzarella
(Halbfettstufe, Abtropfgewicht 100 g)

ZUBEREITUNG

Aubergine würfeln, in eine Schüssel geben,
salzen und circa 20 Minuten ruhen lassen.
Knoblauchzehe abziehen und würfeln. Tomaten waschen und klein würfeln. Olivenöl in einer Pfanne erhitzen, Auberginenwürfel etwas
ausdrücken und bei mittlerer Hitze anbraten,
Knoblauch hinzufügen und mitschwitzen.
Apfelessig und Tomatenwürfel hinzufügen,
alles 10 Minuten bei schwacher Hitze köcheln
lassen. Salzwasser in einem Topf zum Kochen
bringen, Penne al dente kochen. Basilikumblätter waschen und klein hacken, Mozzarella
würfeln und beides unter die Soße rühren.
Nudeln in einem Sieb abgießen, unter die
Gemüsesoße heben und anrichten.

STEAKPOWER

ZUTATEN

1 Rumpsteak (ca. 300 g), küchenfertig
5 Karotten • 1 Avocado • 3 EL frischer Zitronensaft • 2 EL Olivenöl • 1 EL Rapsöl • Salz
frisch gemahlener schwarzer Pfeffer

ZUBEREITUNG

Ofen auf 90 °C (Ober-/Unterhitze) vorheizen.
Rumpsteak in einen Bräter geben und auf mittlerer Schiene 45 Minuten im Ofen garen. Währenddessen Karotten schälen und grob raspeln.
Avocado halbieren, Kern entfernen, Fruchtfleisch
aus der Schale lösen und grob würfeln. In einer
Schüssel Karottenraspel und Avocadowürfel mit
Zitronensaft und Olivenöl vermengen. Rapsöl
in einer Pfanne erhitzen und Steak bei mittlerer
Hitze von jeder Seite 1 Minute scharf anbraten. Mit Salz und
Pfeffer würzen
und mit Karot-
ten-Avoca-
do-Salat
anrichten.

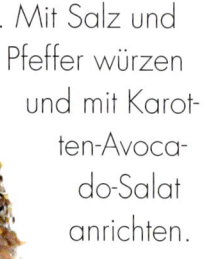

ZUCCHINISCHIFF

ZUTATEN

1 große Zucchini • 1 Knoblauchzehe • 1 rote
Zwiebel • 1 große Tomate • 2 Stängel Petersilie
1 TL Rapsöl • 250 g Rinderhackfleisch, küchen-
fertig • 100 ml Gemüsebrühe • 10 schwarze
Oliven, ohne Stein • 1 EL Naturjoghurt (3,8 %
Fett) • Salz • Pfeffer • 50 g Feta

ZUBEREITUNG

Ofen auf 200 °C (Ober-/Unterhitze) vorheizen.
Zucchini waschen, längs halbieren, Fruchtfleisch
mittig herauslösen, klein schneiden. Knoblauchzehe und Zwiebel abziehen und würfeln. Tomate waschen und klein schneiden. Petersilie waschen und fein hacken. Rapsöl in einer Pfanne
erhitzen, Zwiebel und Knoblauch anschwitzen,
Hackfleisch dazugeben, bei mittlerer Hitze
4 Minuten braten. Gemüsebrühe, Zucchinifrucht-
fleisch, Oliven und Joghurt einrühren und würzen. Je eine Zucchinihälfte auf Alufolie setzen,
mit Hackfleisch-Zucchini-Masse füllen und Feta
darüberbröckeln. Alufolie zu einem Päckchen
schließen und circa 30 Minuten im Ofen garen.

PUTENOMELETTE

ZUTATEN

1 Putenbrust (ca. 200 g), küchenfertig
100 g Feta • 3 Eier • 4 EL Milch
4 EL Wasser • 1 Prise Salz • 1 EL Ghee

ZUBEREITUNG

Putenbrust in circa 1 cm dicke Streifen schneiden. Feta grob würfeln. Eier in einer Rührschüssel mit Milch, Wasser und Salz verquirlen. ½ Esslöffel Ghee in einer Pfanne erhitzen und Putenstreifen mit Fetawürfeln bei mittlerer Hitze 2 Minuten unter Rühren braten. In einer zweiten Pfanne restliches Ghee erhitzen, Omeletteteig hineingeben und von beiden Seiten bei mittlerer Hitze circa 3 Minuten goldgelb braten. Putenstreifen und Feta daraufgeben und weitere 2 Minuten braten. Omelette auf einen Teller gleiten lassen und in der Mitte zusammenklappen.

OFEN-CHICKEN

ZUTATEN

4 EL Olivenöl • jeweils 1 Prise Salz, frisch gemahlener schwarzer Pfeffer • 1 TL gerebelter Oregano • 1 TL edelsüßes Paprikapulver
1 TL Chiliflocken • 5 kleine Kartoffeln oder
1–2 große Süßkartoffeln (ca. 250 g)
1 Hähnchenschenkel (ca. 250 g), küchenfertig

ZUBEREITUNG

Ofen auf 200 °C (Ober-/Unterhitze) vorheizen. Olivenöl mit Salz, Pfeffer, Oregano, Paprikapulver und Chili in einer Schüssel mit dem Schneebesen verquirlen. Kartoffeln waschen, putzen, vierteln und mit einem Pinsel mit der Öl-Gewürz-Mischung bestreichen, ebenso den Hähnchenschenkel. Hähnchenschenkel in eine Auflaufform oder einen Bräter legen, Kartoffeln ringsum verteilen und circa 30 Minuten auf mittlerer Schiene im Ofen knusprig braten.

ZUM ABENDESSEN

SCHARFES HÄHNCHEN

ZUTATEN

2 große Tomaten • 1 Chilischote • 1 TL Kokosöl
1 Hähnchenbrustfilet (ca. 200 g), küchenfertig
Salz • 2 Stängel Petersilie • 1 Becher Naturjoghurt (1,5 % Fett, 150 g) • 150 g Magerquark
1 TL frischer Zitronensaft

ZUBEREITUNG

Tomaten waschen, halbieren und würfeln. Chilischote waschen, halbieren, Kerne und Trennhäute entfernen, fein hacken. Kokosöl in einer Pfanne erhitzen und Hähnchenbrustfilet von beiden Seiten bei mittlerer Hitze goldbraun braten. Gehackte Chilischote und Tomatenstücke dazugeben, mit Salz würzen und circa 1 Minute weiterbraten. Für den Dip Petersilie waschen, trocken schütteln und fein hacken. Mit Joghurt, Magerquark und Zitronensaft in einer kleinen Schüssel verrühren. Hähnchenbrustfilet mit Tomaten-Chili-Gemüse und Dip anrichten.

TROPICAL CHICKEN

ZUTATEN

1 Mango • 1 rote Zwiebel • 1 Stück Ingwerwurzel (ca. 10 g) • 1 TL frischer Zitronensaft
1 TL Chilipulver • 6 TL Sojasauce
1 TL Kokosöl • 2 Hähnchenbrustfilets
(à ca. 150 g), küchenfertig

ZUBEREITUNG

Mango schälen, Fruchtfleisch vom Kern lösen und würfeln. Zwiebel abziehen und fein würfeln. Ingwerstück schälen und fein würfeln. Mangostücke, Zwiebel- und Ingwerwürfel zusammen mit Zitronensaft, Chilipulver und Sojasauce in einer Schüssel gut vermengen und circa 20 Minuten ziehen lassen. Währenddessen Kokosöl in einer Pfanne erhitzen und Hähnchenbrustfilets bei mittlerer Hitze von beiden Seiten jeweils circa 5 Minuten braten. Dann auf einen Teller geben und die tropical Mangosalsa über den Hähnchenbrustfilets verteilen.

HUMMUS-CHICKEN

ZUTATEN

2 Hähnchenbrustfilets (à ca. 150 g), küchenfertig • Salz • frisch gemahlener schwarzer Pfeffer • 1 kleine rote Zwiebel • 1 mittelgroße Zucchini • ½ Aubergine • 1 TL Olivenöl 1 Packung Hummus (150 g) • 1 TL edelsüßes Paprikapulver • 2 unbehandelte Zitronen

ZUBEREITUNG

Ofen auf 200 °C (Ober-/Unterhitze) vorheizen. Hähnchenbrustfilets salzen und pfeffern. Zwiebel abziehen und würfeln. Zucchini und Aubergine waschen, längs halbieren und grob würfeln. Gemüse in einer Auflaufform mit Olivenöl, Salz und Pfeffer vermengen. Hähnchenbrustfilets obenauf legen, Oberseiten mit Hummus bestreichen und mit Paprikapulver bestreuen. Saft von einer Zitrone über Filets und Gemüse träufeln. Zweite Zitrone in Scheiben schneiden und über dem Gemüse verteilen. 30 Minuten auf mittlerer Schiene garen, bis die Hummuskruste goldbraun ist.

KOKOS-CHICKEN

ZUTATEN

2 Hähnchenbrustfilets (à ca. 150 g), küchenfertig • 1 Ei • Salz • frisch gemahlener schwarzer Pfeffer • 200 g Kokosraspel 1 EL Chilipulver • 1 Gurke • Blätter von 1 Bund Minze • 1 Becher Naturjoghurt (1,5 % Fett, 150 g) • 1 EL Hanföl 1 EL frischer Zitronensaft

ZUBEREITUNG

Backblech mit Backpapier auslegen. Ofen auf 180 °C (Ober-/Unterhitze) vorheizen. Hähnchenbrustfilets in Streifen schneiden. Ei mit Salz und Pfeffer würzen und mit der Gabel verquirlen. Kokosraspel und Chilipulver vermengen. Hähnchenbruststreifen zuerst im Ei, dann in der Kokos-Chili-Mischung wenden, auf dem Backblech verteilen und circa 20 Minuten auf mittlerer Schiene im Ofen backen. Gurke und Minze waschen, klein schneiden und in einer Schüssel mit Joghurt, Hanföl und Zitronensaft vermengen, mit Salz und Pfeffer abschmecken. Hähnchen mit Dip genießen.

ZUM ABENDESSEN

QUICK SALMON

ZUTATEN

1 Lachsfilet (ca. 200 g, ohne Haut und küchenfertig) • Salz • frisch gemahlener schwarzer Pfeffer • 2 TL Olivenöl • 1 unbehandelte Zitrone 1 rote Paprikaschote • 100 g Feta

ZUBEREITUNG

Ofen auf 200 °C (Ober-/Unterhitze) vorheizen. Lachsfilet mit Salz und Pfeffer würzen, auf Alufolie legen, mit 1 TL Olivenöl und 1 TL Zitronensaft aus einer Zitronenhälfte beträufeln. Von der anderen Zitronenhälfte 2 Scheiben abschneiden und auf das Filet legen. Alufolie nicht ganz verschließen. Paprikaschote waschen, entkernen und würfeln. Feta würfeln. Beides in einer Schüssel mit 1 TL Olivenöl vermengen, auf ein weiteres Stück Alufolie geben und ein zweites Päckchen formen. Beide Päckchen auf mittlerer Schiene für 15 Minuten im Ofen garen, alles aus der Alufolie nehmen und anrichten.

ZUCCHINIBÄNDER

ZUTATEN

5 mittelgroße Tomaten • 2 TL Olivenöl 1 TL gerebelter Oregano • 1 Prise Salz 1 große Zucchini • 1 Knoblauchzehe 1 TL Rapsöl • 2 TL Zitronensaft • 3 TL Pinienkerne

ZUBEREITUNG

Ofen auf 180 °C (Ober-/Unterhitze) vorheizen. Tomaten waschen, halbieren und mit der Schnittfläche nach oben in eine große Auflaufform oder auf ein Backblech setzen. Olivenöl mit Oregano und Salz mit einem Schneebesen verquirlen, über die Tomaten träufeln und diese circa 20 Minuten auf mittlerer Schiene im Ofen rösten, bis die Oberseite leicht braun wird. In der Zwischenzeit Zucchini waschen und mit einem Spiralschneider oder Gemüseschäler in Julienne-Streifen schneiden. Knoblauch abziehen und fein hacken. Zucchinibänder und Knoblauch mit Rapsöl, Zitronensaft und Pinienkernen vermengen und für circa 3 Minuten bei mittlerer Hitze in einer Pfanne schwenken. Mit den gerösteten Tomaten anrichten.

SCHOKO-SMOOTHIE

ZUTATEN

1 Packung gemischte TK-Beeren (250 g)
1 Becher Naturjoghurt (1,5 % Fett, 150 g)
125 ml Milch • 2 EL Schokoproteinpulver

ZUBEREITUNG

Alle Zutaten in einen Standmixer geben und auf höchster Stufe verrühren, bis eine flüssige, leicht cremige Konsistenz entsteht.

SCHOKO-QUARK-PARTY

ZUTATEN

2 Handvoll Heidelbeeren (ca. 200 g)
500 g Magerquark • 2 EL Schokoprotein-pulver • 100 ml stilles Wasser
1 Schokoproteinriegel

ZUBEREITUNG

Heidelbeeren waschen und trocken tupfen. Zusammen mit Magerquark, Schokoprotein-pulver und stillem Wasser in einen Standmixer geben und auf höchster Stufe alles gut ver-rühren. Quarkmasse in eine kleine Schüssel füllen. Schokoproteinriegel in kleine Stücke schneiden und unter die Quarkmasse rühren.

ZUM DESSERT

BEEREN-SCHOKO-TRAUM

ZUTATEN

1 Schale frische Himbeeren (250 g)
250 g Magerquark • 1 TL Honig
1 EL Schokoproteinpulver

ZUBEREITUNG

Himbeeren waschen und trocken tupfen. Quark in eine kleine Schüssel geben. Honig und Schokoproteinpulver unterrühren, dann Beeren unterheben.

JOGHURT MIT WALNÜSSEN

ZUTATEN

5 Walnusskerne • 1 Becher griechischer Joghurt (150 g) • 1 TL Honig

ZUBEREITUNG

Walnusskerne klein hacken. Joghurt in eine kleine Schüssel geben. Gehackte Walnusskerne und Honig unterrühren.

BLAUES WUNDER

ZUTATEN

2 Handvoll frische Heidelbeeren (ca. 200 g)
200 g Hüttenkäse • 1 TL Zimtpulver

ZUBEREITUNG

Heidelbeeren waschen und trocken tupfen. Hüttenkäse in eine kleine Schüssel geben. Heidelbeeren und Zimtpulver unterrühren.

ZIMT-MANDEL-QUARK

ZUTATEN

100 g Mandelkerne • 250 g Magerquark
50 ml stilles Wasser • 1 EL Macapulver
1 TL Zimtpulver • 1 EL Vanilleproteinpulver

ZUBEREITUNG

Mandelkerne hacken. Magerquark, Wasser, Macapulver, Zimtpulver und Vanilleproteinpulver in eine Schüssel geben und kräftig verrühren. Zum Schluss die gehackten Mandelkerne untermischen.

ZUM DESSERT

ZIMT-SESAM-APFEL

ZUTATEN

1 großer Apfel • 1 TL Honig • 1 TL Zimtpulver
1 TL Kokosöl • 1 EL Sesamsamen

ZUBEREITUNG

Apfel waschen, halbieren, Kerngehäuse entfernen und Apfelhälften in dünne Scheiben schneiden. Apfelschnitze in einer Schüssel mit Honig und Zimtpulver gut vermengen. Kokosöl in einer Pfanne erhitzen und Honig-Zimt-Apfelschnitze bei mittlerer Hitze circa 5 Minuten braten. Kurz vor Ende der Bratzeit Sesamsamen unterrühren. Apfelschnitze auf einem Teller anrichten.

HONEY BANANAS

ZUTATEN

2 reife Bananen • 2 TL Honig • 1 EL Zimtpulver
1 Becher griechischer Joghurt (150 g)

ZUBEREITUNG

Ofen auf 180 °C (Ober-/Unterhitze) vorheizen. Bananen schälen, längs halbieren und in eine Auflaufform legen. Mit Honig bestreichen, dann Zimtpulver darüberstreuen. Für 5 Minuten auf mittlerer Schiene im Ofen backen. Griechischen Joghurt in einen tiefen Teller geben und die Bananenhälften auf dem Joghurt verteilen.

HOT PINEAPPLE

ZUTATEN

½ Ananas • 2 EL Sesamsamen • 1 EL Honig

ZUBEREITUNG

Ananashälfte schälen und in kleine Würfel schneiden. Ananaswürfel mit den Sesamsamen in eine Pfanne geben und bei mittlerer Hitze für 3–4 Minuten braten. Honig kurz einrühren, dann heiße Ananasstücke auf einem Teller anrichten.

MELONE MIT ZIMT-MACA-DIP

ZUTATEN

1 Stück Wassermelone (ca. 250 g)
300 g griechischer Joghurt • 1 EL Macapulver • 1 TL Zimtpulver

ZUBEREITUNG

Fruchtfleisch der Wassermelone mit einem Messer von der Schale lösen und in mundgerechte Stücke schneiden. Griechischen Joghurt mit Macapulver und Zimtpulver in einer Schüssel verrühren. Wassermelonenstücke in den Joghurt dippen.

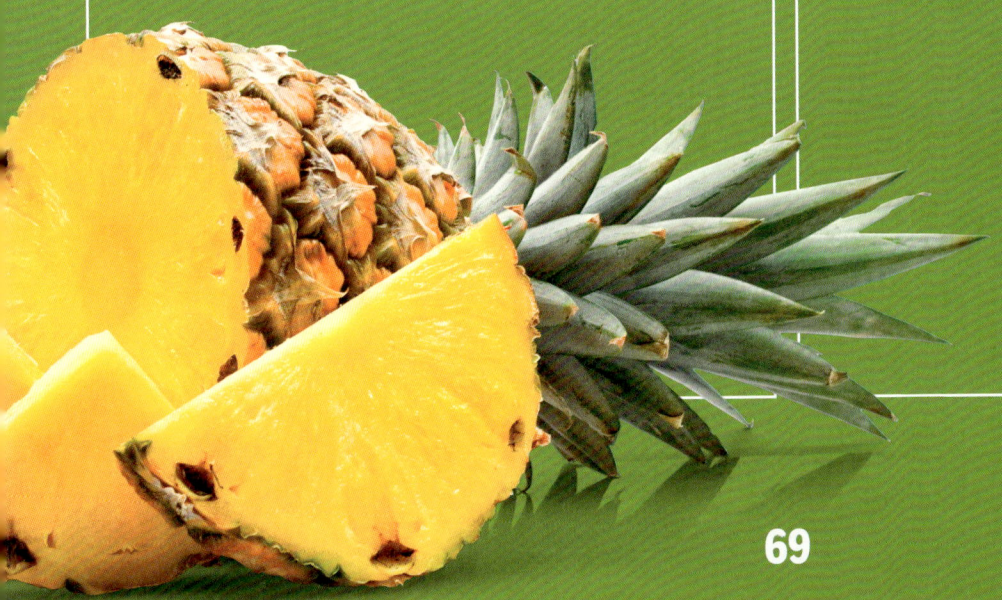

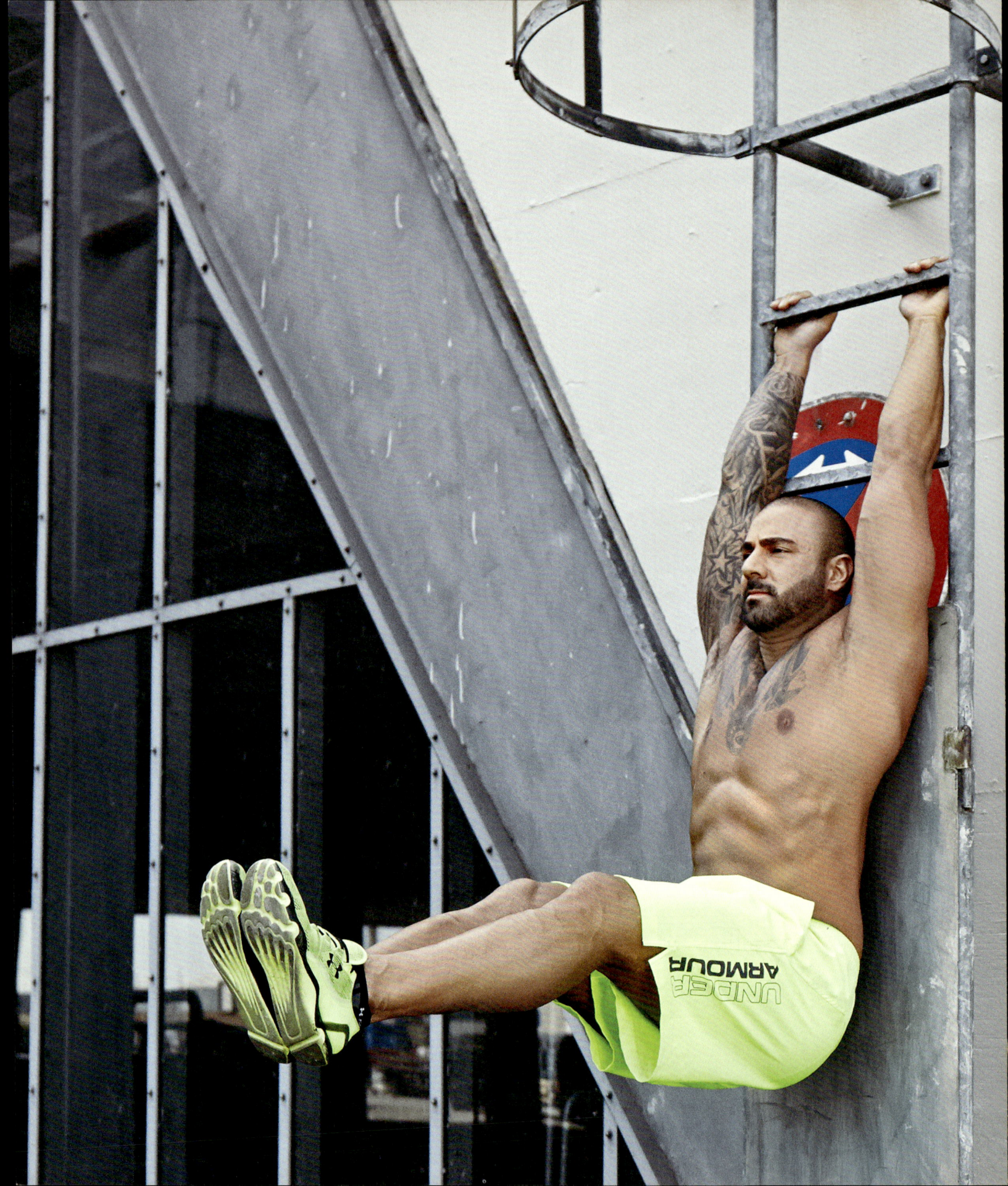

DIE ÜBUNGEN — THE NEXT LEVEL

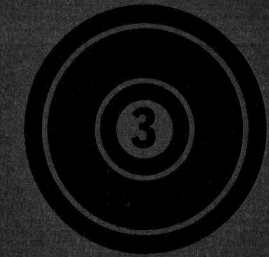

Bist du bereit für das nächste Level in Sachen Training?
Ich teile hier und jetzt nur mit dir mein beträchtliches Coach-Wissen.
Du erhältst von mir zahlreiche effektive Tipps, mit denen du das Beste aus
deinem Workout herausholst. Außerdem stelle ich dir in Bezug auf das
Krafttraining meine Geheimwaffe vor: die Langhantel. Ja, du hast richtig
gelesen! Du wirst damit trainieren. Und damit alles klappt, werde ich dir die
Übungen Step by Step erklären.

BACK TO THE ROOTS

Manchmal würde ich mir im Studio am liebsten die Augen zuhalten und Ohrstöpsel in die Ohren stecken. Es macht mich wahnsinnig zu sehen, wie sich manche abrackern und dabei entscheidende Dinge völlig verkehrt angehen, sodass sie ihre Ziele vermutlich nie erreichen werden. Männer, die aus falschem Ehrgeiz mit extra Schwung zu schwere Gewichte hochreißen. Oder Frauen, die stundenlang mit viel zu leichten Hanteln herumwedeln, weil sie Angst vor Muskelpaketen haben. Ich muss mir auf die Zunge beißen, wenn ich höre, wie die Leute sich gegenseitig die heißesten und – angeblich – neuesten Tricks verraten. Hier kann ich es ja sagen: Das meiste davon ist kompletter Blödsinn – nachgeplapperte Werbelügen, falsche Versprechungen von schlecht ausgebildeten Trainern oder aus Zeitschriften, die nur an die Auflage denken.

In meinem Buch werde ich dir keinen neuen Trend verkaufen und behaupten, dass du über Nacht einen Traumbody erhalten wirst. Ich sage dir ganz ehrlich, welche Ziele realistisch sind und was sich in meinem jahrelangen Traineralltag bewährt hat. Das Training wird hart und anstrengend, aber die Ergebnisse und das Gefühl danach entschädigen dich für alles.

Mein Trainingsmotto lautet: Zurück zu den Basics! Um erfolgreich zu trainieren, müssen die Grundlagen stimmen: solide Übungen, korrekt ausgeführt, mit Gewichten, die zu deinem aktuellen Trainingszustand und deinen Zielen passen. Und genau darin liegt das Problem: Die Ziele sind oft unrealistisch. Deshalb höre ich immer wieder Sätze wie: „Ich trainiere so lange, bis ich das Ziel xy erreicht habe." Da kann ich nur den Kopf schütteln, denn es sollte jedem klar sein, dass man das, was man sich erarbeitet hat, ruck, zuck wieder verliert. Ein Krafttraining durchzuführen, ist nicht irgendeine Phase, die man gerade durchläuft, sondern eine Lebensaufgabe!

TRAINING – VON DER ANTIKE BIS HEUTE

Aus der Antike stammt die Legende über den griechischen Athleten Milon. Es heißt, Milon habe täglich ein Kalb gestemmt und als das Kalb größer wurde, wuchs auch Milons Kraft. Dass sich Kraft progressiv entwickelt, war also schon sehr lange bekannt, aber erst vor relativ kurzer Zeit fand der technische Fortschritt eine Antwort auf die Frage, wie sich ein progressives Widerstandtraining am besten umsetzen lässt. Zu den ersten Geräten, die zu diesem Zweck entwickelt wurden, zählt die Langhantel, bestehend aus einem langen Metallstab, an dessen beiden Enden sich jeweils ein Gewicht befindet. Die ersten Langhanteln waren mit Kugeln versehen, die nach Bedarf mit Sand oder Kies gefüllt werden konnten, um das Gewicht zu regulieren.

Früher war die körperliche Kraft übrigens lebensnotwendig. Nur wer stark genug war, konnte seine Familie mit Essen versorgen, ein Haus bauen, am Leben bleiben. Heute geht es nicht mehr um Leben und Tod, wir sind nicht mehr darauf angewiesen, als Jäger und Sammler durchs Land zu streifen. Wer nicht will, muss sich aufgrund des Fortschritts heutzutage kaum noch bewegen. Es geht vom Fahrstuhl ins Auto und in der Firma in den nächsten Fahrstuhl. Anschließend sitzt man acht Stunden am Schreibtisch ab. Obwohl sich die Mehrheit viel zu wenig bewegt, besitzen wir nach wie vor das Potenzial für starke Muskeln, Knochen, Sehnen und Nerven. Doch dafür muss auch etwas getan werden. Mit Krafttraining ist das möglich! Ich bin davon überzeugt, dass ein starker Körper die Grundlage für ein starkes Leben ist. Er entscheidet darüber, wie du dich fühlst und wie erfolgreich du bist.

Auch heute ist die Langhantel für mich das beste „Werkzeug", um stärker zu werden. Zwar wirst du in diesem Buch wieder Mobilisationsübungen mit dem eigenen Körpergewicht vorfinden, denn die Vorteile sind einfach nicht von der Hand zu weisen, doch mein Haupttraining fokussiert sich auf das Langhanteltraining. Es ist für mich die effektivste Methode, um Kraft und Muskeln aufzubauen. Ich persönlich trainiere viermal pro Woche mit Gewichten, zweimal pro Woche baue ich zudem ein spezielles Bodyweight-Training aus dem ersten Band NO EXCUSES! ein, um meine Koordinationsfähigkeit und Beweglichkeit zu verbessern.

Um Kraft beziehungsweise Muskeln aufzubauen, benötigen wir über kurz oder lang immer höhere Gewichte, um ausreichend Spannung und Widerstand im Muskel zu erzeugen. Das funktioniert mit der Langhantel relativ simpel, denn du kannst das Gewicht selbst bestimmen und es irgendwann so steigern, dass es sogar über dein eigenes Körpergewicht hinausgeht.

Wie gut und mit welchem Gewicht du eine Langhantelübung ausführen kannst, wird durch dein indivi-

BODYWEIGHT-TRAINING

Das Potenzial des Trainings mit dem eigenen Körpergewicht ist unerschöpflich. Dein wichtigstes Tool, dein Körper, ist immer dabei. Verinnerliche hier noch einmal sämtliche Vorteile:

- ◎ Du sparst dir Zeit, weil du nicht erst ins Gym fahren musst.
- ◎ Du kannst überall trainieren.
- ◎ Alle 656 Muskeln sind involviert, auch die kleinen, tief liegenden, die sonst oft vernachlässigt werden.
- ◎ Deine Muskeln werden nie isoliert trainiert, sondern ganze Muskelgruppen gleichzeitig.
- ◎ Die Stützmuskulatur, die sich auf deinen Rumpf konzentriert, ist bei jeder Übung aktiv.
- ◎ Du verlierst schneller Gewicht: Je mehr Muskeln gleichzeitig trainiert werden, desto effektiver ist auch die Fettverbrennung.
- ◎ Da du meist deinen ganzen Körper bewegst, steigerst du dein Koordinationsvermögen enorm.
- ◎ Das Zusammenspiel zwischen Muskeln und Nervensystem wird verbessert.

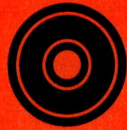

duelles Bewegungsmuster bestimmt. Dabei spielen Faktoren wie die Länge deiner Gliedmaßen, deine Muskelform, dein Kraftniveau, deine Flexibilität und das neuromuskuläre Zusammenspiel, also das Weiterleiten von Nervenimpulsen über das Gehirn in die Muskelzellen, eine wesentliche Rolle. Die Muskeln bewegen die Knochen übrigens mittels der Gelenke und übertragen so eine bestimmte Kraft auf die Last, die es zu heben gilt.

MASCHINE VERSUS LANGHANTEL

Wenn man sich in den Fitnessklubs umschaut, sieht man zahlreiche Mitglieder, die sich an irgendwelchen Maschinen abrackern. Wer mich kennt, weiß, was jetzt kommt: Ich bin absolut kein Fan von isolierten Übungsmethoden und rate dir davon auch unbedingt ab. Warum? Der menschliche Körper arbeitet als ganzheitliches System und so muss er auch trainiert werden. Es ist Unsinn, seine Bestandteile unabhängig voneinander zu trainieren. Das bringt dir für alltägliche Bewegungen überhaupt nichts. Du musst dir die Kraft so aneignen, wie du sie später auch nutzen möchtest. Kraftstationen im Studio zwingen den Körper dazu, das Gewicht so zu bewegen, wie es die Maschine vorgibt. Dadurch werden jedoch die individuellen anatomischen Bedingungen des Sportlers nicht berücksichtigt. Es gibt keine Alltagsbewegung, bei der du deinen vorderen Oberschenkel unabhängig von deiner Oberschenkelrückseite anspannst. Das passiert nur, wenn du an einer Maschine, wie zum Beispiel der Beinbeugemaschine sitzt, die nur zu diesem Zweck entwickelt

wurde. Eine solche Bewegung ist nicht natürlich. Die Muskeln der Oberschenkelvorder- und -rückseite wirken immer zusammen; gleichzeitig stabilisieren sie durch dieses Zusammenspiel das Knie. Warum sollte man sie also getrennt trainieren?

Das Training mit der Langhantel hingegen zwingt dich dazu, verschiedenste kleine Angleichungen vorzunehmen, die notwendig sind, damit du während der Übungsausführung die Kontrolle über die frei bewegliche Last behältst. Während der gesamten Übung ist also eine erhebliche Anzahl unterstützender Muskeln aktiv, was jedoch bei einer isolierten Übung an der Kraftmaschine nicht der Fall ist.

Das Langhanteltraining birgt noch mehr Vorteile. Neben dem Kraft- und Muskelaufbau werden gleichzeitig deine Knochen gestärkt. Sie sind übrigens lebendes Gewebe, das auf Belastung genauso reagiert wie Muskeln, Bänder, Sehnen, Haut, Nerven- und Gehirnzellen. Sie passen sich wie jedes andere Gewebe an und werden dichter und fester, je öfter sie einer Belastung ausgesetzt sind. Starke Knochen sind superwichtig, weil sie das Gewicht der Hantel tragen müssen.

Gegenüber einer Maschine ist eine Langhantel zudem kostengünstig. Du kannst dir entweder eine eigene für zu Hause anschaffen oder du gehst in dein Fitnessstudio. Noch mehr Facts rund um die Langhantel findest du auf den Seiten 80 bis 83.

Das Training mit der langen Stange hat nur einen Nachteil: Viele von euch da draußen möchten mit der Langhantel trainieren, wissen aber nicht so recht, wie die Übungen korrekt ausgeführt werden sollen.

Das ist ein ernsthaftes Problem, denn durch diese Unsicherheit steigt das Verletzungsrisiko. Deshalb ist es mir ein besonderes Anliegen, dir das Langhanteltraining von der Pike auf näherzubringen: angefangen bei der richtigen Technik bis hin zu den zahlreichen Übungen, die mit der Langhantel möglich sind. Dennoch kann ich dir nur empfehlen, in der ersten Phase mit einem erfahrenen Athleten oder professionellen Trainer zu arbeiten, der dich korrigiert. Ansonsten solltest du dich im Spiegel kontrollieren oder einen Kumpel bitten, auf die korrekte Haltung zu achten.

MEIN FAZIT

Mit meinem Langhanteltraining wirst du unglaubliche Fortschritte erzielen. Du kannst viele Übungen intensiver gestalten und dadurch deine Maximalkraft, deine Schnellkraft und deinen Muskelaufbau deutlich steigern. Rückenschmerzen, mangelnde Leistung, fehlende Stabilität und stagnierender Muskelaufbau werden der Vergangenheit angehören. Ich liebe dieses Training und ich schwöre dir, es wird auch dich süchtig machen! Ich werde dir gleich Grundübungen zeigen, die deinen Körper vor neue Herausforderungen stellen und dir absolut unfassbare Bodyresultate liefern werden.

LANGHANTELTRAINING IM LEISTUNGSSPORT

Das Langhanteltraining ist in den letzten Jahren auch zu einer starken und unersetzlichen Säule im Leistungssport geworden. Ob Leichtathleten, Schwimmer, Ruderer, Handballer oder Fußballer – alle greifen auf die olympischen Hebeübungen zurück.

Ein bekannter Profisportler, der es mit einem Mix aus Bodyweight- und Langhanteltraining zum Erfolg gebracht hat, ist unser deutscher Basketball-Superstar Dirk Nowitzki. Durch intensives Training hat er sich über die Jahre eine unglaubliche Kombination aus Kraft, Koordination, Beweglichkeit und Balance antrainiert. So habe ich beispielsweise gehört, dass er mit seinen 2,13 Meter Körpergröße im Handstand das Basketballfeld rauf und runter laufen kann. Derartige Fähigkeiten helfen nicht nur einem Ballsportler wie Nowitzki, sondern ebenso Kraftsportlern und anderen Fitnesstreibenden. Gelenke, Sehnen und Bänder werden gestärkt und langfristig vor Verletzungen geschützt.

Hier sind die Beweise dafür, dass das Langhanteltraining bereits eine führende Rolle im Athletiktraining eingenommen hat:

Kampfsport: Als Experte für Kraft und Kondition für Kampfsportler konzipiere ich für jedes individuelle Trainingsprogramm eines Kämpfers ein Langhantelprogramm. Die Erfolge meiner Athleten sprechen für sich, denn unter meinen Klienten befinden sich mehrfache Boxweltmeister, MMA-Champions und Kickboxweltmeister.

Rugby: Sämtliche Teams – ob Nationalmannschaften oder Vereinsmannschaften – trainieren intensiv mit der Langhantel.

Handball: Im skandinavischen Bereich und inzwischen auch im deutschen Handball ist das Langhanteltraining kaum noch wegzudenken. Die skandinavischen Handballer übernahmen das Training von den Eishockeyspielern.

Eishockey: Schon lange wissen die Mannschaften, dass das Langhanteltraining sehr effektiv die Athletik verbessert. Die Eishockeyteams, mit denen ich bislang zu tun hatte, arbeiten regelmäßig mit der Langhantel.

Rudern: Hier wird viel Wert auf die Übungen Kreuzheben und Kniebeuge gelegt. Die Erfolge der deutschen Ruderer sprechen für sich.

Die Liste könnte weiter fortgeführt werden, denn es gibt kaum noch Sportarten, bei denen ein Langhanteltraining nicht integriert ist. Meist sind es die mäßig erfolgreichen Sportler und Trainer, die diese Variante ablehnen.

DIE HÄUFIGSTEN FEHLER BEIM KRAFTTRAINING

Während meiner langjährigen Zeit als Trainer habe ich viele Leute scheitern und aufgeben sehen. Ich möchte dir das ersparen. Gib niemals auf, auch nicht bei Rückschlägen. Merke dir: Du musst immer einmal mehr aufstehen, als du hinfällst! Wenn du das Beste aus deinem Training herausholen und deinen Körper zu einer „Kraftmaschine" transformieren willst, solltest du die folgenden fünf häufigsten Fehler beim Krafttraining unbedingt vermeiden:

1. KEINE DISZIPLIN
Beim Kraftsport und Bodybuilding führt kein Weg an einer guten Disziplin vorbei. Wer denkt, es genüge, nur kurz vor dem Sommer ein paar Hanteln zu stemmen oder sein Training wegen Partys und Discobe-

suchen öfter ausfallen zu lassen, wird vom Ergebnis sicherlich enttäuscht sein. Der Muskel benötigt regelmäßig einen gewissen Reiz, um sich zu halten oder weiter aufzubauen. Ist dieser Reiz zu schwach oder bleibt er ganz aus, bildet sich die aufgebaute Muskulatur sehr schnell wieder zurück. Und das willst du garantiert nicht!

2. UNGESUNDE ERNÄHRUNG
Das ganze Pumpen hilft nichts, wenn du anschließend Mist isst. Die wenigsten wissen, dass die Ernährung einen größeren Stellenwert beim Muskelaufbau einnimmt als das eigentliche Training. Daher musst du dich unbedingt mehr mit dem Thema Ernährung beschäftigen und dich ausgewogen und abwechslungsreich ernähren. Ausgewogen bedeutet in dem Fall, dass deine Ernährung ausreichend Eiweiß, Kohlenhydrate und Fett enthalten sollte. Mehr dazu kannst du im Ernährungskapitel ab Seite 27 nachlesen.

3. ÜBERTRAINING
Dieser Punkt ist mir besonders wichtig, daher muss ich hier auch etwas weiter ausholen. Häufig beobachte ich im Studio übermotivierte Anfänger, die sich siebenmal pro Woche für mehrere Stunden aufpumpen und viel zu extrem trainieren. Die Jungs wundern sich dann, warum ihre Muckis nicht endlich größer werden. Dabei ist der Gedanke „viel hilft viel" in puncto Muskelaufbau der völlig falsche Ansatz. Dein Muskel wächst nämlich nicht während des Trainings, sondern erst in den Ruhe- und Regenerationsphasen. Und ein Mehr an Belastung benötigt auch ein Mehr an Regeneration. Wenn du deinen Muskeln nicht genügend Pausen zum Wachsen gönnst, kommt es zum Übertraining, und das ist der größte Feind eines

jeden Sportlers. Du wirst keine Fortschritte sehen, das genaue Gegenteil tritt ein – du verlierst Muskeln und Kraft. Auch zwei- bis dreistündige Einheiten sind völlig sinnlos. Trainiere nie länger als 75 Minuten mit Gewichten. Entscheidend für den Muskelaufbau ist einzig und allein ein kurzes, intensives Training, um einen Wachstumsreiz zu setzen. Danach musst du deinem Körper unbedingt Ruhe und die nötigen Nährstoffe zufügen, damit deine Muskeln ideal wachsen können.

Hier findest du die wichtigsten Fragen, die du dir im Hinblick auf ein Übertraining stellen solltest, und die Antworten dazu im Überblick:

Wie kommt es zum Übertraining?

Es entsteht, wenn ein Sportler über mehrere Wochen seine Regenerationsphasen nicht einhält. Wer dennoch weitertrainiert, verliert an Leistung und riskiert einige unschöne Nebenwirkungen. Noch dazu steigt die Verletzungsgefahr erheblich an.

Bin ich übertrainiert?

Du wirst unterschiedliche Phasen erleben, die sich sowohl körperlich als auch psychich auswirken werden, wenn du immer weitertrainierst.

Phase 1
◎ erhöhte Müdigkeit
◎ fehlende Trainingsmotivation
◎ leichter Leistungsabfall

Phase 2
◎ erhöhte Reizbarkeit
◎ Kopfschmerzen
◎ Stress

◎ keine Lust auf Sex
◎ Schlafstörungen
◎ starker Leistungsabfall

Phase 3
◎ Übelkeit
◎ totale Erschöpfung
◎ Schmerzen

Wie vermeide ich Übertraining?

Wenn du die folgenden vier einfachen Regeln von Anfang an beachtest, bist du auf der sicheren Seite:

1. Führe ein Trainingstagebuch. So kannst du einen eventuellen Abfall deiner Leistung schnell erkennen und entsprechend handeln.

2. Versuche, Stress zu vermeiden und regelmäßig zu essen. Verzichte dabei auf Fast Food und industriell verarbeitete Lebensmittel.

3. Versuche, täglich mindestens sechs Stunden zu schlafen.

4. Lege nach jedem Trainingstag einen Tag Pause ein und gönne dir an diesem freien Tag Massagen, Bäder oder einen Saunabesuch.

4. FALSCHE TRAININGSPLÄNE

Finger weg von Profitrainingsplänen aus Fitness- und Bodybuilderzeitschriften. Die Pläne der Profis sind teilweise total überzogen und für Anfänger absolut ungeeignet. Mit meinem Trainingsplan bist du auf der sicheren Seite. Zudem solltest du mit der Zeit instinktiv trainieren. Achte auf deinen Körper und passe den Trainingsplan deinen persönlichen Verhältnissen an. Wichtige Faktoren hierbei sind zum Beispiel dein Körperbau, deine Regenerationszeit und deine Ziele.

5. SCHLECHTE TECHNIK

Beim Krafttraining ist die richtige Technik das A und O. Sie garantiert dir ein verletzungsfreies und erfolgreiches Training. Wenn du Gewichte stemmst, die für dich eigentlich zu schwer sind, und du sie nur mit Schwung hochbekommst, ist es dir nicht mehr möglich, einen technisch sauberen Bewegungsablauf hinzubekommen. Eine falsche Technik wird dich deinem Ziel kein Stück näherbringen. Ganz im Gegenteil: Der Muskel wird dadurch weniger intensiv belastet als mit einer absolut sauberen Technik. Im schlimmsten Fall drohen sogar schwerste Verletzungen wie beispielsweise Muskel- und Sehnenrisse oder Gelenkverletzungen. Auch wenn die Bodybuildingprofis in Videos schwere Gewichte wie wild hochstemmen, glaube mir, sobald keine Kamera in der Nähe ist, trainieren die Profis hoch konzentriert und technisch sauber.

SECHS GOLDENE REGELN FÜR ATHLETEN

Es ist egal, ob du schon länger mit der Langhantel trainierst oder erst damit beginnst – sei dir stets bewusst, wie wichtig es ist, auf eine saubere Technik und eine einwandfreie Bewegungsausführung zu achten. Falscher Ehrgeiz ist hier völlig fehl am Platz. Deine Gelenke, Sehnen, Muskeln und Bänder benötigen Zeit, um sich an die neue Belastung zu gewöhnen und anzupassen. Auch wenn du merkst, dass du schnell kräftiger wirst, solltest du die Gewichte nicht sofort extrem steigern. Gib deinem Körper Zeit! Es ist deshalb besonders wichtig, dass du meine sechs goldenen Regeln weitestgehend einhältst.

REGEL 1: TAKE A BREAK!

Neue Studien zeigen, dass zu wenig Nachtruhe den Trainingsfortschritt erheblich behindern kann. Du solltest dir mindestens sechs bis acht Stunden Schlaf gönnen, denn die Muskeln regenerieren während des Tiefschlafs am allerbesten. Denke immer daran, dass deine Muskeln nicht während des Trainings wachsen, sondern in der anschließenden Erholungsphase. Vorher wieder zu trainieren, ist absolut kontraproduktiv, denn damit belastest du deinen Körper unnötig und verhinderst den Muskelaufbau. Nur wer ausreichend Regenerationsphasen einlegt, wird stärker und besser!

REGEL 2: SEI GEDULDIG!

Dein Körper verändert sich nicht über Nacht. Es braucht Zeit, um ihn zu einer Kraftmaschine umzufunktionieren. Das erfordert von dir vor allem jede Menge Geduld und viel Arbeit. Auch wenn deine Fortschritte nach ein paar Monaten Training stagnieren, heißt es: Dranbleiben! Stemme schwerere Gewichte, baue neue Übungen in deinen Trainingsplan ein oder schraube noch etwas mehr an deiner Ernährung. Jetzt auf keinen Fall aufgeben! Manchmal hilft es schon, die Kalorienaufnahme und die Trainingsintensität zu erhöhen, um bessere Ergebnisse zu erzielen.

REGEL 3: WARM-UP IST PFLICHT!

Starte jedes Training mit einem Warm-up. Im Gym kannst du eines der Cardiogeräte wie das Laufband oder das Rudergerät dafür verwenden. Für zu Hause schwöre ich auf ein Springseil oder Jumping Jacks. Dadurch bereitest du die Muskeln ideal auf die bevorstehende Belastung vor und minimierst dadurch das Verletzungsrisiko.

REGEL 4: EAT SMART!
Gutes Training + clevere Ernährung = Muskeln und Kraft

Klingt logisch, oder? Also halte dich an meine Ernährungstipps und achte stets darauf, ausreichend Proteine, wie sie zum Beispiel in Fisch stecken, hochwertige Kohlenhydrate, wie etwa in Vollkornreis und Haferflocken, viel Gemüse und die richtigen Fette zu dir zu nehmen.

REGEL 5: FINGER WEG VON ALKOHOL!

Egal ob am Wochenende auf Partys oder beim Fußballschauen mit deinen Kumpels – bei vielen gehört das ein oder andere Bierchen scheinbar dazu. Doch ich sage dir nur eines: Alkohol macht deine ganze harte Arbeit zunichte. Alkoholische Getränke haben nicht nur einen hohen Kaloriengehalt, sie verlangsamen noch dazu deinen Stoffwechsel und greifen deinen Testosteronspiegel an. Ist es das wirklich wert?

REGEL 6: DIESE ÜBUNGEN SIND EIN MUSS!

Die drei Grundübungen im Kraftsport sind Kniebeuge, Kreuzheben und Bankdrücken. Bei allen dreien trainierst du mehrere Muskelgruppen gleichzeitig und verschaffst dir dadurch ein starkes Fundament. Bei der Kniebeuge sind es Muskelgruppen wie die Oberschenkel, die Waden, das Gesäß sowie der untere Rückenbereich und die Rumpfmuskulatur. Beim Kreuzheben trainierst du deinen kompletten Unterkörper sowie die Rückenmuskulatur. Arme und Schultern sind ebenfalls kräftig am Arbeiten. Beim Bankdrücken stehen die Brust-, Schulter- und Rumpfmuskulatur sowie der Trizeps im Fokus. Wenn du also mal nicht genug Zeit hast, reichen diese drei Grundübungen völlig aus, um deinen ganzen Körper ausreichend zu kräftigen.

VOLL IM TREND – FASZIENMASSAGE

In letzter Zeit ist ein Thema in der Fitnessbranche immer mehr in den Mittelpunkt gerückt. Vielleicht ist es auch dir schon einmal begegnet: Faszientraining. Keine Angst, ich will dich nicht mit Fachwissen zutexten, aber bei mir endet jede Trainingseinheit auch mit dem sogenannten Ausrollen der Faszien. Dazu benötigst du eine Faszienrolle, die es in unterschiedlichen Härtegraden gibt. Wenn du noch nie deine Faszien ausgerollt hast, nimm zu Beginn eine etwas weichere Rolle. Das Ausrollen kann anfangs ganz schön schmerzen, wird aber mit der Zeit besser. Dann lege dir eine härtere Rolle zu.

WAS SIND FASZIEN UND WAS IST IHRE AUFGABE?

Faszien sind Bindegewebsstrukturen, die den gesamten Körper wie eine Art Netz durchziehen. Sie verbinden Organe, Knochen, Muskulatur und Nerven des menschlichen Körpers wie eine Stütze. Du kannst sie dir wie einen inneren Ganzkörperanzug vorstellen. Ohne Faszien könnten wir nicht mal aufrecht stehen. Bei jungen Menschen sind Struktur und Elastizität des Bindegewebes noch optimal. Mit zunehmendem Alter, durch einseitige Belastung, physische Traumata oder psychischen Stress verfilzen und verkleben die feinen Fasernetze. Auf Dauer kann das zu Schmerzen und Verspannungen führen.

Immer mehr Leistungssportler schwören ebenfalls auf gezieltes Faszientraining. Durch die Selbstmassage mit der Faszienrolle kannst du deine Bindegewebsstrukturen geschmeidig halten und Schmerzen und

Verspannungen einfach wegmassieren. Somit ist es die ideale Ergänzung zum Kraft- und Ausdauertraining. In der Physiotherapie bewähren sich die Bindegewebsmassagen mit Rolle übrigens seit Jahren.

Mit der Faszienrolle hast du außerdem ein geniales Tool, um deine Regenerationsphase optimal einzuläuten. Sie hält für dich aber noch weitaus mehr Benefits bereit. Hier noch mal zusammengefasst die vielen Vorteile einer regelmäßigen Faszienmassage:

◉ Du löst Verklebungen im Bindegewebe.
◉ Du steigerst die Elastizität und das Leistungsvermögen der Muskulatur.
◉ Du steigerst die Durchblutung.
◉ Du regenerierst gezielt deine Muskeln.
◉ Du regulierst Fehlbelastungen.
◉ Du beugst Haltungsschäden vor.
◉ Du vermeidest Überlastungsschäden im Sport.

GOOD TO KNOW

Falls du noch nie eine Langhantel gestemmt hast oder mit dem Gedanken spielst, dir eine zuzulegen, sind die folgenden Seiten interessant für dich. Ich gebe dir Antworten auf die wichtigsten Fragen rund um die Langhantel, etwa zur optimalen Länge oder zu den Grifftechniken.

1. WELCHE ARTEN VON LANGHANTELN GIBT ES?

Bei Langhantelstangen werden drei Längen angeboten: 1,60 Meter, 1,80 Meter oder 2,0 Meter. Zudem gibt es Durchmesser von 30 bis 50 Millimeter. Eine Standardlanghantel bekommst du schon ab etwa 40 Euro. Achte beim Kauf darauf, dass sie geriffelte Griffflächen hat. Zudem solltest du dir bewusst sein, dass die Stangen unterschiedlich viel Eigengewicht mitbringen. Eine leere Stange mit 1,60 Meter Länge beispielsweise beginnt bei 9,5 Kilo. Für eine starke Belastung eignet sich die Olympia-Langhantelstange am besten. Sie ist mit 2,20 Meter noch mal etwas länger, hat ein Eigengewicht von rund 20 Kilo und kann bis zu 450 Kilo Gewicht tragen. Sie hat einen Durchmesser von 50 Millimeter und ein Drehkugellager. Das heißt, dass die Hantelscheiben nicht starr auf der Stange stecken, sondern sich je nach Bewegung mitdrehen können. Eine Olympia-Langhantelstange kostet circa 149,00 Euro.

2. WAS MUSS ICH BEI DEN GEWICHTEN BEACHTEN?

Im Internet findest du eine Reihe von verschiedenen Markenherstellern. Meine Empfehlung sind Bumper Plates. Diese haben ein Loch von 51 Millimetern und eignen sich daher für alle Hantelstangen mit 50 Millimeter Durchmesser. Die Gummibeschichtung schützt den Boden und dämpft den Lärm, wenn die Platten aufeinanderschlagen. Die Gewichte haben alle einen einheitlichen Durchmesser von 45 Zentimetern. Die Bumper-Plate-Sets sind in den Gewichten 5, 10, 15, 20 und 25 Kilo erhältlich. Ein Set besteht aus zwei Bumper Plates. Die Preise sind jedoch sehr unterschiedlich und liegen zwischen 70 und 170 Euro pro Gewicht.

3. WIE VIEL KOSTET EIN LANGHANTELSET?

Es lohnt sich zu investieren, denn die Langhantel ist praktisch unverwüstlich. Du solltest zwischen 300 und 400 Euro für ein qualitativ hochwertiges Set mit Stange und Gewichten ausgeben.

4. WORAUF MUSS ICH VOR DEM ERSTEN TRAINING MIT DER LANGHANTEL ACHTEN?

Achte unbedingt darauf, dass die Gewichte an der Langhantel mit Verschlüssen gesichert werden können. Zudem sollte sie nicht rutschig, sondern sauber und grifffest sein. Falls du eine Stange ohne geriffelte Griffflächen hast, kannst du dir auch Trainingshandschuhe für den richtigen Grip zulegen. Darüber hinaus ist es wichtig, dass du die Stange immer sicher greifst: Lege immer die ganze Handfläche und alle Finger um die Stange, der Daumen greift von der anderen Seite ebenfalls fest, so als würdest du eine Faust machen. Nur so hältst du die Stange auch mit hohem Gewicht sicher.

5. WELCHE GRIFFTECHNIKEN SOLLTE ICH BEHERRSCHEN?

Es gibt zahlreiche Grifftechniken, je nachdem, ob du eine Übung im Stehen, wie das Kreuzheben, oder im Liegen, wie das Bankdrücken, ausführst. Die wichtigsten stelle ich dir hier vor. Das Coole an den verschiedenen Griffen ist, dass sie für Abwechslung sorgen. So kannst du ganz gezielt unterschiedliche Muskeln aktivieren.

Obergriff: Bei diesem Griff umfasst du die Stange von oben, sodass die Handflächen zum Körper zeigen. Diese Stellung wird auch als Pronation bezeichnet. Verwendet wird der Griff beim klassischen Kreuzheben und Rudern oder bei der Kniebeuge. Wenn du beispielsweise beim Bizeps-Curl die Stange im Obergriff hältst, wird dadurch der Fokus vom Bizeps auf den Unterarm verlagert.

Untergriff: Dieser Griff ist genau umgekehrt zum Obergriff. Du greifst die Stange von unten, sodass die Handflächen vom Körper wegzeigen. Diese Handstellung wird auch als Supination bezeichnet. Es ist der Standardgriff für Armübungen wie Unterarm- und Bizeps-Curl. Mit einem supinierten Griff sind aber auch das Kreuzheben und das Rudern möglich.

Weiter Griff: „Weit" bedeutet hier ganz einfach, dass die Hände deutlich mehr als schulterbreit geöffnet sind. Der weite Griff funktioniert als Ober- und Untergriff, er ist wieder sehr gut geeignet beim Kreuzheben und Rudern. Weit gegriffen wird idealerweise beim Bankdrücken, um den Schwerpunkt mehr auf die Brust als auf den Trizeps zu legen.

Enger Griff: Hier greifst du die Stange in etwa schulterbreit, manchmal sogar ein klein wenig enger. Du kannst hier auch wieder proniert (Obergriff) oder supiniert (Untergriff) greifen. Mit dem engen Griff stärkst du beispielsweise beim Bankdrücken mehr den Trizeps und die Bauchmuskeln, bei Klimmzügen liegt der Fokus mehr auf den Armen als auf dem Rücken, allerdings nur, wenn du die Stange supiniert greifst.

6. WIE NEHME ICH DIE LANGHANTEL AUF?

Zum Aufnehmen der Langhantel gibt's zwei Möglichkeiten, je nachdem, ob sie in einem Rack hängt oder ob du sie vom Boden hochheben musst. Grundsätzlich gilt: Nimm sie so rückenschonend wie möglich auf. Ein Rack werden wohl die wenigsten zu Hause haben, aber im Fitnessklub ist bestimmt eines vorhanden. Beim Rack ist es einfach: Du stehst mit dem Rücken zur Stange und musst nur leicht in die Knie gehen, um sie aus der Halterung beispielsweise auf deine Schultern zu nehmen.

Dein Rücken ist dabei möglichst gerade. Liegt die Stange auf dem Boden, gibt's ein paar mehr Dinge zu beachten:

1. Lege die Gewichtsscheiben nur auf, wenn die Stange am Boden liegt. Du kniest dabei vor ihr. Wäre sie irgendwo erhöht und nicht gesichert, müsstest du zusätzlich darauf achten, dass dir die Stange nicht wegkippt oder Scheiben auf deine Füße fallen. Das kann ganz schön ins Auge gehen! Wenn die Scheiben drauf sind, Verschlüsse ran.

2. Die Stange liegt jetzt beladen vor dir. Platziere die Fußspitzen direkt unter der Stange und öffne die Füße schulterbreit. Komme in eine tiefe Kniebeuge und halte dabei den Rücken gerade. Greife die Stange etwas mehr als schulterbreit im Obergriff.

DAS UMSETZEN UND STOSSEN

Diese Technik – auch Clean and Jerk genannt – ist zu Beginn nicht einfach, wird dir aber allmählich in Fleisch und Blut übergehen. Wenn du dir unsicher bist, lasse sie dir von einem erfahrenen Trainer zeigen und übe am besten ein paar Mal mit leerer Stange.

1. HANG
Nimm die Stange wie in Frage 6 beschrieben vom Boden auf. Aus dem Stand gehst du leicht in die Knie, lässt den Oberkörper aber aufrecht. Halte die Stange nah am Körper.

2. UMSETZEN
Jetzt reißt du die Stange explosiv bis etwa Schulterhöhe nach oben. Dabei holst du Schwung aus der Hüfte, die explosiv gestreckt wird, ziehst die Schultern hoch, hebst die Ellenbogen am höchsten Punkt über die Stange und schiebst sie sofort unter das Gewicht und nach vorn. Die Fersen dürfen dabei vom Boden abheben. Lege nach dem Umsetzen die Stange auf den Schultern ab, zum Abbremsen beuge die Knie, dann richte dich auf. Die Handflächen weisen nach oben. Reißen und Umsetzen dauern nur etwa 1 bis 2 Sekunden.

3. STOSSEN
Vor dem Stoßen kannst du noch mal Luft holen und dich konzentrieren. Die Bewegung wird wieder explosiv ausgeführt. Gehe zuerst leicht in die Knie. Hole dann Schwung aus den Beinen, hebe Brustkorb und Schultern an, um die Stange maximal zu beschleunigen, stoße das Gewicht nach oben und bringe es direkt über den Kopf. Dabei streckst du Arme und Handgelenke.

4. ABLEGEN
Bringe die Stange wieder auf die Schultern und beuge dabei leicht die Knie. Setze das Gewicht um, indem du die Ellenbogen nach hinten führst, über die Stange hebst und dich wieder aufrichtest. Lege das Gewicht mit gestreckten Armen ab.

Ziehe die Schultern nach hinten unten und halte sie fixiert. Spanne sämtliche Muskeln fest an, vor allem Rumpf und Gesäß, nimm die Stange mit gestrecktem Rücken auf und komme in den Stand. Die Arme bleiben dabei gestreckt. Der Blick ist nach vorn gerichtet. Wenn du die Stange auf deine Schultern hebst, etwa für Kniebeuge oder Ausfallschritt, wende unbedingt die Technik des Umsetzens und Stoßens an (siehe Kasten). Nur so verminderst du das Verletzungsrisiko, vor allem für den Rücken. Denn je mehr Gewicht du auf der Langhantel hast, desto wichtiger ist die richtige Technik.

3. Sobald die Stange auf deinen Schultern liegt, schiebe die Hände so weit nach außen, dass du die Stange noch bequem umgreifen kannst. Achte darauf, dass sie auf den hinteren Schulter- und Rückenmuskeln aufliegt, nicht auf der Halswirbelsäule.

7. WIE VIEL GEWICHT SOLL ICH AUFLEGEN UND WANN KANN ICH ES STEIGERN?

Das ist von Mensch zu Mensch anders, deswegen wirst du in meinem Trainingsplan auch keine Gewichtsangaben finden. Das Gewicht ist dann optimal, wenn du die letzte Wiederholung gerade noch sauber ausführen kannst. In der Aufbauphase solltest du das Gewicht mindestens achtmal stemmen können. Schaffst du locker mehr als zehn Wiederholungen, kannst du noch ein paar Hantelscheiben nachlegen.

8. WOHER WEISS ICH, DASS ICH DIE ÜBUNGEN RICHTIG AUSFÜHRE?

Stelle dir folgende Fragen: Fühle ich die Anspannung an den richtigen Stellen? Kann ich die Bewegung genau wie abgebildet und beschrieben durchführen? Wenn nicht, rate ich dir, unbedingt das Gewicht zu reduzieren. Denn nur wenn du das Gewicht auch in Bewegung sicher kontrollieren kannst, ist zum einen deine Technik sauber, zum anderen schützt du dich so vor Verletzungen. Du solltest selbst die anstrengendste Position mindestens zwei Sekunden lang halten können. Optimal ist es außerdem, wenn du dich entweder selbst im Spiegel kontrollierst oder ein Kumpel das übernehmen kann.

9. WARUM SIND LAUF- UND SPRINTEINHEITEN DIE IDEALE ERGÄNZUNG ZUM KRAFTTRAINING?

Ein Mix aus Kraft- und Ausdauertraining verpasst deinem Körper den richtigen Schliff. Das Cardiotraining sorgt dafür, dass sich der Körperfettanteil reduziert oder gering bleibt. Denn nur wenn dieser bei 10 bis 14 Prozent liegt, werden die Mühen beim Krafttraining mit sichtbaren Resultaten belohnt und du siehst definierte Muskeln. Je mehr Muskelmasse du aufbaust, desto mehr Energie verbrennst du in Bewegung, dadurch geht's deinem Bodyfat an den Kragen.

BEVOR DU LOSLEGST

Bevor du dich an die Übungen für das 12-Wochen-Programm wagst, solltest du noch ein paar wichtige Grundregeln verinnerlichen. Sie sind eigentlich selbstverständlich, aber noch mal schwarz auf weiß daran erinnert zu werden, schadet nicht.

TECHNIKTRAINING VORAB

Präge dir sämtliche Übungen und vor allem die Bilder genau ein. Am besten ist es, wenn du ein paar Trockenübungen machst. Das gilt vor allem für die Langhantelübungen. Für eine saubere Technik benötigst du Körperspannung, vor allem im Rumpf und speziell im Bauch. Ist deine Körpermitte schlaff, überträgt sich auch keine Kraft auf Arme und Beine, und die brauchst du, allein um die Hantelstange vom Boden aufzunehmen. Auch wenn du schon Erfahrung mit der Langhantelstange hast, sei dir der Technik des Umsetzens und Stoßens bewusst.

RICHTIG ATMEN

Immer wieder unterschätzt wird die Bedeutung der Atmung. Gerade beim Gewichtestemmen halten viele unbewusst die Luft an. Tue das auf keinen Fall! Wenn du mit angehaltener Atmung Gewichte stemmst, wird durch den entstehenden Druck im Brustbereich das Herz nicht mehr mit genügend Blut versorgt. Somit kommt im Gehirn zu wenig Sauerstoff an. Merke dir deshalb: Beim Anheben ausatmen, beim Absenken einatmen. Wird's anstrengend, ist eine Atmung über den Mund vorteilhaft.

Bei den Cardioeinheiten, etwa beim Laufen, kannst du dir die Atmung aussuchen. Durch Nase ein und aus, durch Nase ein und Mund aus, durch Mund ein und aus – wie du dich am wohlsten dabei fühlst. Wichtig ist nur, dass du immer gleichmäßig atmest und tiefe Atemzüge nimmst, damit dein Körper mit genügend Sauerstoff versorgt wird.

46 ÜBUNGEN FÜR EIN KNALLHARTES WORKOUT

Die folgenden Übungen habe ich für mein 12-Wochen-Programm (ab Seite 129) so ausgewählt und kombiniert, dass dein Körper ausgewogen trainiert wird – von der Verbesserung deiner Beweglichkeit über die Steigerung deiner Kraft bis zu einer erhöhten Herz-Kreislauf-Leistung.

Dabei sind die Übungen in sechs Kategorien eingeteilt: Warm-up, Mobilisation, Kraft, Faszienmassage, Dehnen und Ausdauer. Zum einen hast du dadurch einen besseren Überblick, zum anderen weißt du später während des 12-Wochen-Programms, wo du nachschauen musst, wenn du mal eine Übung nachlesen willst. Bei den Warm-up- und Mobilisationsübungen habe ich dir zusätzlich den Nutzen angegeben, also was dir die jeweilige Bewegung bringt, etwa eine verbesserte Koordination oder mehr Beweglichkeit in den Schultern. Bei den Kraftübungen nenne ich dir die zu trainierenden Muskeln beziehungsweise Körperbereiche sowie unterstützende Muskeln.

Bei den Übungsbeschreibungen gilt: Es wird jeweils eine Seite beziehungsweise eine Wiederholung beschrieben. Bei einseitigen Übungen wiederholst du also den Bewegungsablauf für die andere Seite noch mal. Die Mobilisationsübungen werden langsam dynamisch ausgeführt, meist im Wechsel mit rechter und linker Seite. Dehnungen werden pro Seite für mindestens 30 Sekunden gehalten.

SEILSPRINGEN

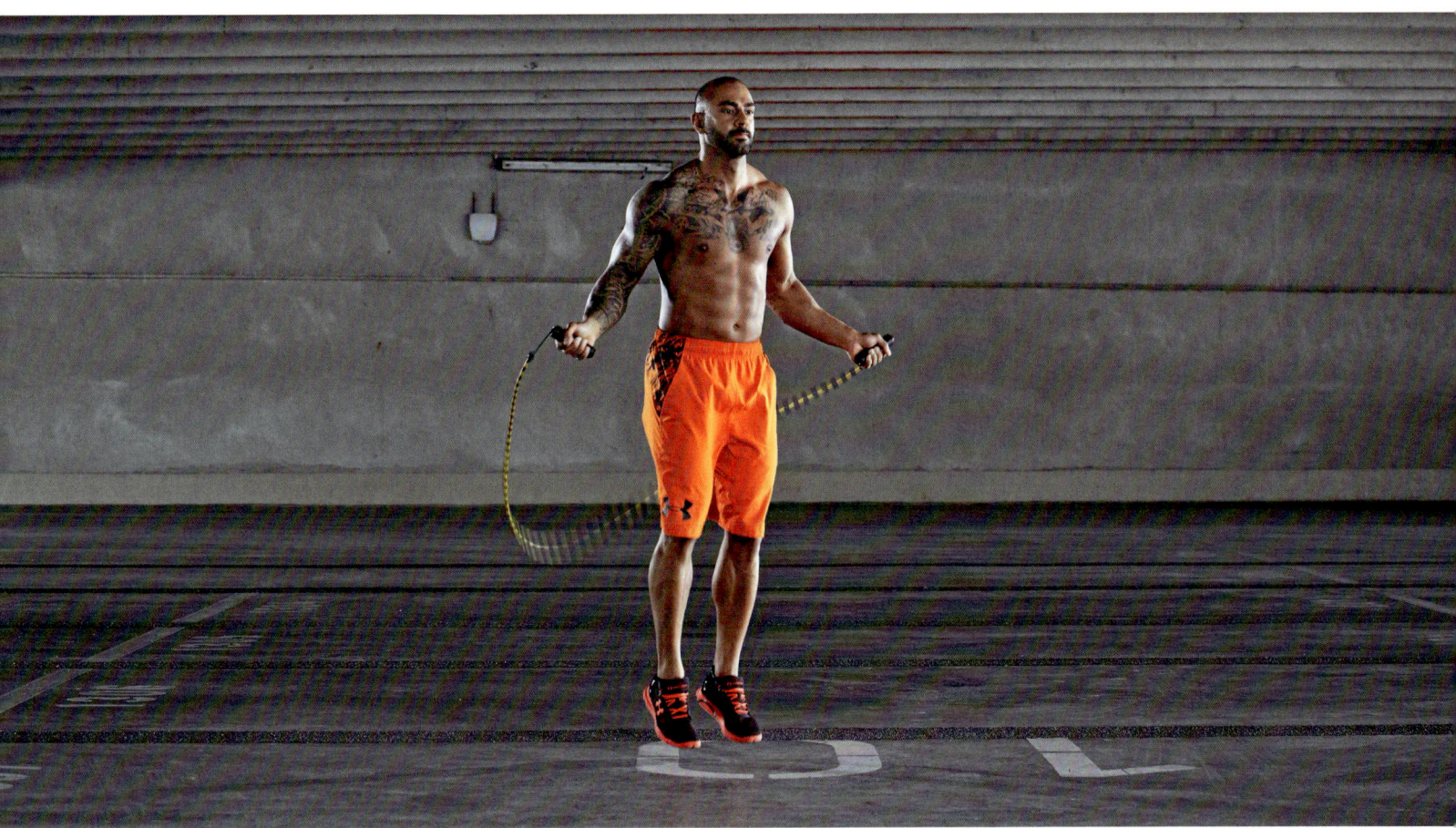

Schnappe dir ein Sprungseil und los geht's. Lasse die Hände während des Springens etwa auf Hüfthöhe und versuche, die Bewegung aus dem Handgelenk auszuführen. Die Arme sind nur ganz leicht gebeugt.

Das bringt's: trainiert das Herz-Kreislauf-System und die Koordination
Tipp: Wer variieren möchte, kann auch einbeinige Sprünge oder Rückwärtssprünge ausprobieren.

JUMPING JACK

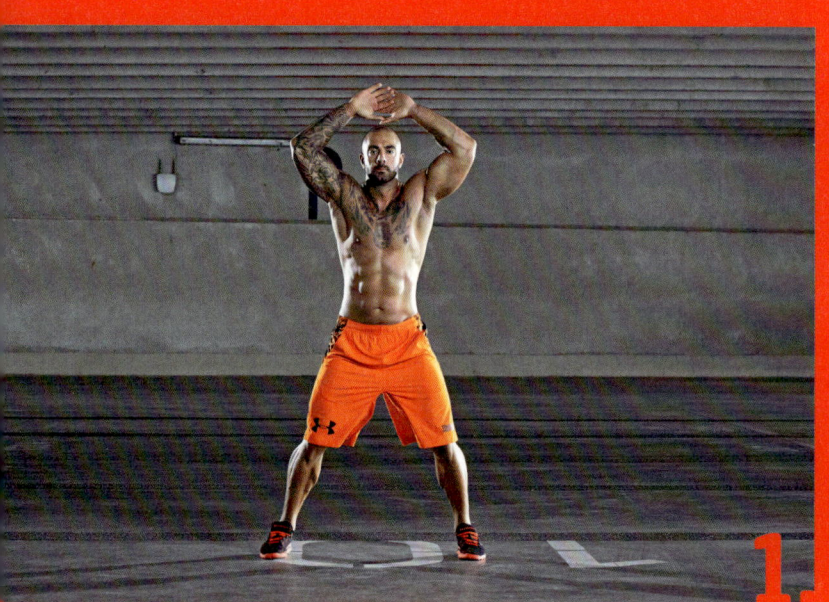 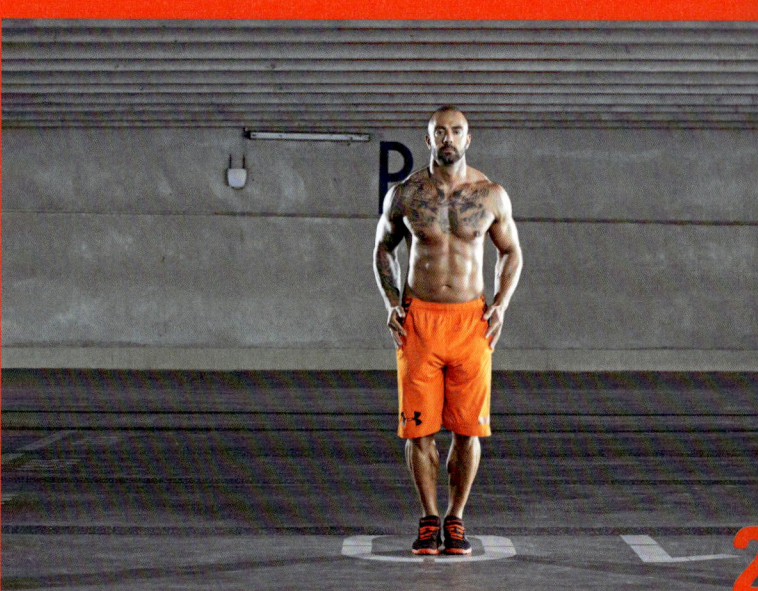

1. Springe aus dem Stand mit geschlossenen Füßen in eine Grätsche und führe dabei die Arme schwungvoll über den Kopf. Lasse die Arme leicht gebeugt.
2. Springe dann sofort wieder in den Stand mit geschlossenen Füßen und nimm die Arme nach unten.

Das bringt's: trainiert das Herz-Kreislauf-System und die Koordination

JUMPING JACK IN SCHRITTSTELLUNG

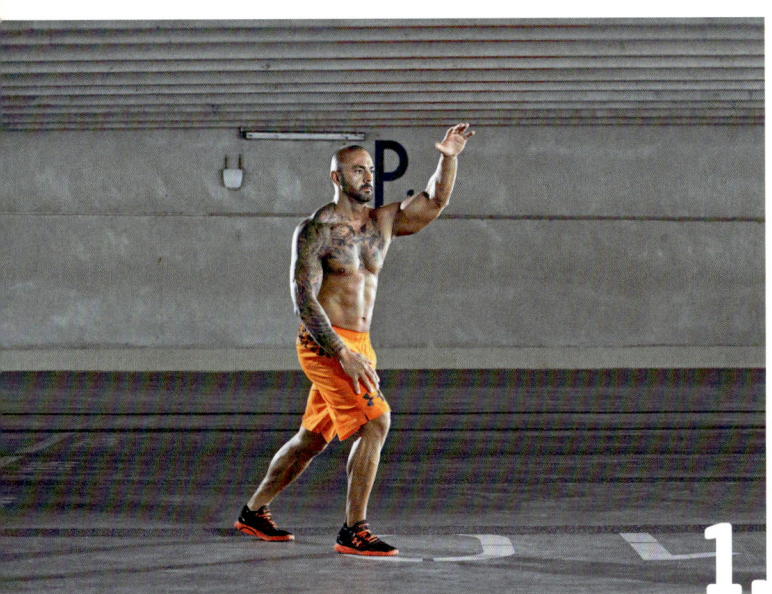
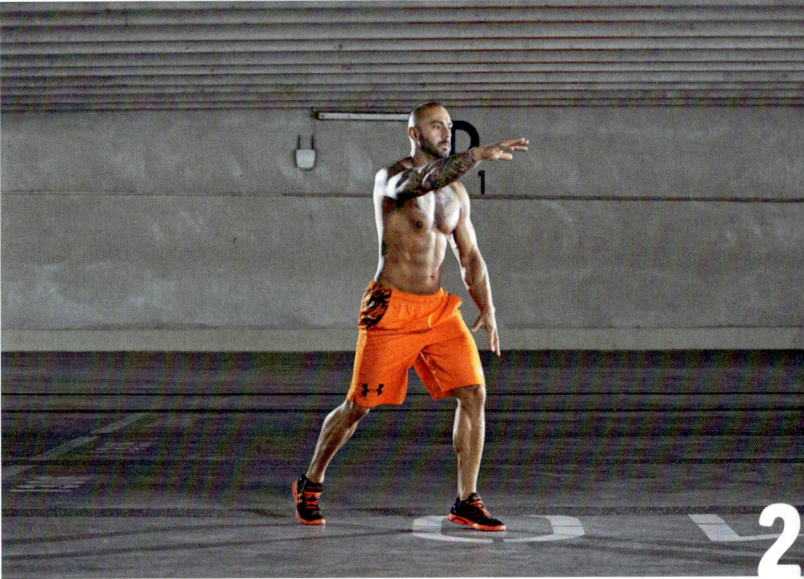

1. Springe aus dem Stand in eine Schrittstellung. Führe dabei die Arme gegengleich und schwungvoll mit.

2. Springe zügig weiter und wechsle dabei jeweils die Arm- und Beinstellung.

Das bringt's: trainiert das Herz-Kreislauf-System und die Koordination

SCHULTERKREISEN

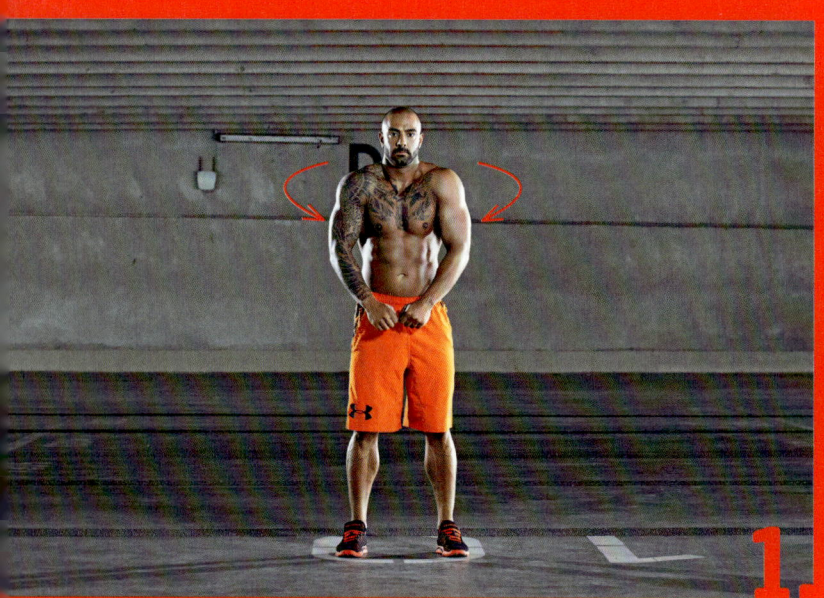
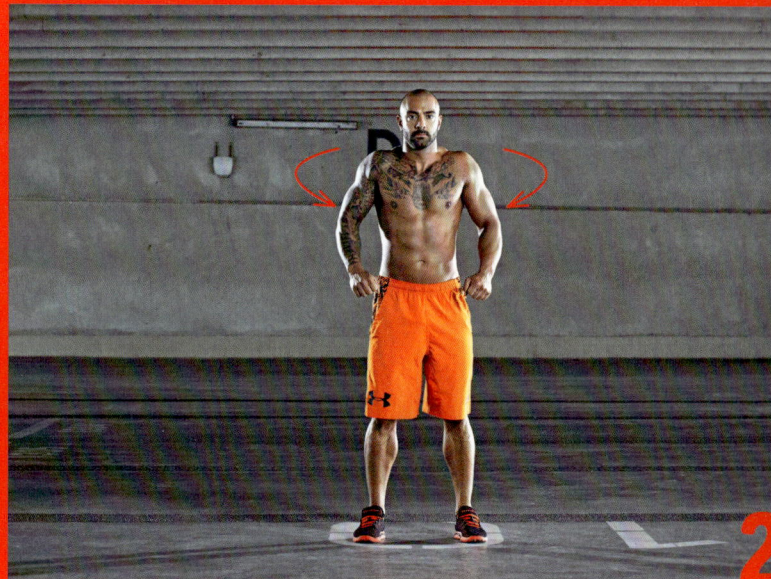

1. + 2. Stelle dich aufrecht hin und öffne die Füße hüftbreit. Lasse die Arme locker und beuge sie ein wenig an, die Hände sind zu leichten Fäusten geballt. Jetzt beginnst du, die Schultern langsam nach hinten zu kreisen.

Das bringt's: verbessert die Beweglichkeit der Schulter
Tipp: Variiere ruhig die Bewegung und kreise die Schultern auch mal nach vorn.

ARMKREISEN

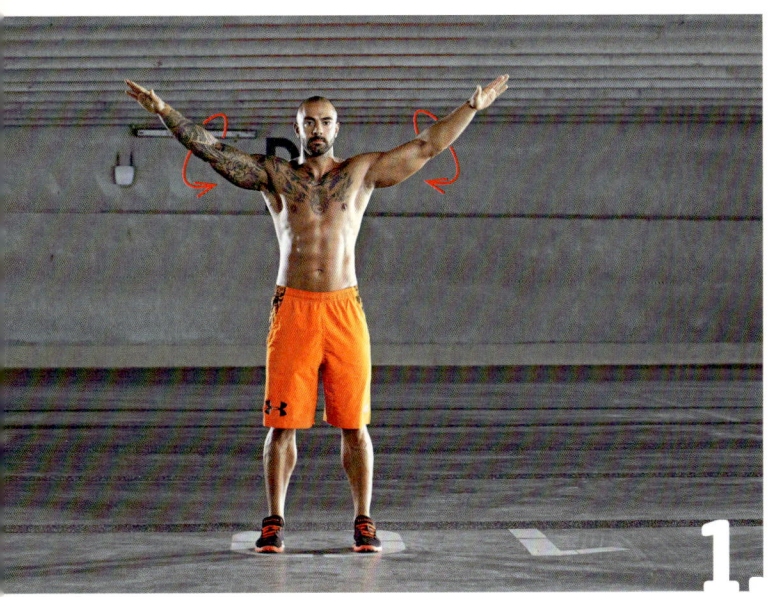 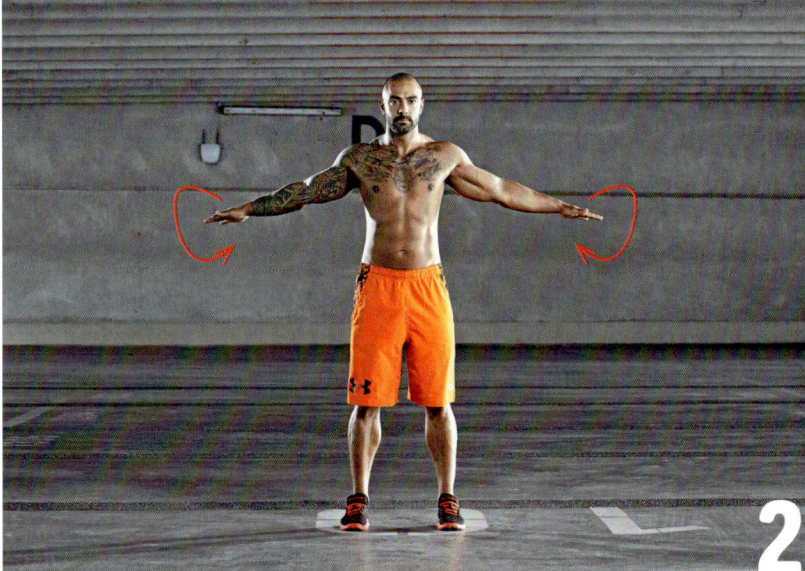

1. + 2. Stelle dich aufrecht hin und öffne die Füße hüftbreit. Strecke die Arme auf Schulterhöhe seitlich aus und beginne, sie langsam nach hinten zu kreisen.

Das bringt's: verbessert die Beweglichkeit der Schulter
Tipp: Variiere ruhig die Bewegung und kreise die Arme auch mal nach vorn.

ARMKREUZEN

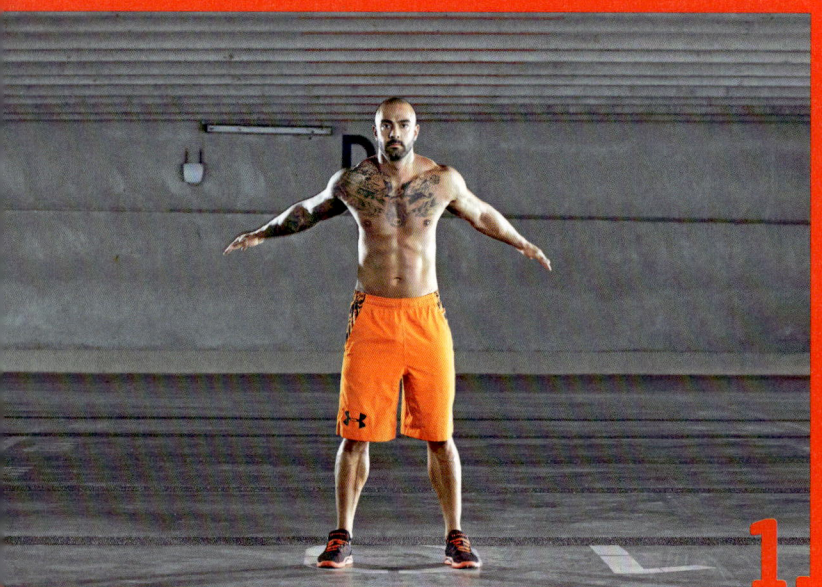
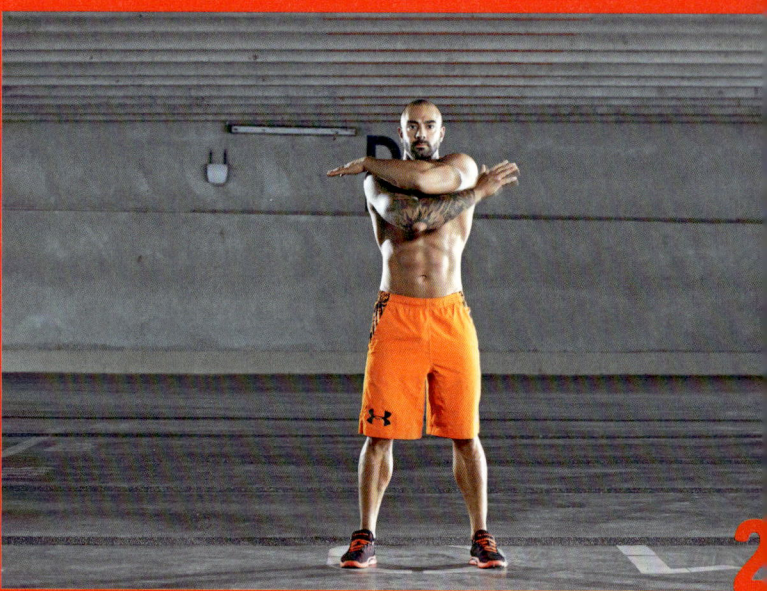

1. Stelle dich aufrecht hin und öffne die Füße etwa schulterbreit. Strecke die Arme auf Schulterhöhe zur Seite aus und führe sie gestreckt etwas hinter den Körper.

2. Jetzt ziehst du die Arme mit Schwung nach vorn und kreuzt sie vor der Brust.

Das bringt's: verbessert die Beweglichkeit der Schulter

SCHULTERBLATTGLEITEN AN DER WAND

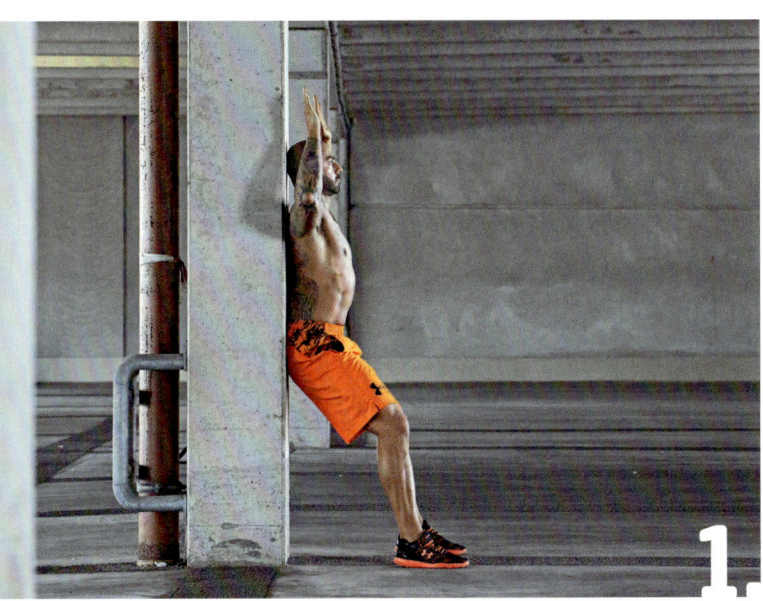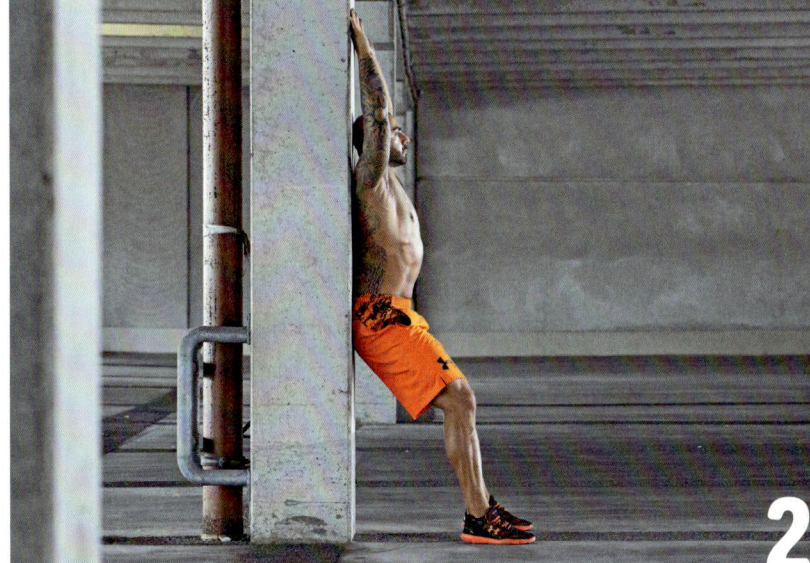

1. Lehne dich mit Kopf, oberem Rücken und Gesäß gegen eine Wand. Die Füße sind etwa eine Schrittlänge von der Wand entfernt, die Knie leicht gebeugt. Winkle die Arme auf Schulterhöhe an.

2. Dann führe die Arme so weit wie möglich nach oben über den Kopf. Du spürst, wie die Schulterblätter an der Wand gleiten. Lasse dabei Kopf, oberen Rücken und Gesäß fest gegen die Wand gedrückt.

Das bringt's: sorgt für optimales Funktionieren der Schulterblätter, verhilft zu einer guten Körperhaltung und gesunden Schultern

HOHES GEHEN

Mobilisation

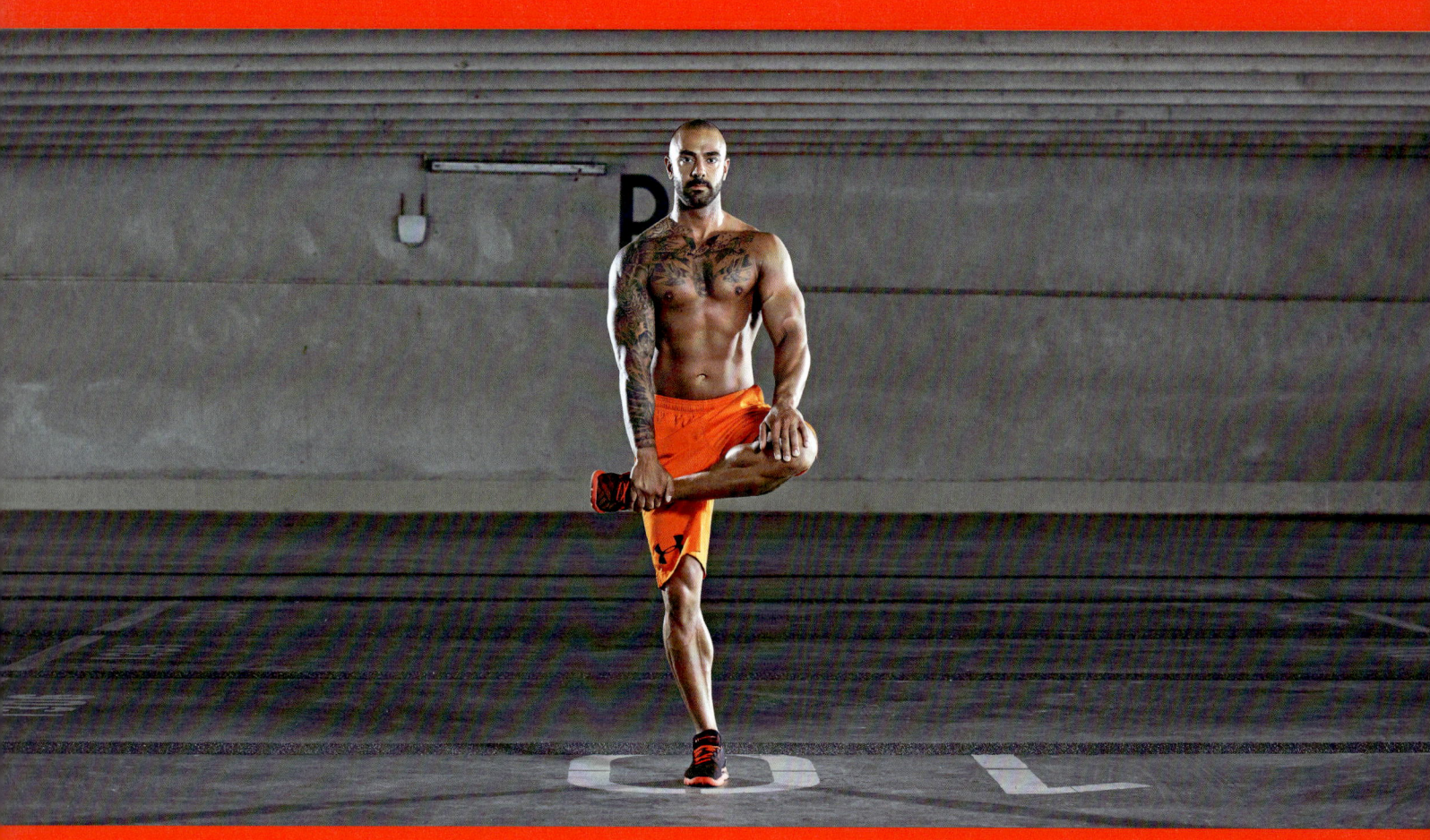

Stelle dich aufrecht hin. Ziehe den linken Unterschenkel gekreuzt auf Höhe des rechten Oberschenkels hoch. Greife das Bein mit der rechten Hand am Sprunggelenk, die linke Hand umfasst das linke Knie. Halte für eine Sekunde und führe diese Übung während des Gehens wechselseitig fort.

Das bringt's: aktiviert Gesäß- und hintere Oberschenkelmuskeln

HOHE KICKS IM GEHEN

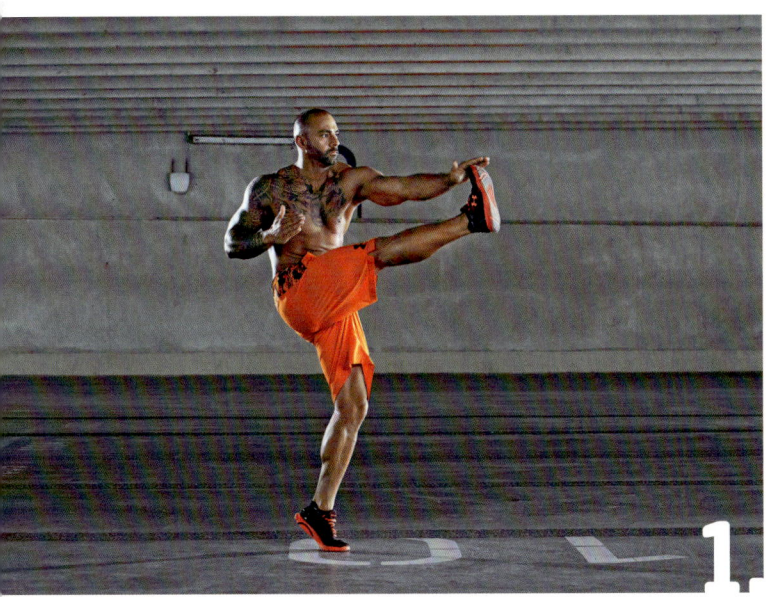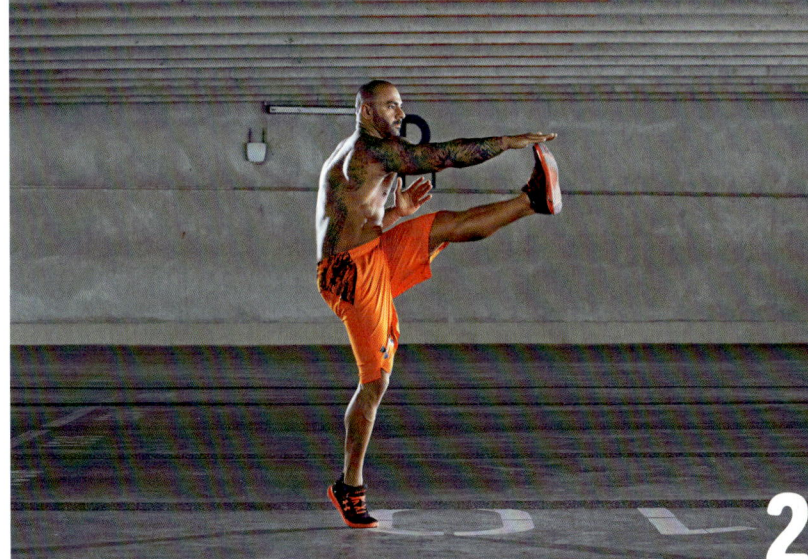

1. Während du vorwärtsgehst, führst du mit jedem Bein abwechselnd hohe Kicks aus. Wenn du das rechte Bein hochkickst, berührst du mit der linken Hand die rechte Fußspitze.

2. Wenn du mit dem linken Bein einen hohen Kick ausführst, berührst du mit der rechten Hand die linke Fußspitze.

Das bringt's: aktiviert Gesäß- und hintere Oberschenkelmuskeln

BEINSCHWINGEN

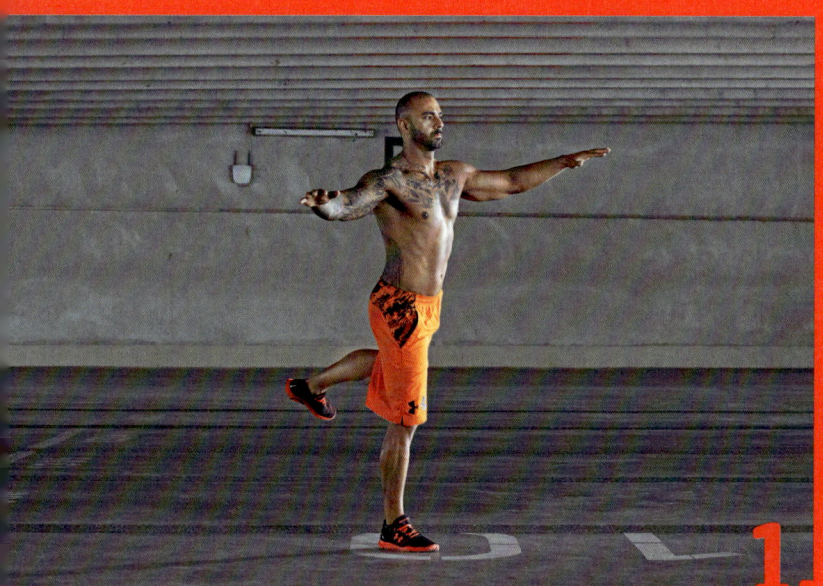 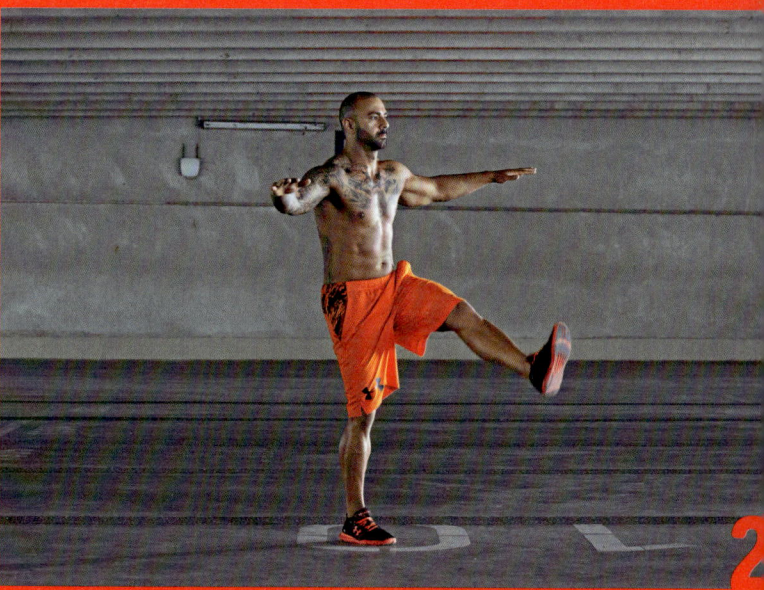

1. Stelle dich aufrecht hin und strecke die Arme auf Schulterhöhe seitlich aus. Hebe nun das linke Bein gestreckt an und schwinge es möglichst weit nach hinten. Lasse den Oberkörper dabei aufrecht.

2. Dann schwinge das Bein möglichst weit nach vorn. Halte dabei Rumpf und Becken stabil und kippe weder nach vorn noch nach hinten.

Das bringt's: aktiviert Gesäß- und hintere Oberschenkelmuskeln

SEITLICHES BEINSCHWINGEN

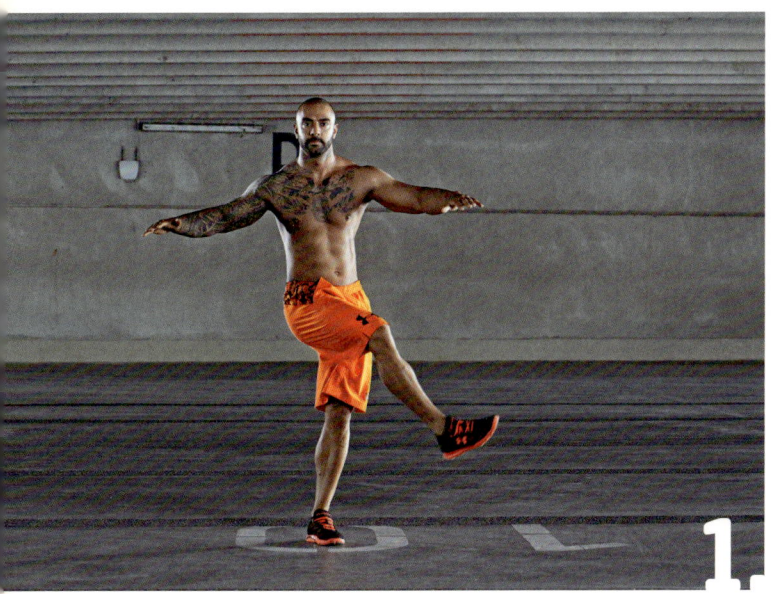 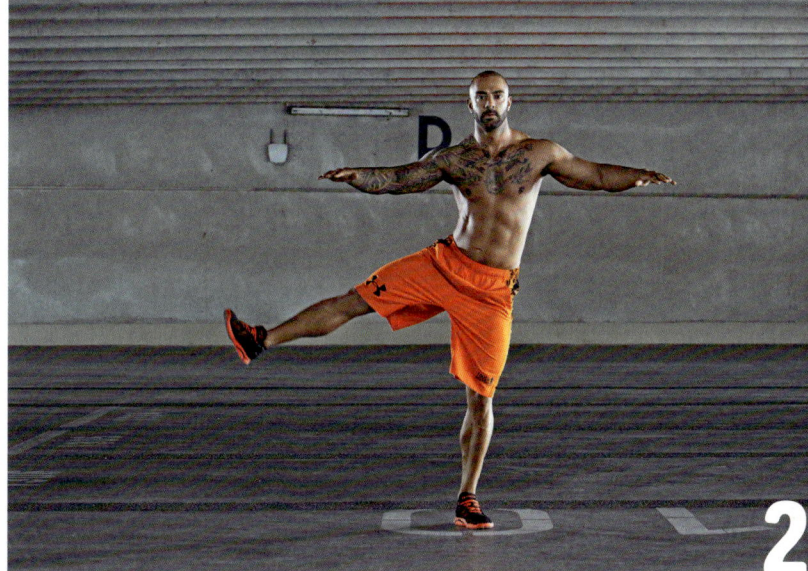

1. Stelle dich aufrecht hin und strecke die Arme auf Schulterhöhe seitlich aus. Hebe das rechte Bein gestreckt an und schwinge es überkreuzt vor das linke. Das rechte Bein ist dabei leicht gebeugt.

2. Schwinge es nun kontrolliert zur rechten Seite nach außen. Lasse den Oberkörper dabei aufrecht.

Das bringt's: aktiviert Hüftadduktoren und -abduktoren

SUMO-KNIEBEUGE MIT OBERKÖRPERROTATION

Mobilisation

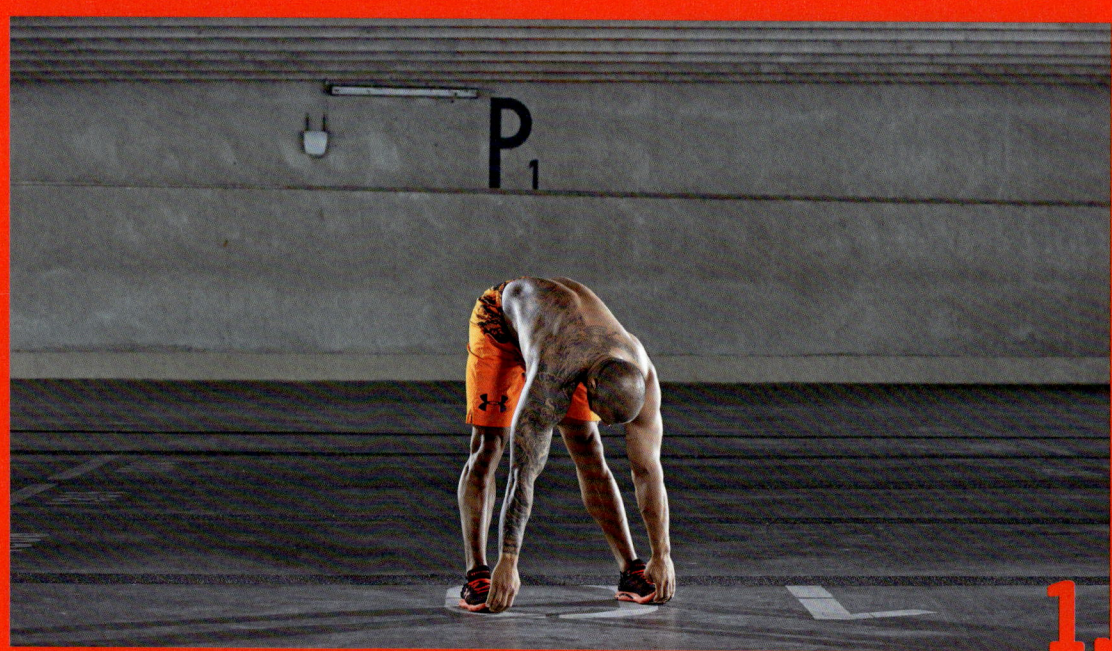

1. Öffne die Füße etwas mehr als schulterbreit. Beuge den Oberkörper nach vorn und greife mit den Händen unter die Fußspitzen. Die Beine sind gestreckt.
2. Nun beuge die Knie und komme in die Hocke. Richte dabei den Oberkörper auf. Die Arme sind gestreckt.
3. Bleibe in der tiefen Sumo-Kniebeuge, platziere die linke Hand direkt neben dem linken Innenfuß am Boden. Jetzt löse die rechte Hand, strecke den rechten Arm weit nach oben und drehe dabei den Oberkörper auf. Dein Blick folgt der rechten Hand. Halte die Position für eine Sekunde.
4. Dann bringe den rechten Arm wieder nach unten, platziere die Hand am rechten Innenfuß und strecke den linken Arm weit nach oben, während du den Oberkörper aufdrehst und dein Blick der linken Hand folgt. Halte die Position für eine Sekunde.
5. Bringe den linken Arm wieder nach unten. Strecke nun beide Arme nach oben und lasse den Rücken dabei gerade. Halte für eine Sekunde und beginne wieder in der Ausgangsposition.

Das bringt's: mobilisiert die hinteren Oberschenkel- und Gesäßmuskeln, Leiste und unteren Rücken

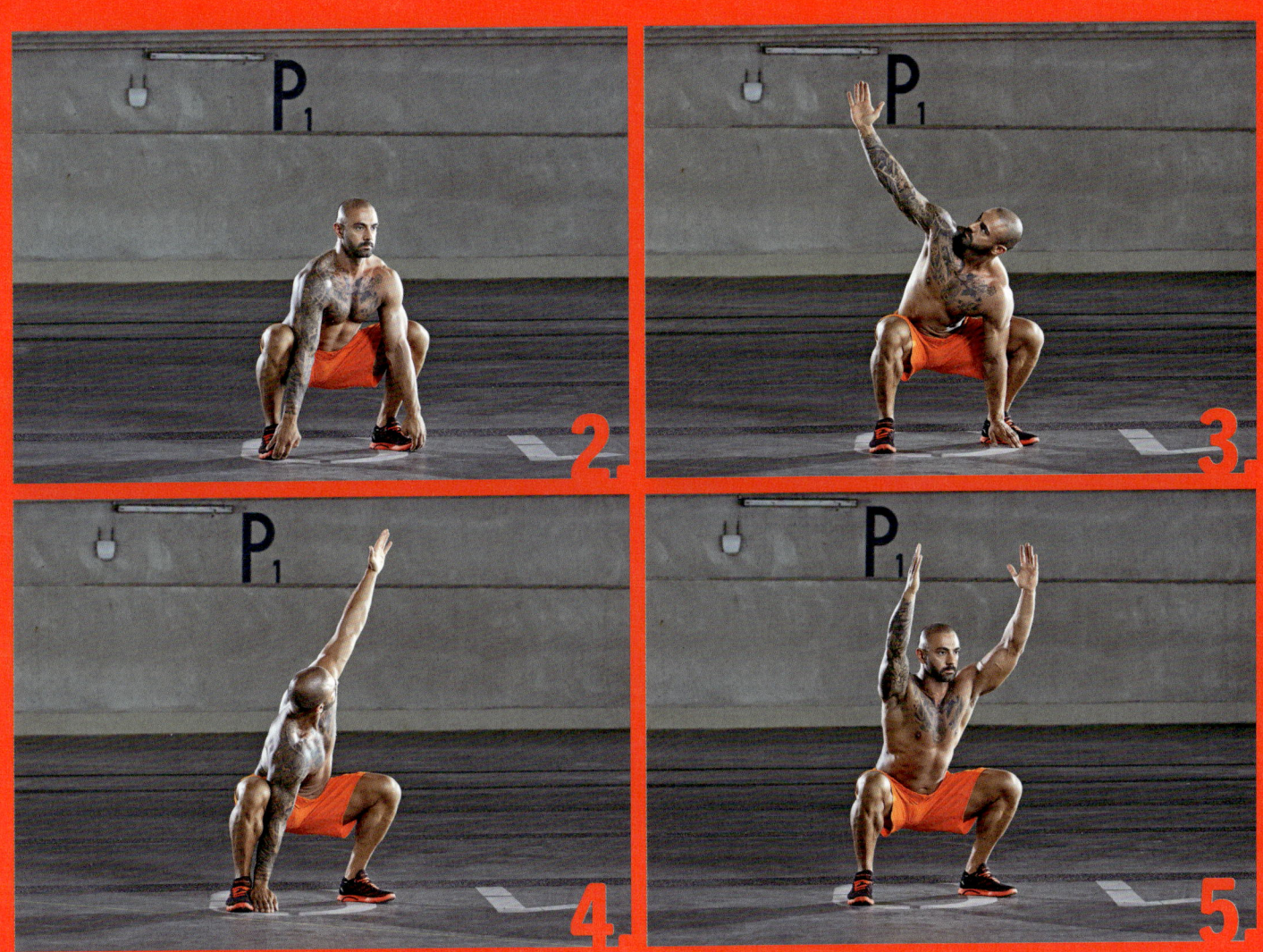

TIEFER SEITLICHER AUSFALLSCHRITT

Mobilisation

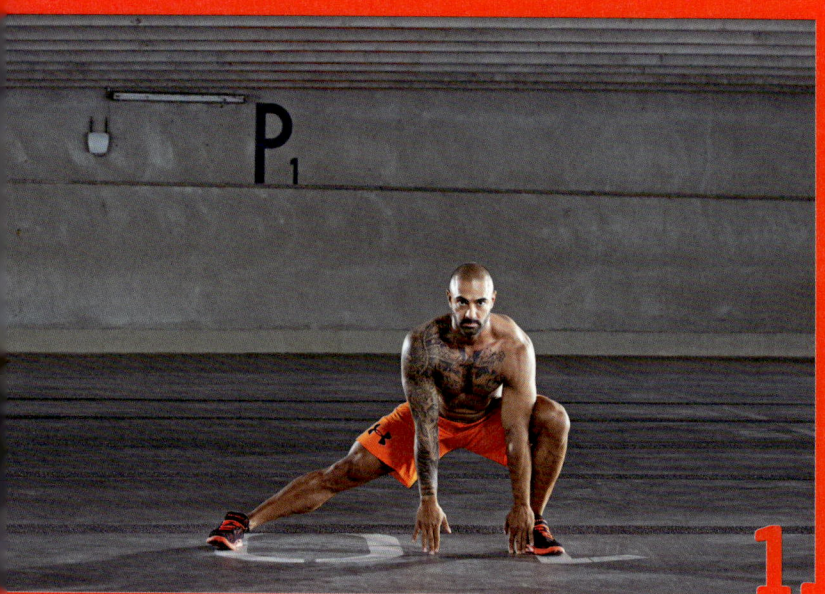 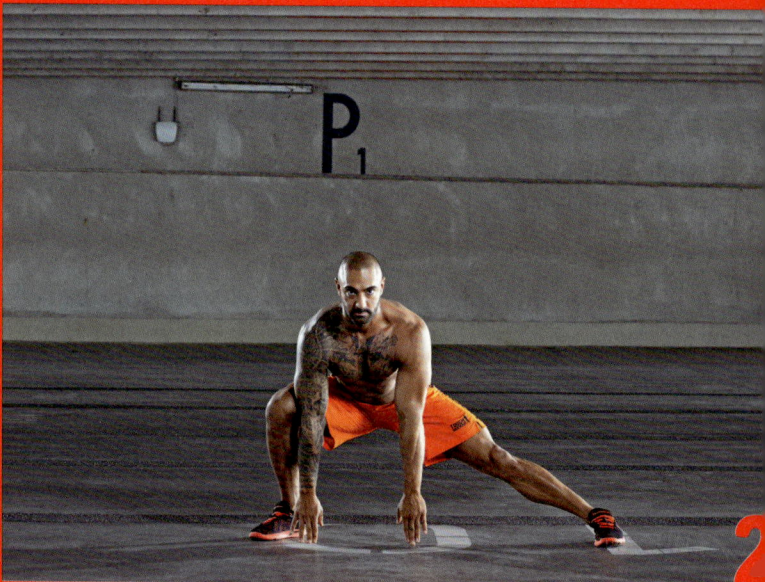

1. Öffne die Beine aus dem Stand in eine weite Grätsche. Beuge dann das linke Bein und komme tief. Das rechte Bein ist gestreckt. Lasse beide Füße fest auf dem Boden. Die Fingerspitzen berühren vor dir den Boden. Der Rücken ist gestreckt, der Blick nach vorn gerichtet. Halte für eine Sekunde.

2. Richte dich über die Mitte wieder auf und komme zur rechten Seite tief.

Das bringt's: aktiviert Hüfte, Oberschenkel- und Gesäßmuskeln sowie die Adduktoren, fördert die Beweglichkeit der Hüfte

AUSFALLSCHRITT MIT SEITBEUGE

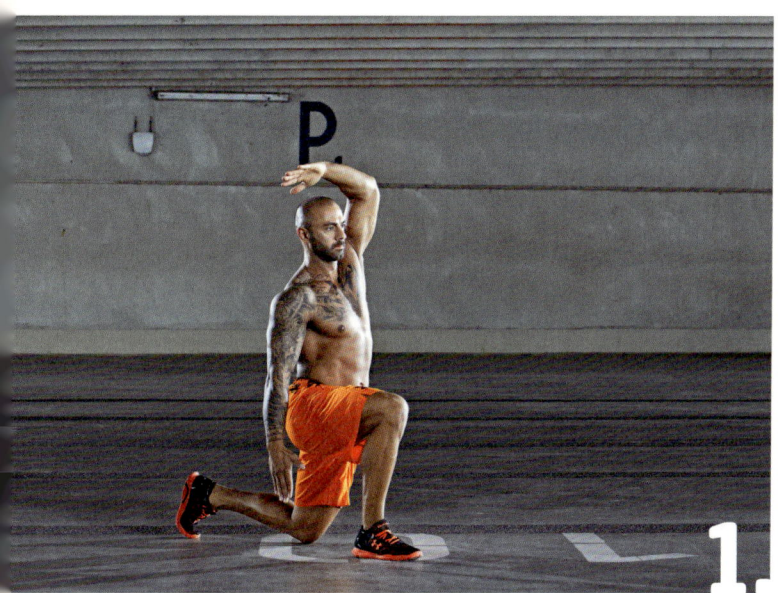
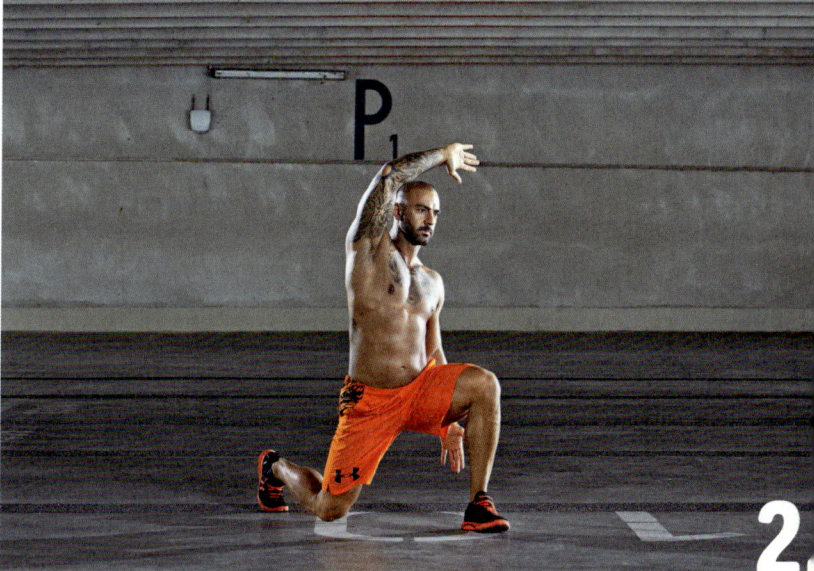

1. Führe aus dem aufrechten Stand mit dem linken Fuß einen großen Schritt nach hinten aus und komme in eine tiefe Ausfallschrittposition. Das rechte Bein ist rechtwinklig aufgestellt, das Knie über dem Sprunggelenk. Setze das linke Knie auf dem Boden ab. Ziehe nun den linken Arm angewinkelt über den Kopf und neige den Oberkörper dabei leicht nach rechts. Der rechte Arm bleibt zum Boden gestreckt. Halte die Position für eine Sekunde. Dann richte dich wieder in den Stand auf.

2. Komme jetzt mit dem linken Bein in einen tiefen Ausfallschritt, strecke den rechten Arm über den Kopf und neige den Oberkörper nach links.

Das bringt's: lockert Oberschenkelmuskeln, Hüfte und schräge Bauchmuskeln

AUSFALLSCHRITT IM STÜTZ

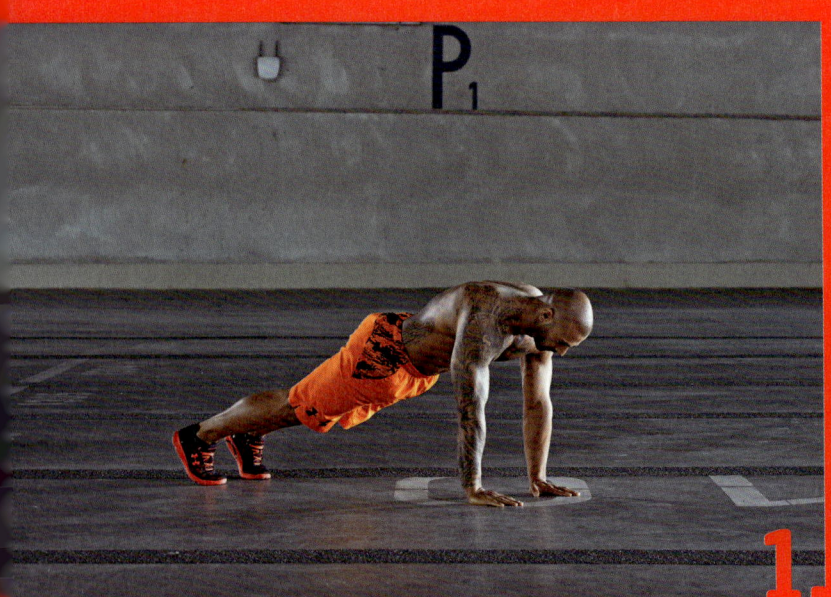
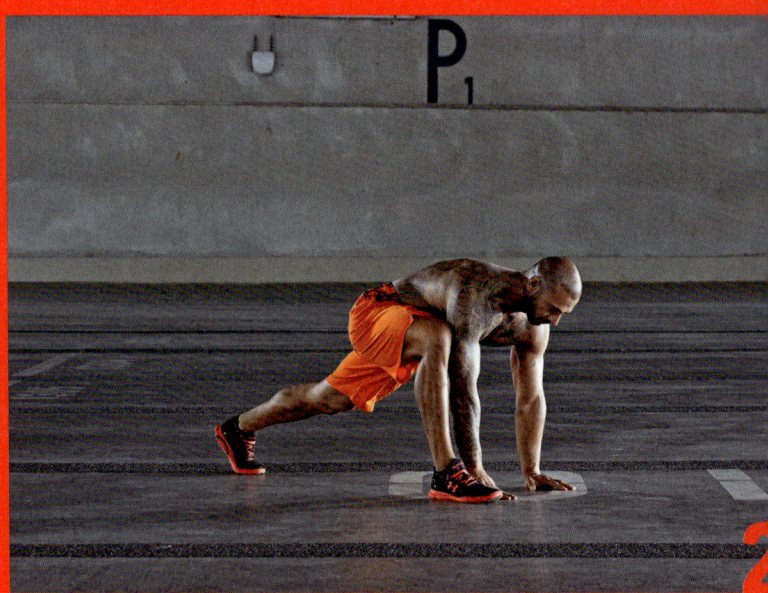

1. Komme in die Liegestützposition. Spanne den ganzen Körper fest an.
2. Mache nun mit dem rechten Fuß einen großen Schritt nach vorn und setze den Fuß außen neben der rechten Hand ab. Halte die Position für eine Sekunde, dann setze den Fuß wieder nach hinten ab.

Das bringt's: aktiviert die Hüftadduktoren und erhöht die Beweglichkeit der Hüfte

BRUSTROTATION IM VIERFÜSSLERSTAND

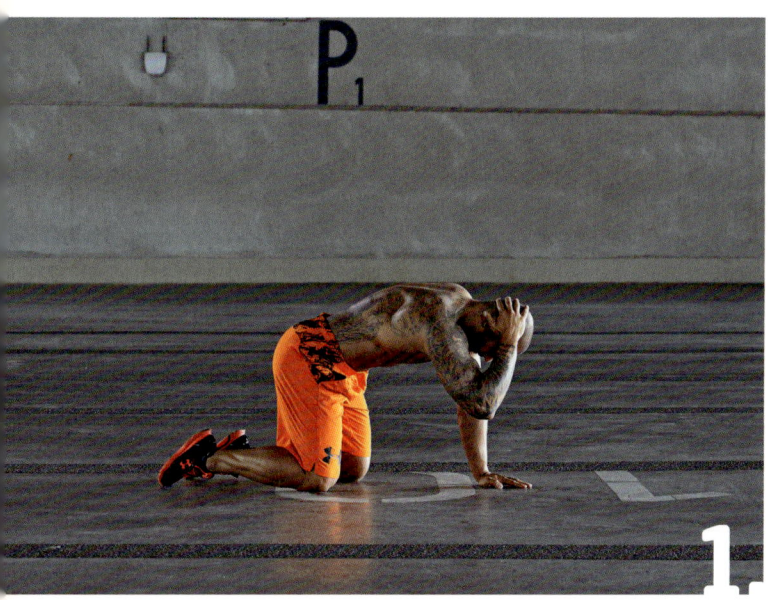 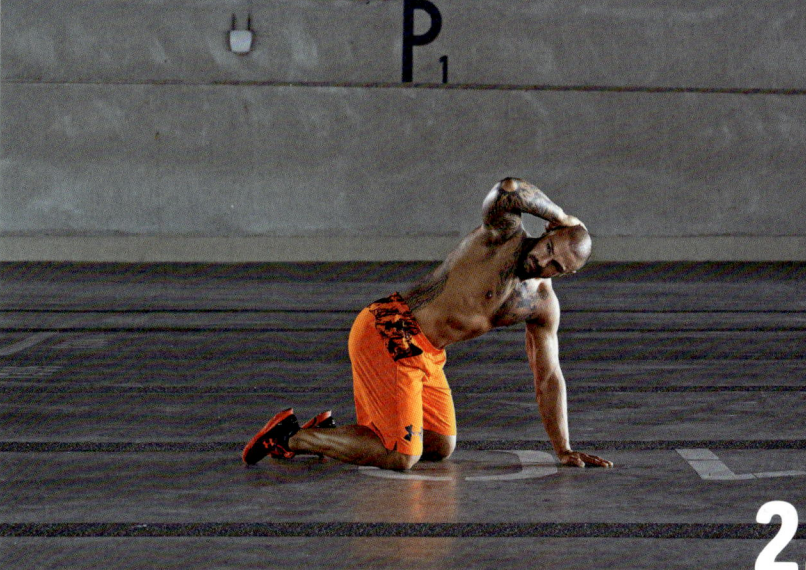

1. Komme in den Vierfüßlerstand und lege die rechte Hand auf den Hinterkopf. Der Ellenbogen zeigt dabei zum Boden.

2. Drehe nun den Oberkörper so weit wie möglich zur rechten Seite auf, sodass der Ellenbogen jetzt nach oben zeigt. Halte die Position für eine Sekunde und rotiere wieder nach unten. Wiederhole mehrmals oder so oft wie angegeben und wechsle erst dann zur anderen Seite.

Das bringt's: erhöht die Beweglichkeit des oberen Rückens und verbessert die Körperhaltung

KREUZHEBEN

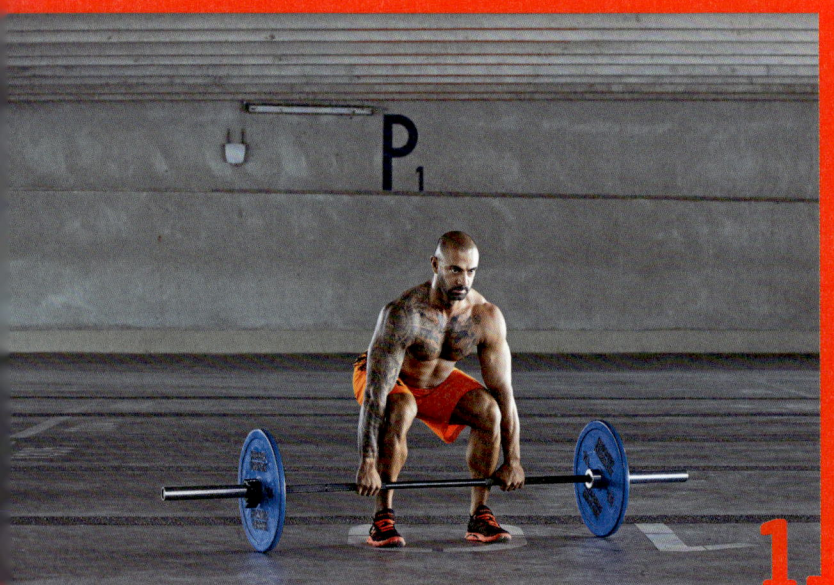

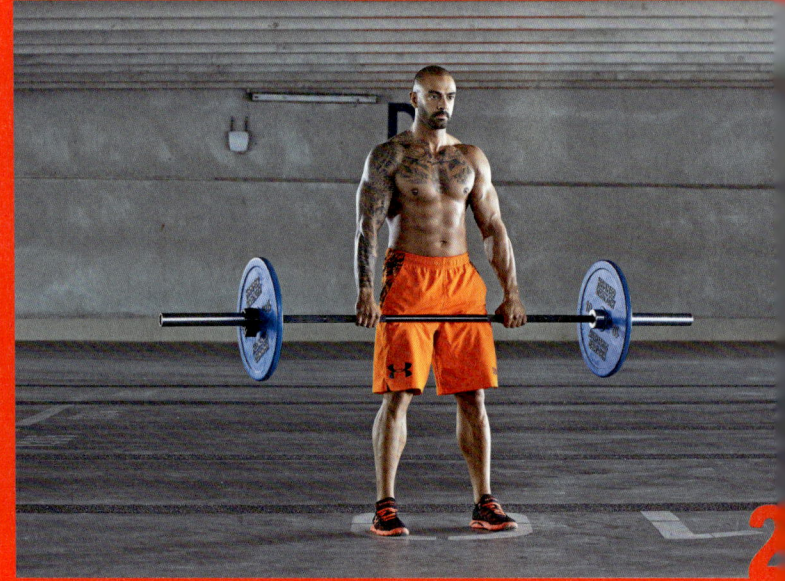

1. Öffne die Füße schulterbreit, komme tief in die Knie und greife die Stange (Seite 81–83, Frage 6) im schulterbreiten Obergriff.
2. Richte dich nun mit geradem Rücken auf und schiebe die Hüften nach vorn. Spanne den Po dabei fest an. Führe die Langhantel so nah wie möglich am Körper. Halte die Streckung nur kurz und komme mit gestrecktem Rücken zurück in die Ausgangsposition.

Das wird trainiert: Rückenstrecker, Oberschenkelvorderseite und großer Gesäßmuskel
Diese Muskeln unterstützen: Oberschenkelrückseite

SUMO-KREUZHEBEN

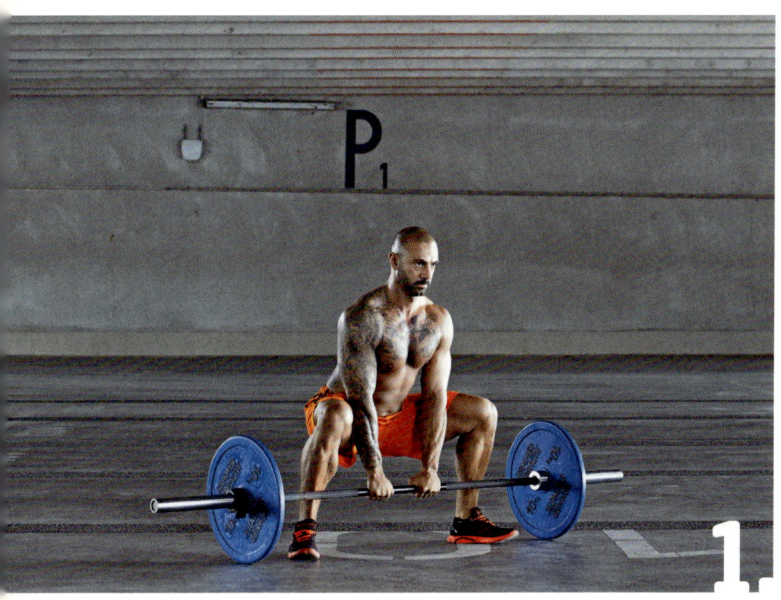 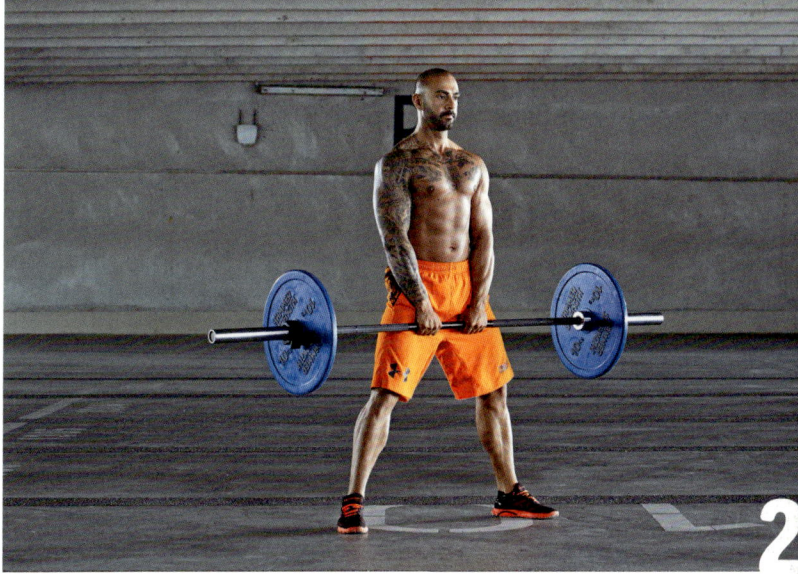

1. Öffne die Füße zu einer weiten Grätsche und drehe die Fußspitzen leicht nach außen. Komme tief in die Knie, bis die Oberschenkel parallel zum Boden sind. Nimm die Stange vom Boden auf (Seite 81–83, Frage 6), greife sie aber so eng, dass etwa eine Handbreit Abstand zwischen beiden Händen ist. Blicke nach vorn.

2. Nun richte dich in den Stand auf. Spanne den Po dabei fest an. Führe die Langhantel nah am Körper. Lasse Arme und Rücken gestreckt und hebe das Brustbein an. Halte die Streckung nur kurz und komme zurück in die Ausgangsposition.

Das wird trainiert: Rückenstrecker, Oberschenkelvorderseite und großer Gesäßmuskel
Diese Muskeln unterstützen: Oberschenkelrückseite

VORGEBEUGTES RUDERN

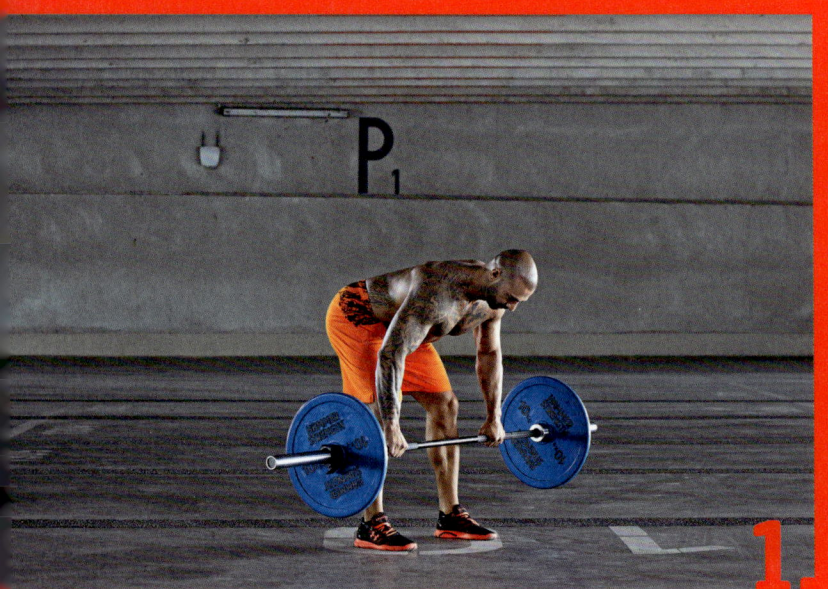
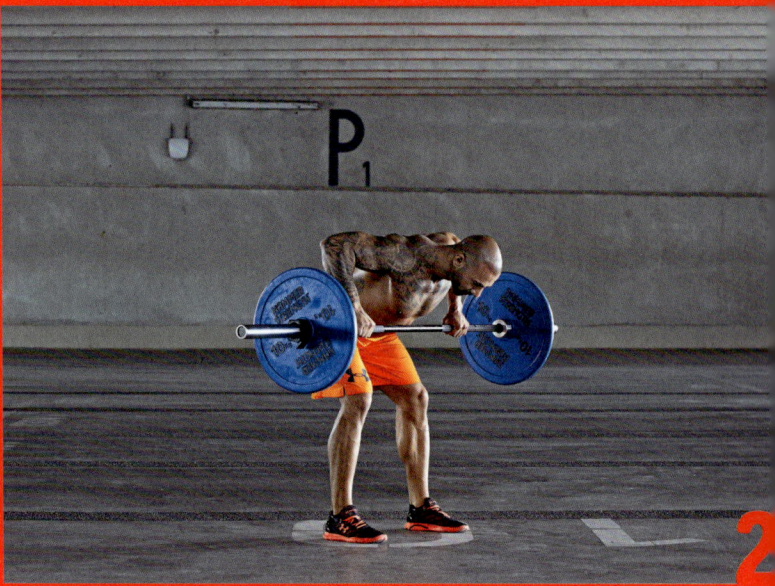

1. Nimm die Stange auf (Seite 81–83, Frage 6) und komme in den Stand. Beuge nun die Knie leicht und neige den Oberkörper aus der Hüfte heraus nach vorn. Spanne dabei die Rumpfmuskeln, vor allem den Bauch, fest an, halte den Rücken gerade und die Schultern fixiert. Die Arme sind gestreckt, die Langhantel befindet sich knapp unterhalb der Knie.

2. Ziehe die Langhantel Richtung Bauch, indem du die Arme beugst. Führe die Langhantel nah entlang der Oberschenkel. Lasse die Arme eng am Oberkörper, die Ellenbogen weisen nach hinten oben, und ziehe die Schulterblätter zusammen. Halte kurz und strecke die Arme wieder kontrolliert.

Das wird trainiert: oberer und mittlerer Rücken, vor allem breiter Rückenmuskel, Kapuzenmuskel, großer und kleiner Rautenmuskel und Untergrätenmuskel, sowie hinterer Anteil des Deltamuskels
Diese Muskeln unterstützen: Bizeps und Armbeuger

BIZEPS-CURL

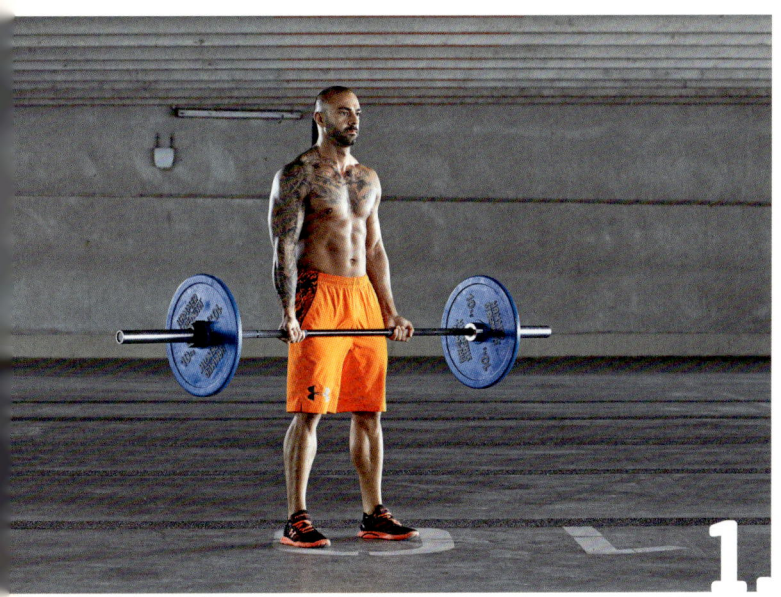 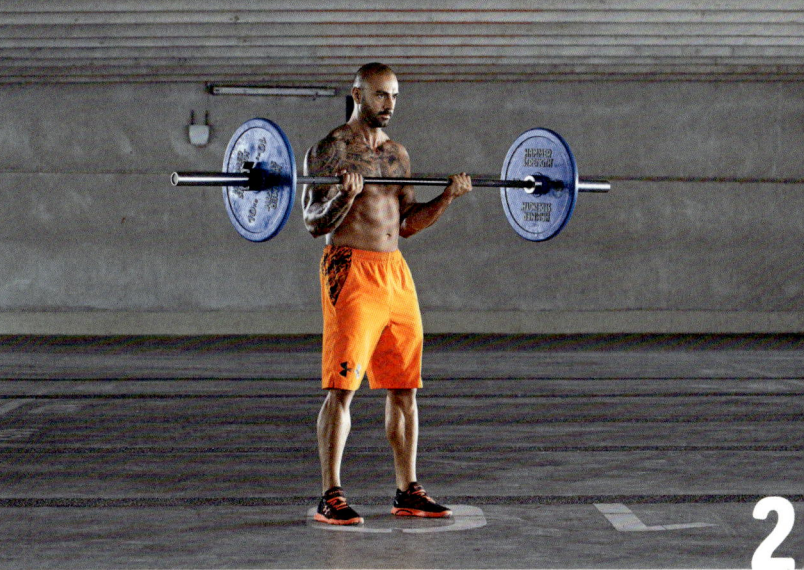

1. Nimm die Stange auf (Seite 81–83, Frage 6), greife sie jedoch im Untergriff, und komme in den Stand.

2. Beuge nun die Arme und ziehe die Langhantel langsam und kontrolliert so weit wie möglich nach oben Richtung Schultern. Bewege nur die Unterarme, die Oberarme bleiben eng am Körper. Halte kurz und senke die Stange kontrolliert wieder ab, bis die Arme fast gestreckt sind, strecke sie nicht ganz durch.

Das wird trainiert: Bizeps, Armbeuger und Oberarmspeichenmuskel

Diese Muskeln unterstützen: vorderer Anteil des Deltamuskels, Kapuzenmuskel und beugende Muskeln des Unterarms

Wichtig! Vermeide jedes schwungvolle oder ruckartige Hochziehen, sodass sich der Oberkörper nach hinten neigt. Das erhöht die Verletzungsgefahr für den Rücken. Die Kraft kommt nur aus den Armen. Für einen stabilen Oberkörper spanne zusätzlich die Rumpfmuskeln, vor allem den Bauch, fest an.

AUFRECHTES RUDERN

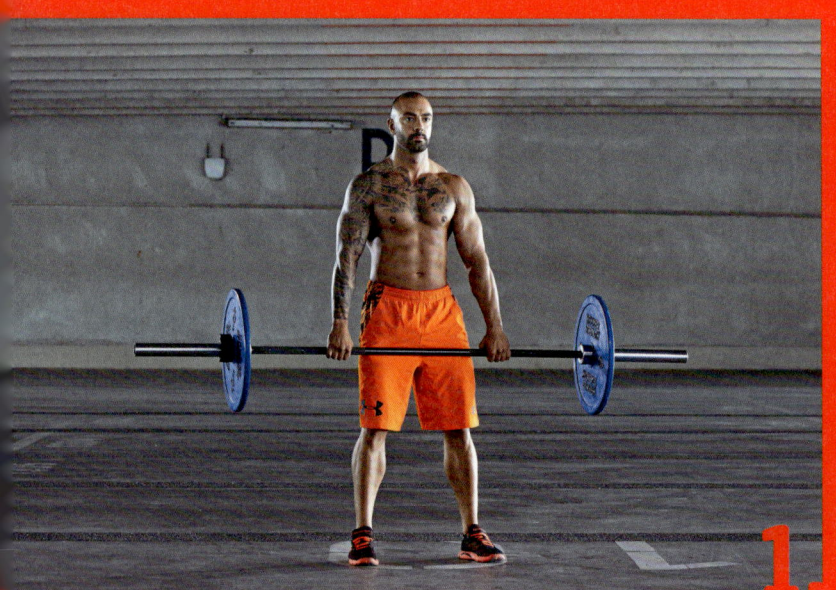
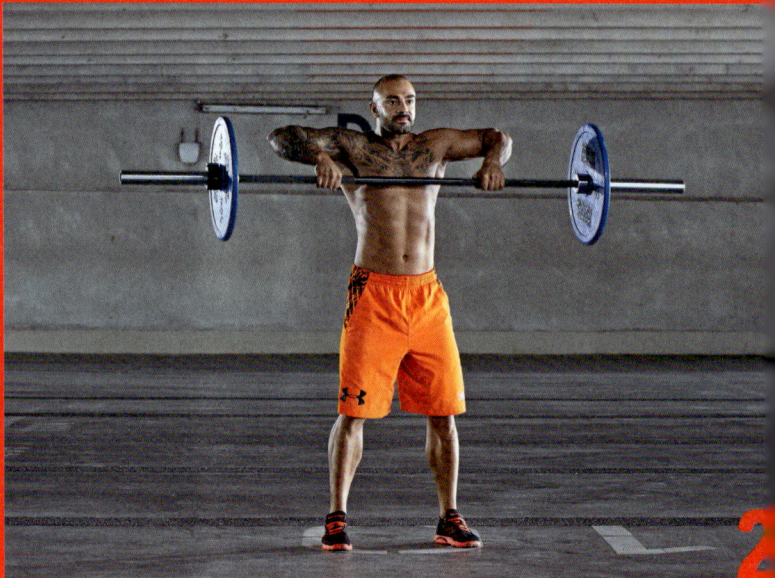

1. Öffne die Füße schulterbreit. Nimm die Stange auf (Seite 81–83, Frage 6), aber greife sie deutlich mehr als schulterbreit. Dann komme in den Stand.
2. Ziehe nun die Langhantel langsam und kontrolliert nah am Körper so weit nach oben, bis sie im Bereich des Brustbeins ist. Die Ellenbogen zeigen dabei nach außen und sind über den Handgelenken. Das Absenken erfolgt ebenso langsam und kontrolliert.

Das wird trainiert: oberer und mittlerer Rücken, vor allem der Kapuzenmuskel, sowie seitlicher Anteil des Deltamuskels
Diese Muskeln unterstützen: hinterer und vorderer Anteil des Deltamuskels, Bizeps und Armbeuger

AUSFALLSCHRITT

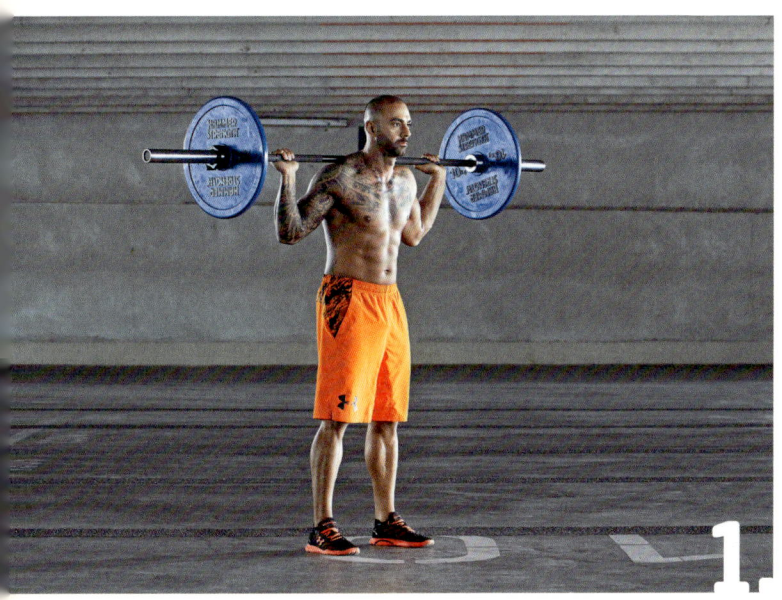
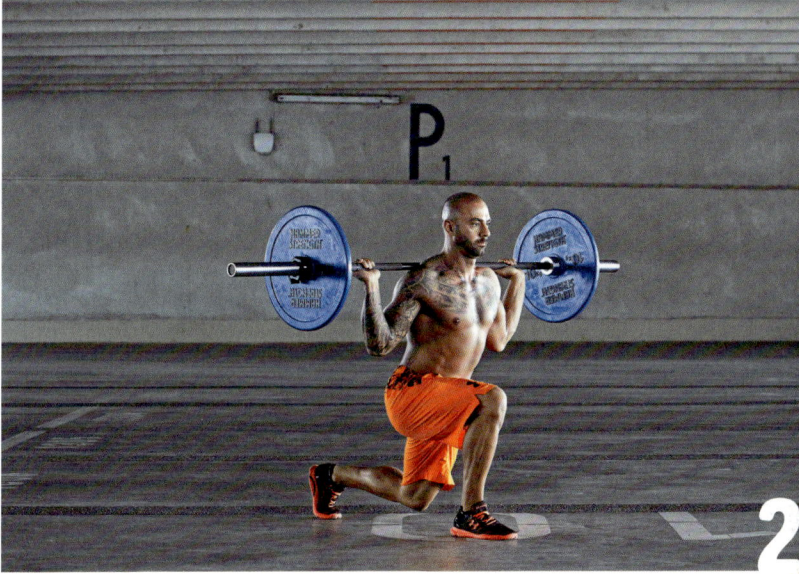

1. Nimm die Stange auf (Seite 81–83, Frage 6) und komme in den Stand. Wende das Umsetzen und Stoßen an (Kasten Seite 82), lege die Stange auf dem oberen Rücken ab und schiebe die Hände nach außen.
2. Mache jetzt mit dem linken Fuß einen großen Schritt nach hinten und senke den Körper langsam ab, bis das linke Knie fast den Boden berührt. Das vordere Knie bleibt über dem Sprunggelenk, der Oberkörper ist aufrecht und der Rücken gerade. Halte die Position kurz. Drücke dich dann wieder nach oben in den Stand.

Das wird trainiert: großer Gesäßmuskel und Oberschenkelvorderseite
Diese Muskeln unterstützen: Oberschenkelrückseite

FRONT-AUSFALLSCHRITT

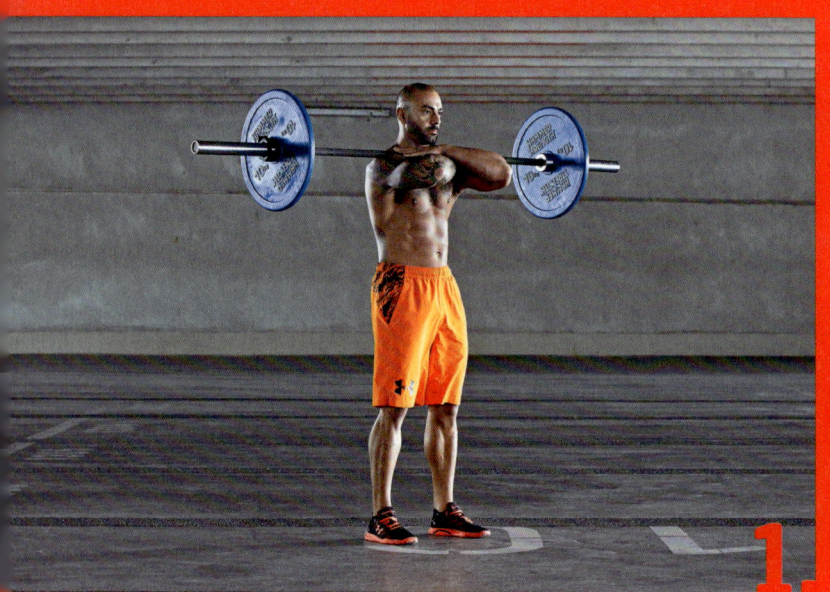
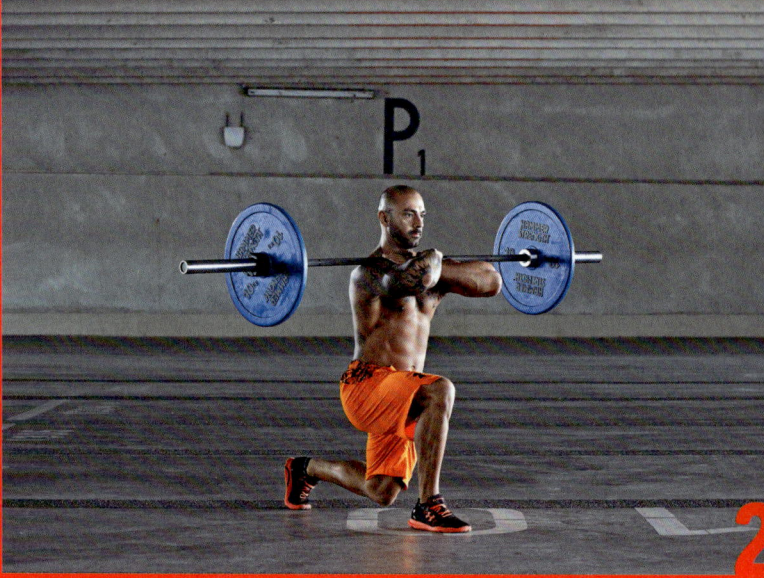

1. Nimm die Stange auf (Seite 81–83, Frage 6) und komme in den Stand. Setze die Stange technisch sauber um (Kasten Seite 82) und lege sie auf den Schultervorderseiten ab. Überkreuze die Handgelenke und hebe die Arme so weit an, bis die Oberarme parallel zum Boden sind. Halte die Stange gut fest.
2. Mache nun mit dem linken Fuß einen großen Schritt nach hinten und senke den Körper langsam ab, bis das linke Knie fast den Boden berührt. Das vordere Knie bleibt über dem Sprunggelenk, der Oberkörper ist aufrecht. Halte die Position kurz. Drücke dich dann wieder nach oben in den Stand.

Das wird trainiert: großer Gesäßmuskel und Oberschenkelvorderseite
Diese Muskeln unterstützen: Oberschenkelrückseite

KNIEBEUGE

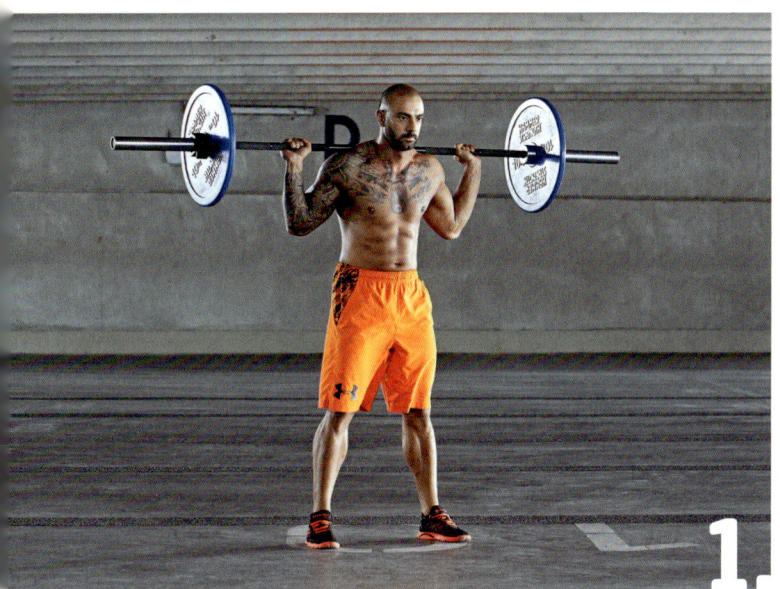
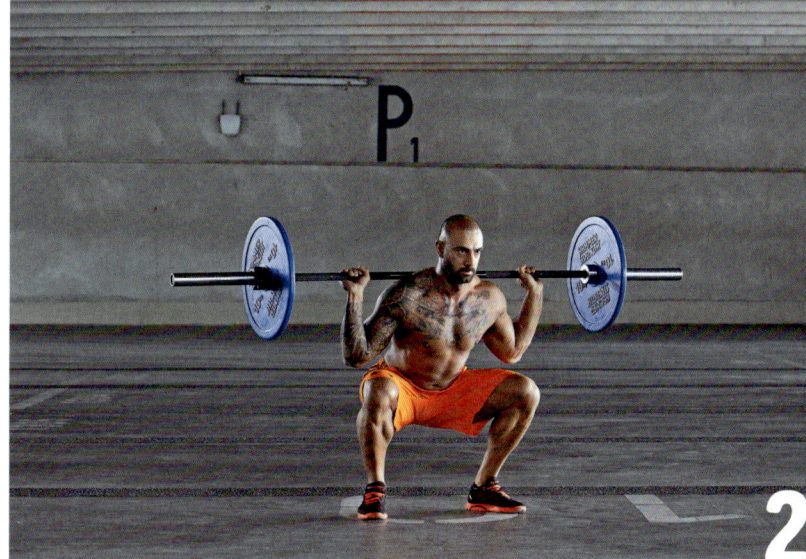

1. Öffne die Füße etwas mehr als schulterbreit, nimm die Stange auf (Seite 81–83, Frage 6) und komme in den Stand. Wende jetzt das Umsetzen und Stoßen (Kasten Seite 82) an, lege die Stange auf dem oberen Rücken ab und schiebe die Hände nach außen.
2. Komme tief in die Knie, bis die Oberschenkel parallel zum Boden sind. Der Oberkörper bleibt aufrecht. Halte die Position kurz und richte dich dann durch Druck auf die Fersen wieder auf.

Das wird trainiert: Oberschenkelvorder- und -rückseite, vor allem der Beinbizeps, sowie großer Gesäßmuskel
Diese Muskeln unterstützen: Rückenstrecker und Adduktoren, vor allem großer Adduktor

FRONT-KNIEBEUGE

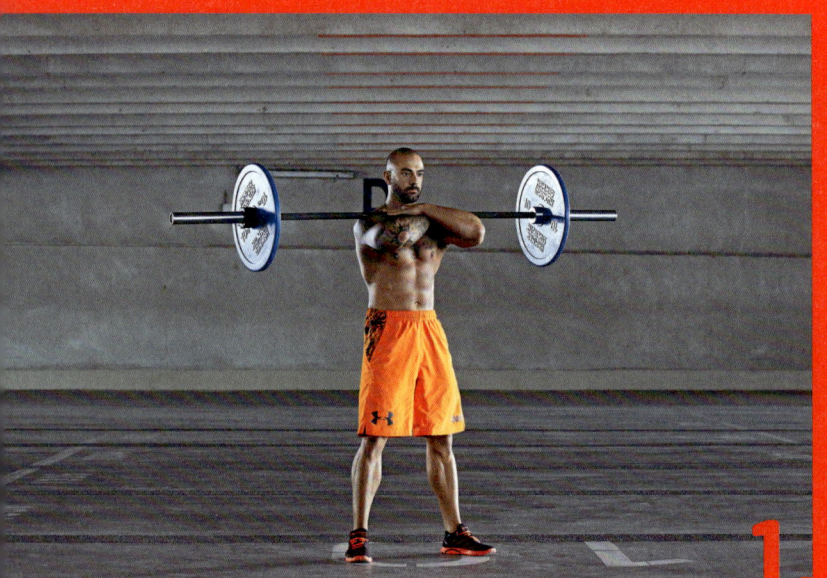
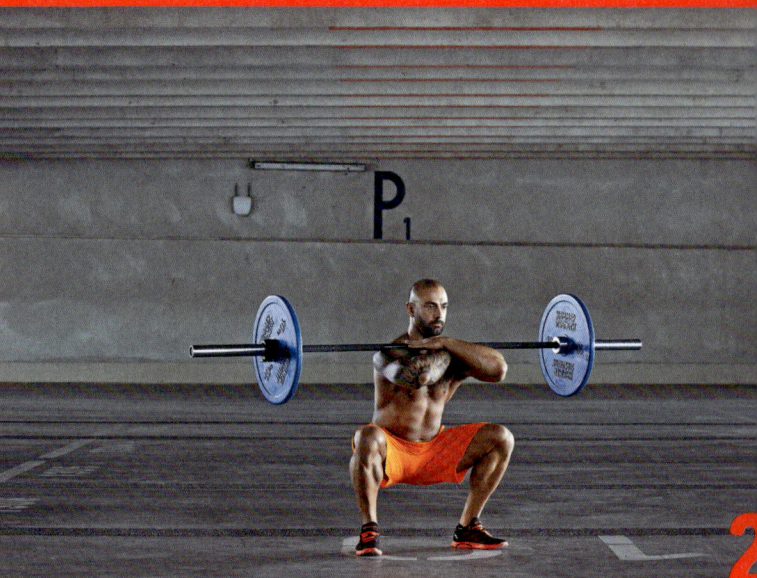

1. Nimm die Stange auf (Seite 81–83, Frage 6) und komme in den Stand. Setze sie technisch sauber um (Kasten Seite 82) und lege sie auf den Schultervorderseiten ab. Überkreuze die Handgelenke und hebe die Arme so weit an, bis die Oberarme parallel zum Boden sind. Halte die Stange gut fest.

2. Beuge nun die Knie langsam und kontrolliert so weit, bis die Oberschenkel parallel zum Boden sind. Der Oberkörper bleibt aufgerichtet. Richte dich dann durch Druck auf die Fersen wieder auf.

Das wird trainiert: Oberschenkelvorder- und -rückseite, vor allem der Beinbizeps, sowie großer Gesäßmuskel

Diese Muskeln unterstützten: Rückenstrecker und Adduktoren, vor allem großer Adduktor

SCHULTERDRÜCKEN

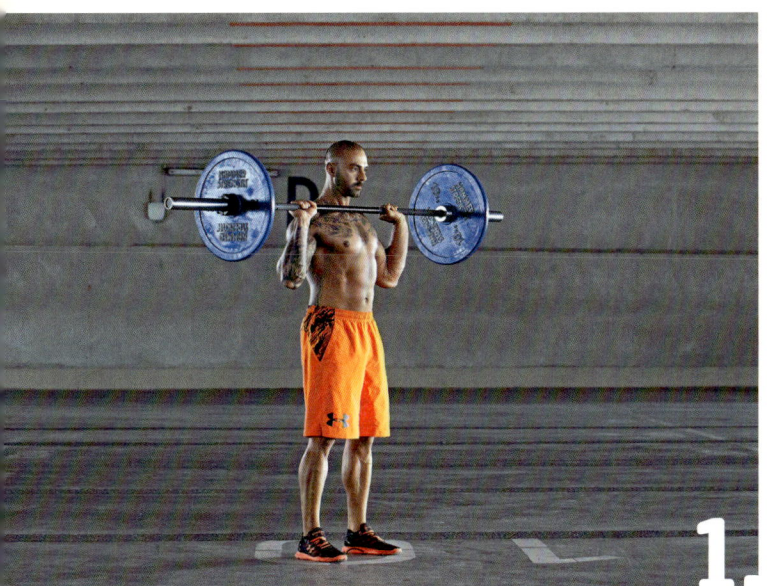
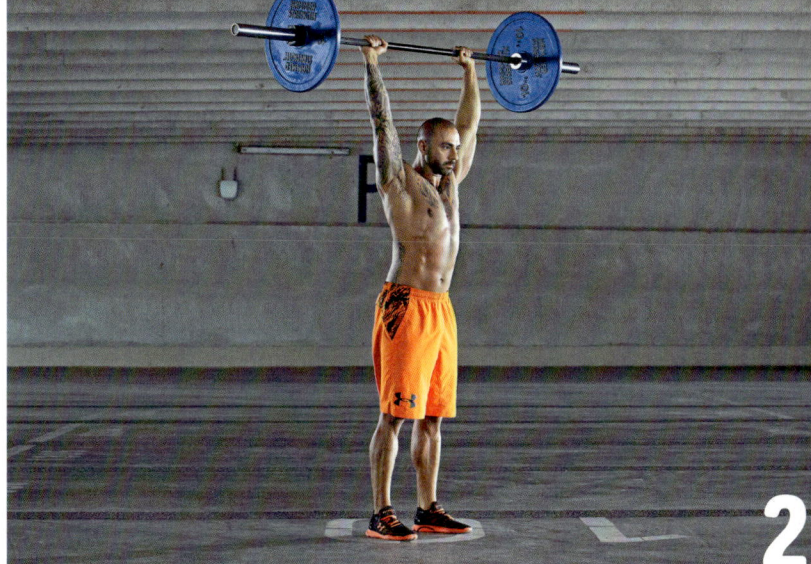

1. Nimm die Stange auf (Seite 81–83, Frage 6), greife sie jedoch etwas mehr als schulterbreit, und komme in den Stand. Setze die Stange technisch sauber um (Kasten Seite 82) und halte sie auf Schulterhöhe. Die Schultern sind tief, der Rücken ist gerade.
2. Spanne nun den Rumpf fest an und stemme das Gewicht über den Kopf nach oben. Strecke dabei die Arme durch und lasse den Oberkörper aufrecht. Die Stange befindet sich jetzt direkt über den Schultern. Halte die Position kurz, dann senke das Gewicht wieder langsam und kontrolliert ab.

Das wird trainiert: seitlicher und vorderer Anteil des Deltamuskels und Trizeps
Diese Muskeln unterstützen: oberer Anteil des Kapuzenmuskels und vorderer Sägemuskel

ENGES BANKDRÜCKEN

Kraft

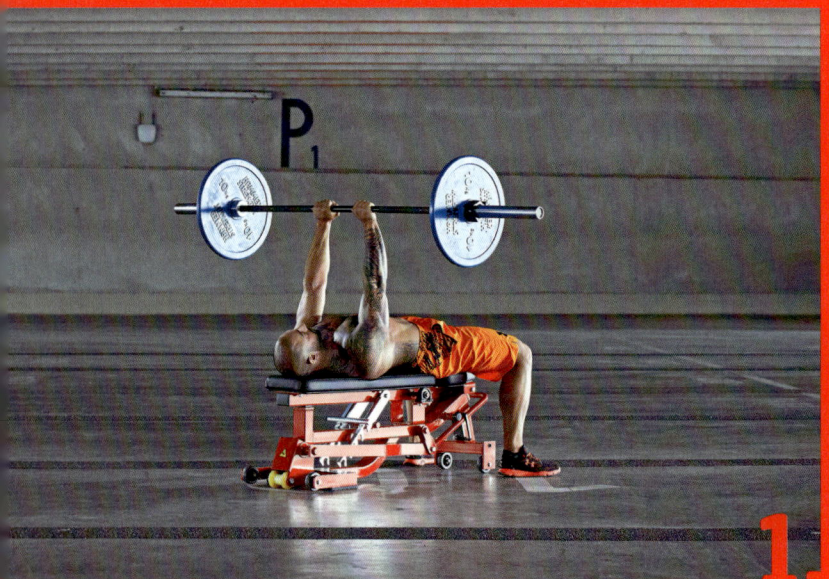
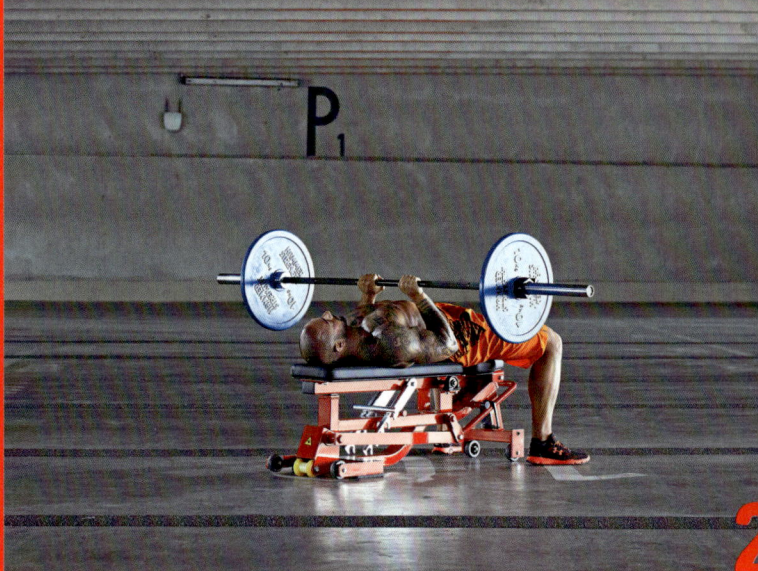

1. Lege dich mit dem Rücken auf eine Flachbank. Die Füße stehen fest auf dem Boden. Die Stange liegt in der Hüftbeuge. Greife die Stange handbreit. Drücke sie nach oben, sodass sie senkrecht über den Schultern ist. Die Arme sind gestreckt, die Handgelenke gerade. Spanne den Rumpf an.
2. Senke nun die Langhantel langsam und kontrolliert zur Brust ab. Führe die Oberarme dabei so eng wie möglich am Körper. Drücke die Hantel dann dynamisch nach oben.

Das wird trainiert: großer Brustmuskel, Knorrenmuskel und Trizeps
Diese Muskeln unterstützen: vorderer Anteil des Deltamuskels und vorderer Sägemuskel
Wichtig! Bevor du dich auf die Bank legst, ziehe dir die beladene Langhantel vor die Füße. Nimm sie wie üblich vom Boden auf, setze dich und platziere die Stange in der Hüftbeuge.

WEITES BANKDRÜCKEN

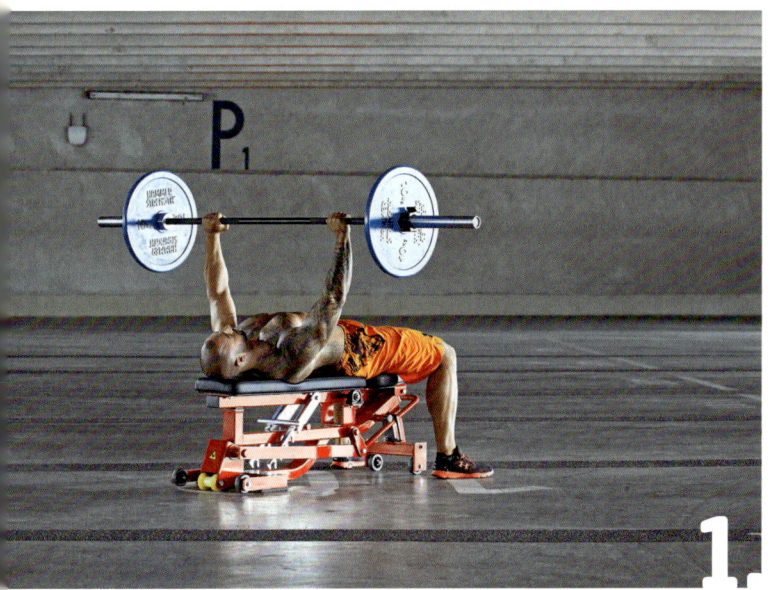
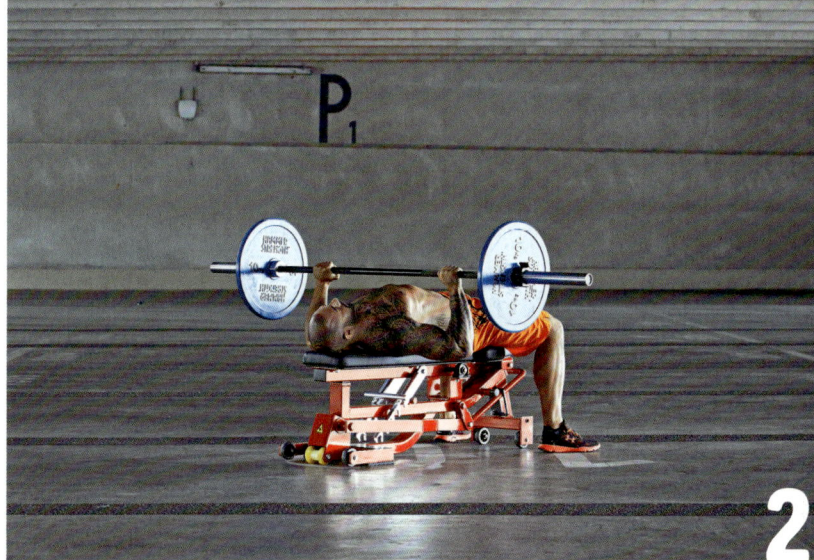

1. Beachte beim Aufnehmen der Stange den Hinweis auf Seite 112 beim engen Bankdrücken. Lege dich mit dem Rücken auf eine Flachbank. Die Füße stehen fest auf dem Boden. Die Stange liegt in der Hüftbeuge. Greife sie deutlich mehr als schulterbreit und drücke sie nach oben, sodass sie senkrecht über den Schultern ist. Die Arme sind gestreckt, die Handgelenke gerade. Spanne den Rumpf an.

2. Senke nun das Gewicht langsam und kontrolliert bis knapp über die Brust ab. Die Ellenbogen zeigen dabei nach außen. Drücke die Hantel dann dynamisch nach oben.

Das wird trainiert: großer Brustmuskel und Trizeps
Diese Muskeln unterstützen: vorderer Anteil des Deltamuskels, Knorrenmuskel, vorderer Sägemuskel
Tipp: Du kannst noch mehr Kraft mobilisieren, wenn du die Hantel nicht nur nach oben drückst, sondern gleichzeitig nach außen ziehst, so als würdest du sie in zwei Stücke reißen wollen.

SCHRÄGBANKDRÜCKEN

Kraft

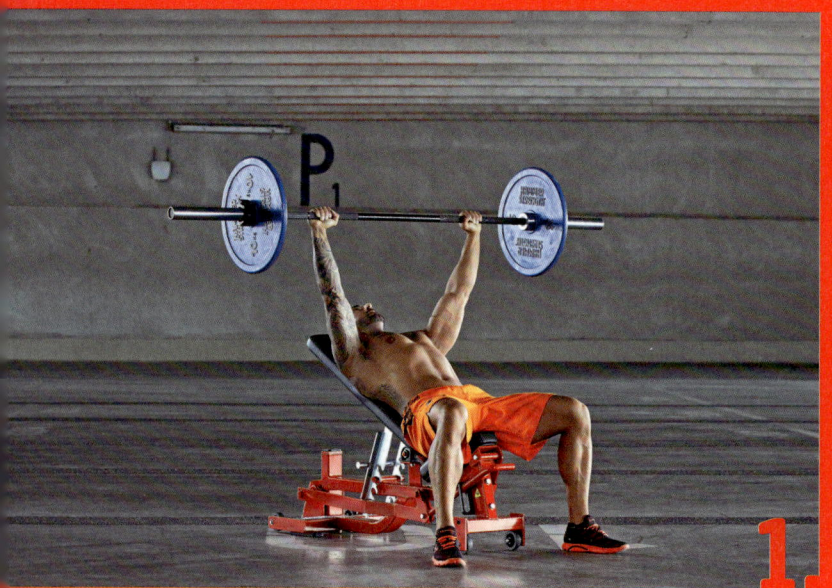 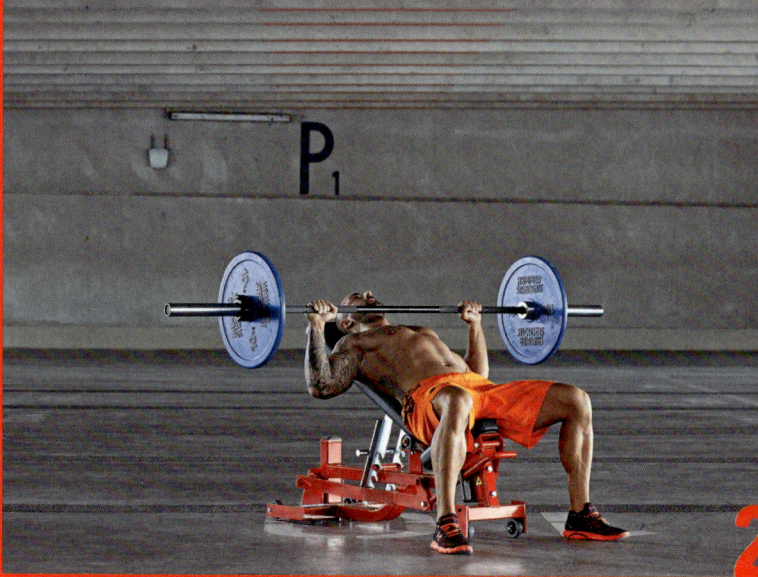

1. Stelle zuerst die Bank auf die kleinste Neigung ein. Dann nimm die Stange auf und beachte dabei den Hinweis auf Seite 112 beim engen Bankdrücken. Lege dich mit dem Rücken auf die Bank. Die Füße stehen fest auf dem Boden. Die Stange liegt in der Hüftbeuge. Greife sie deutlich mehr als schulterbreit und drücke sie nach oben, sodass sie über den Schultern ist. Die Arme sind gestreckt, die Handgelenke gerade. Spanne den Rumpf an.
2. Senke nun das Gewicht langsam und kontrolliert bis knapp über die Brust ab. Drücke die Hantel dann dynamisch nach oben.

Das wird trainiert: großer Brustmuskel und Trizeps
Diese Muskeln unterstützen: vorderer Anteil des Deltamuskels und vorderer Sägemuskel

HÄNGENDES BEINHEBEN

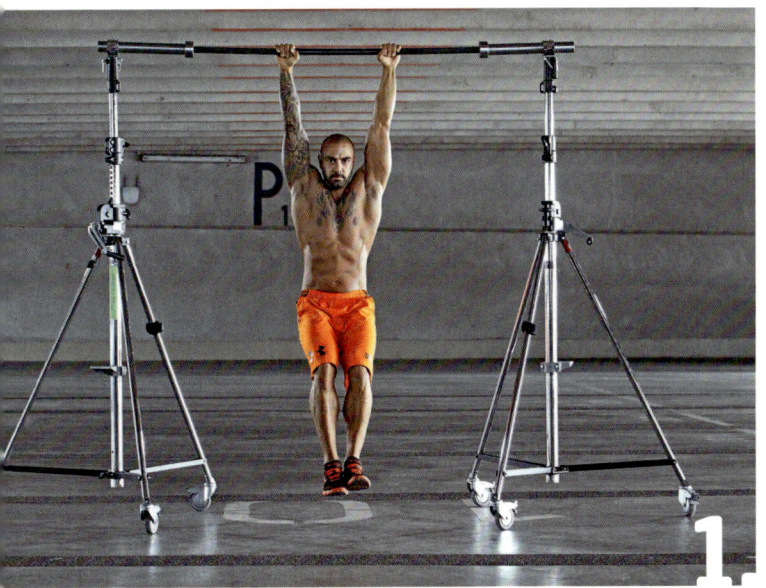
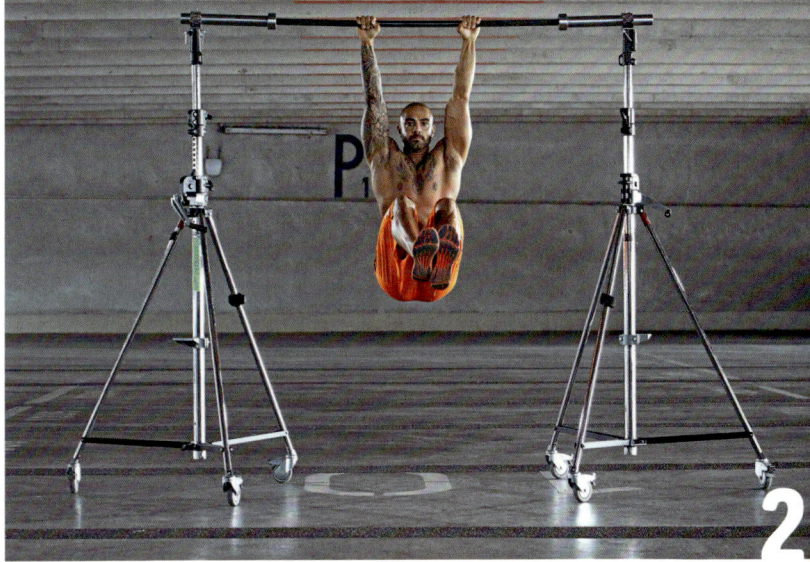

1. Greife mit beiden Händen die Klimmzugstange in einem schulterbreiten Obergriff und hänge dich an die Stange. Die Arme sind gestreckt, die Beine lang, dabei aber leicht gebeugt.

2. Hebe nun die Beine kontrolliert Richtung Bauch an. Spanne dabei die Rumpfmuskeln, vor allem den Bauch, fest an. Halte kurz, dann senke die Beine langsam ab, ohne sie auf dem Boden abzustellen.

Das wird trainiert: gerader Bauchmuskel und pyramidenförmiger Muskel
Diese Muskeln unterstützen: schräger Bauchmuskel

KLASSISCHER KLIMMZUG

Kraft

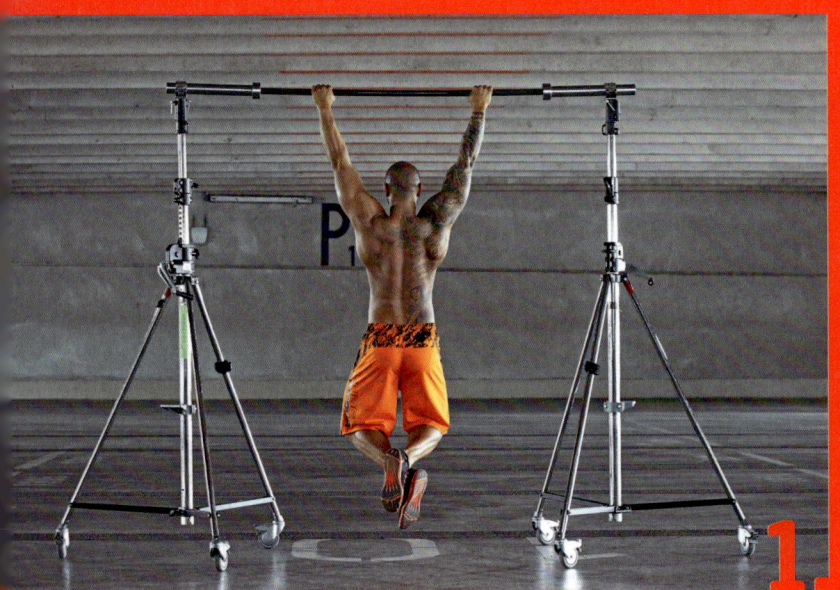

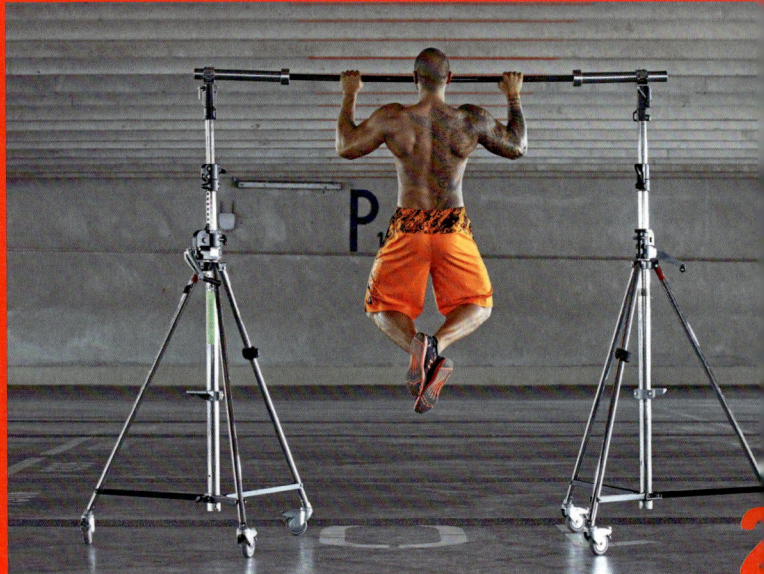

1. Beim klassischen Klimmzug greifst du die Stange in einem deutlich mehr als schulterbreiten Obergriff. Hänge dich mit komplett durchgestreckten Armen, leicht angewinkelten Beinen und übereinandergeschlagenen Füßen an die Stange.
2. Ziehe nun den Körper kontrolliert so weit nach oben, bis das Kinn die Stange vollständig passiert hat. Halte die Position kurz, dann senke dich langsam wieder ab.

Das wird trainiert: breiter Rückenmuskel, unterer Anteil des Kapuzenmuskels, großer und kleiner Rautenmuskel sowie großer Rundmuskel

ENGER KLIMMZUG

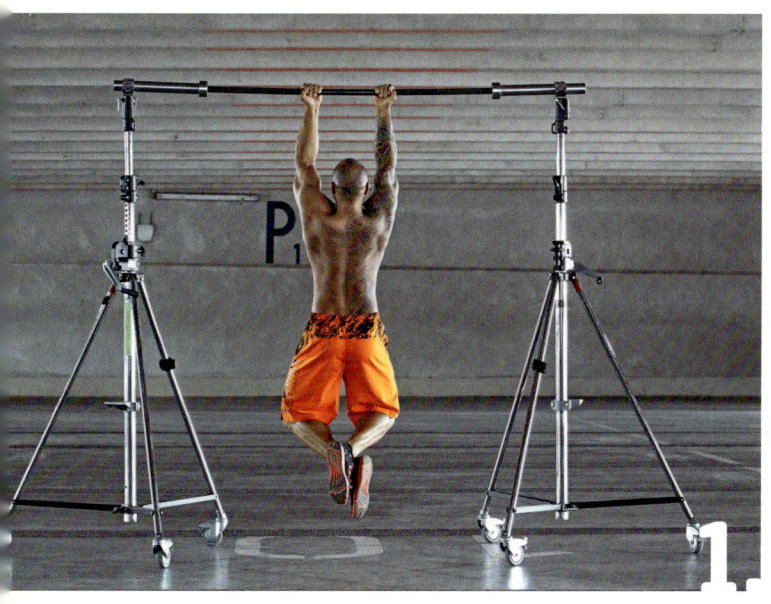 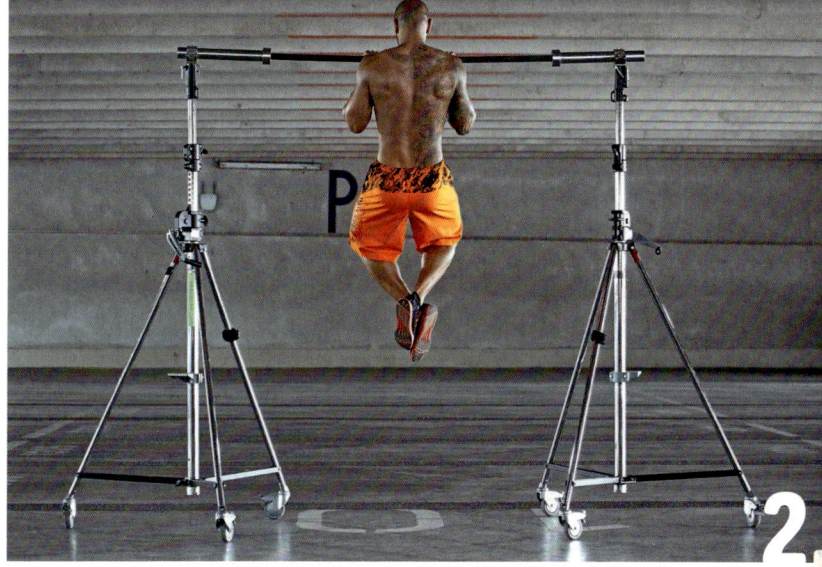

1. Fasse die Klimmzugstange in einem engen Untergriff, nicht ganz schulterbreit geöffnet oder sogar noch enger. Hänge dich mit durchgestreckten Armen, leicht angewinkelten Beinen und übereinandergeschlagenen Füßen an die Stange.

2. Ziehe nun den Körper kontrolliert so weit nach oben, bis sich das Kinn oberhalb der Stange befindet. Halte die Position kurz, dann senke dich langsam wieder ab.

Das wird trainiert: breiter Rückenmuskel, unterer Anteil des Kapuzenmuskels, großer und kleiner Rautenmuskel sowie großer Rundmuskel

Diese Muskeln unterstützen: Rückenstrecker, Bizeps, Armbeuger und Oberarmspeichenmuskel

Tipp: Wer es noch härter will, kann sich einen Gewichtsgurt um die Hüften legen oder Gewichtsmanschetten für die Füße verwenden.

AUSROLLEN DES OBEREN RÜCKENS

Faszienmassage

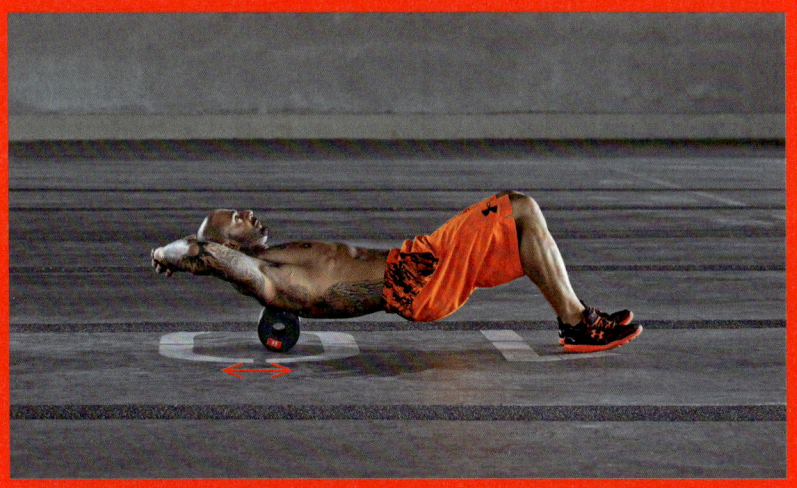

Setze dich mit aufgestellten Füßen auf den Boden und lege dich so auf die Rolle, dass sie am unteren Ende der Schulterblätter platziert ist. Verschränke die Hände hinter dem Kopf. Hebe das Becken an. Jetzt rolle dich langsam nach vorn und massiere den oberen Rücken bis zur Nackenpartie. Rolle dich wieder zurück.

AUSROLLEN DES UNTEREN RÜCKENS

Faszienmassage

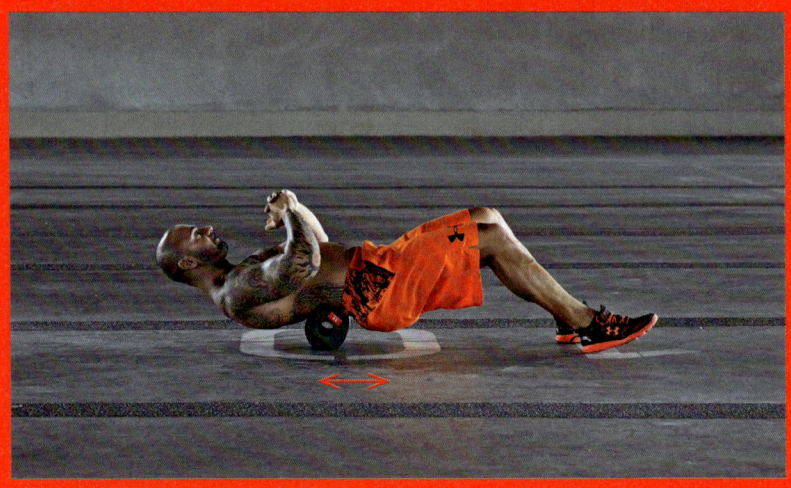

Setze dich mit aufgestellten Füßen auf den Boden. Lege dich mit dem mittleren Rücken auf die Rolle und hebe das Becken an. Halte die Hände vor der Brust. Rolle nun langsam über die Lendenwirbelsäule Richtung Steißbein und wieder zurück.

AUSROLLEN DES GESÄSSES

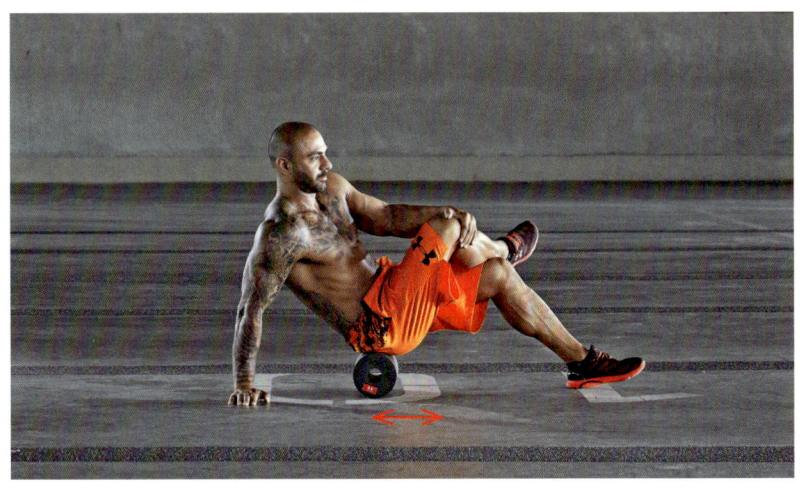

Setze dich mit aufgestellten Füßen leicht schräg mit der rechten Gesäßhälfte auf die Rolle. Schlage das rechte Bein über das linke. Stütze dich mit der rechten Hand hinter dem Rücken auf dem Boden ab und lege die linke Hand auf das rechte Knie. Schiebe dich nach vorn und rolle langsam bis zum Beginn des unteren Rückens und wieder zurück.

AUSROLLEN DER OBERSCHENKELRÜCKSEITE

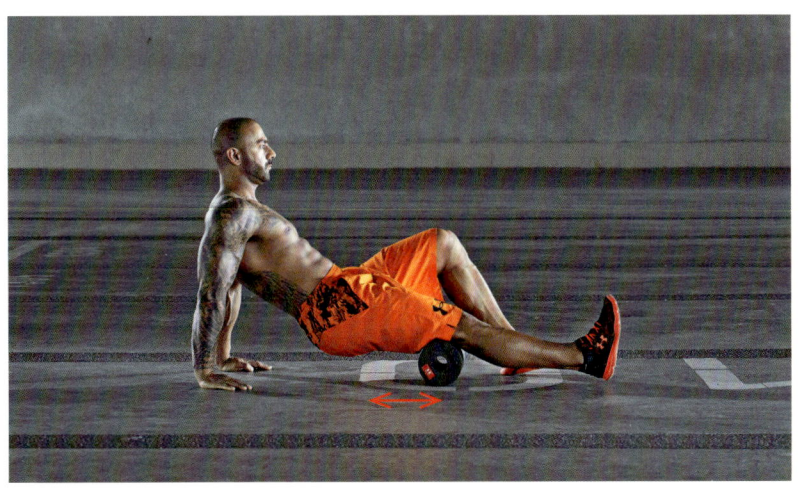

Setze dich auf den Boden und lege die Rolle unter den rechten Oberschenkel direkt oberhalb der Kniekehle. Der linke Fuß ist aufgestellt, das rechte Bein gestreckt. Stütze die Hände hinter dir ab. Schiebe dich jetzt nach vorn und rolle langsam über die gesamte Oberschenkelrückseite bis zum Beginn des Gesäßes und wieder zurück.

AUSROLLEN DER OBERSCHENKELAUSSENSEITE

Faszienmassage

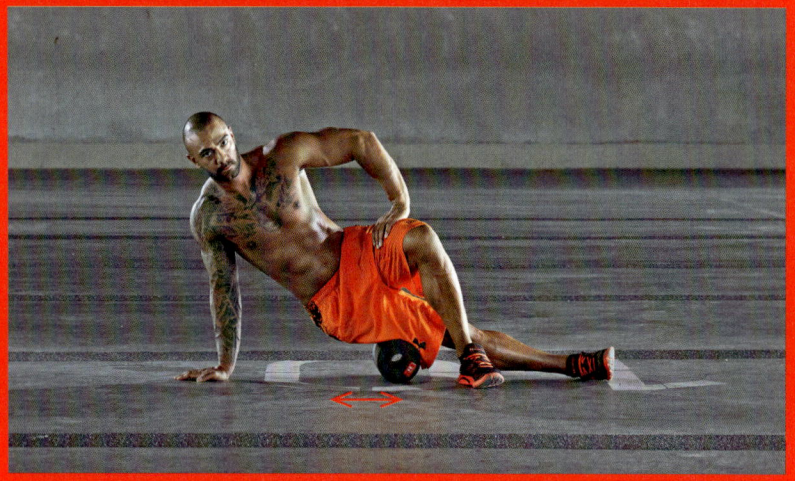

Komme in den Seitstütz und platziere die Faszienrolle unter der rechten Oberschenkelaußenseite direkt oberhalb des Knies. Der linke Fuß ist vor dem gestreckten rechten Bein aufgestellt. Die linke Hand ist auf dem linken Oberschenkel abgestützt. Rolle nun langsam Richtung Hüfte und wieder zurück.

AUSROLLEN DER OBERSCHENKELINNENSEITE

Faszienmassage

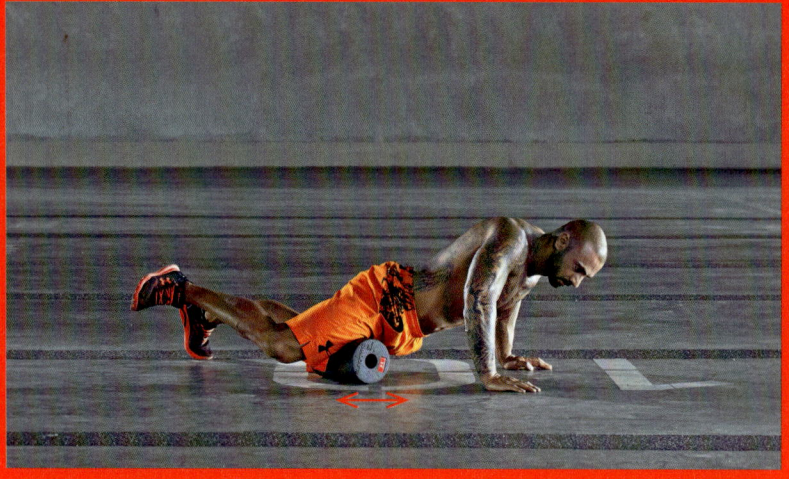

Komme in die Bauchlage, stütze dich auf die Hände und lege die Knie ab. Winkle das rechte Bein zur Seite an und platziere die rechte Oberschenkelinnenseite direkt oberhalb des Knies auf der Rolle. Der rechte Fuß ist angehoben, der linke Fuß bleibt auf dem Boden. Rolle nun langsam bis zur Leiste hoch und wieder zurück.

AUSROLLEN DER OBERSCHENKELVORDERSEITE

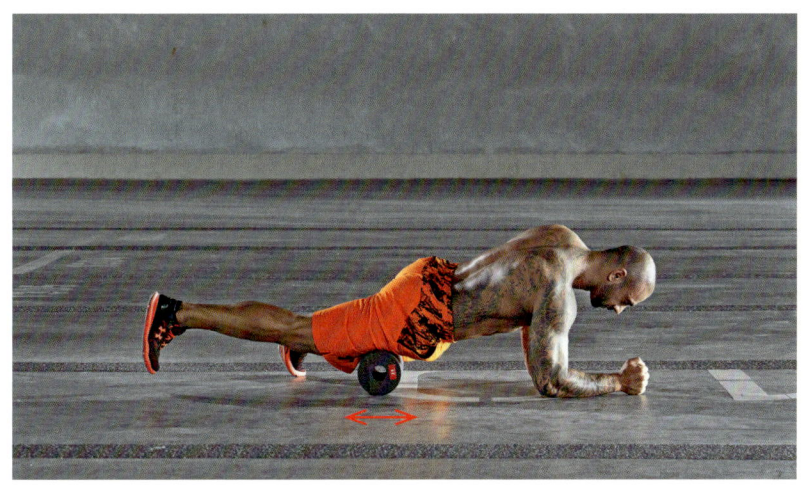

Komme in den Unterarmstütz und platziere die Rolle unter dem rechten Oberschenkel direkt oberhalb des Knies. Das rechte Bein ist gestreckt und angehoben, das linke Bein ist angewinkelt und seitlich ausgestellt. Schiebe dich Richtung Hüfte und rolle langsam über die gesamte Oberschenkelvorderseite und wieder zurück.

Faszienmassage

AUSROLLEN DER WADE

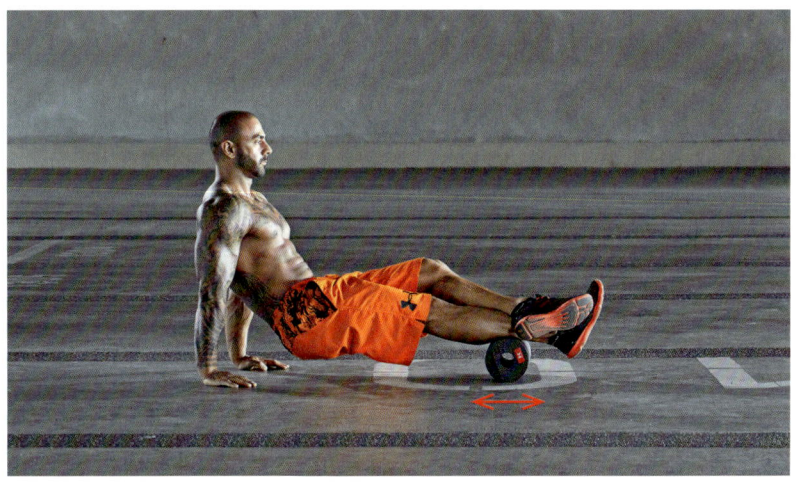

Setze dich auf den Boden, platziere die Rolle am unteren Ende der rechten Wade und stütze die Hände hinter dir auf. Überkreuze mit dem linken Fuß das rechte Schienbein und hebe den Po an. Schiebe dich nun nach vorn und rolle langsam bis zur Kniekehle und wieder zurück.

TRIZEPSDEHNUNG

Dehnung

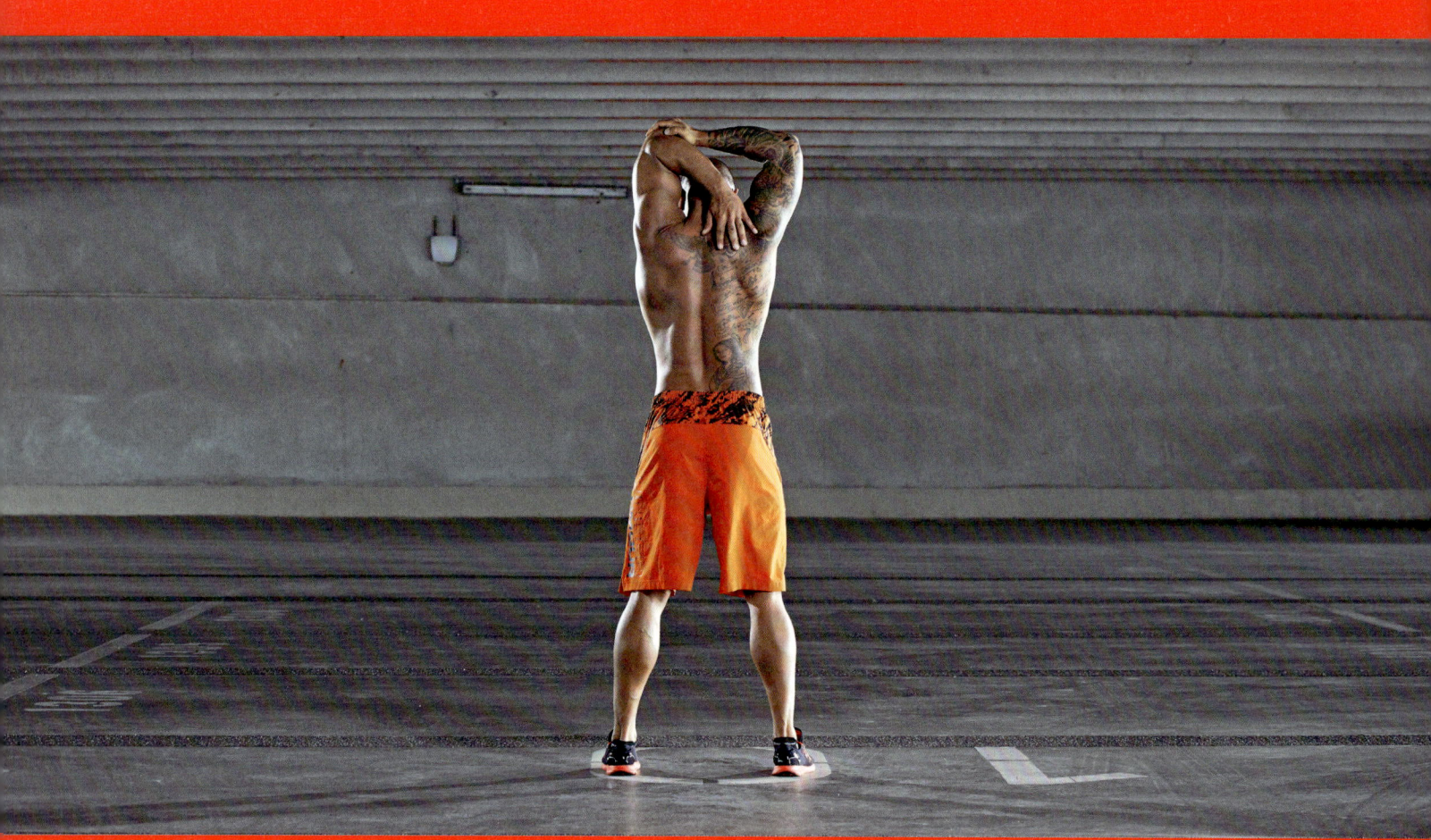

Stelle dich mit etwas mehr als schulterbreit geöffneten Füßen aufrecht hin. Nimm die Arme nach oben und berühre mit der linken Hand die rechte Schulter. Um die Dehnung zu verstärken, umfasse mit der rechten Hand den linken Ellenbogen und drücke den linken Arm leicht nach rechts, sodass du eine Dehnung im Trizeps spürst. Halte für etwa 30 Sekunden.

BRUSTDEHNUNG

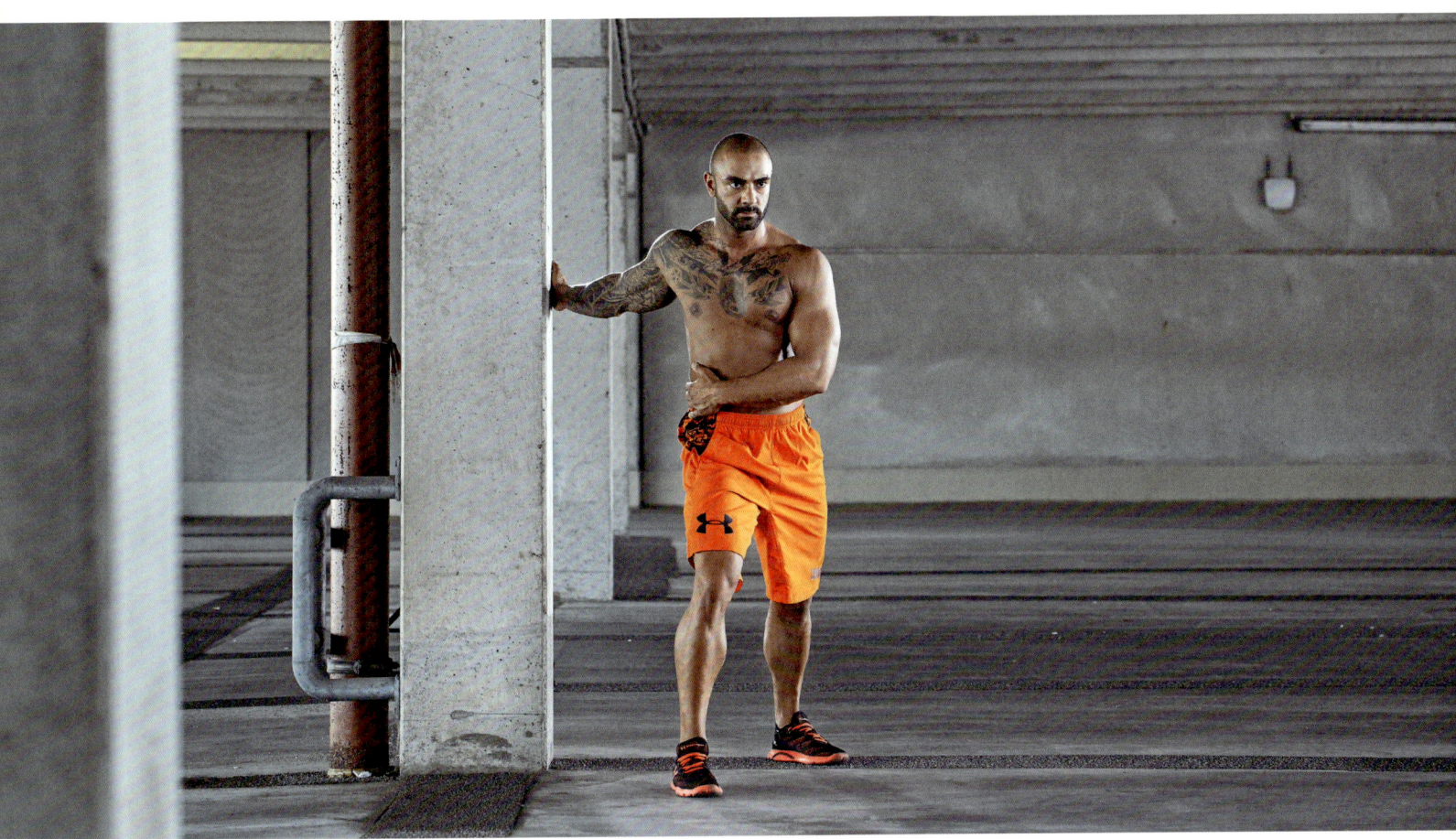

Stelle dich mit der rechten Körperseite etwa eine Schrittlänge entfernt seitlich zu einer Wand. Die Füße sind in Schrittstellung geöffnet, der rechte Fuß steht vorn. Strecke den rechten Arm auf Schulterhöhe nach hinten und lege die rechte Hand an die Wand. Drehe jetzt den Oberkörper sanft zur linken Seite, bis du eine leichte Dehnung in der Brust spürst. Halte für etwa 30 Sekunden.

HÜFTBEUGERDEHNUNG

Dehnung

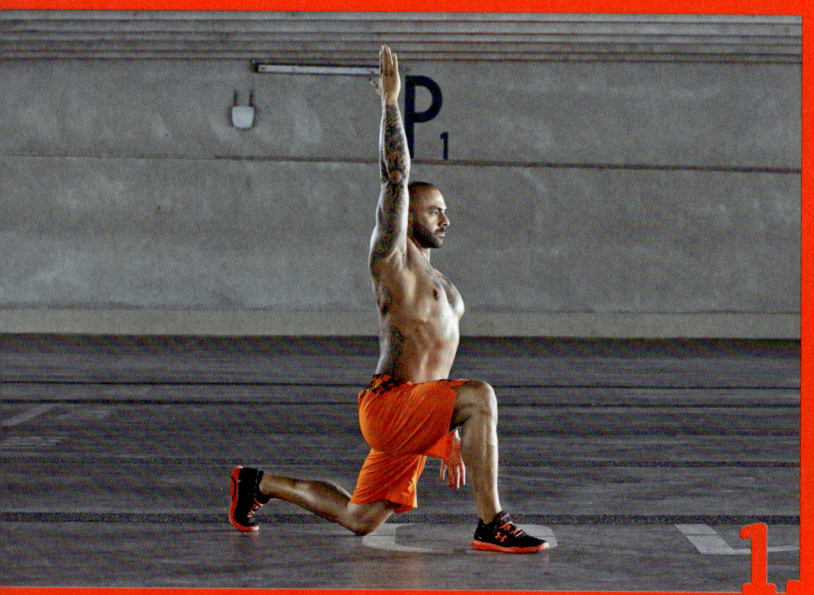 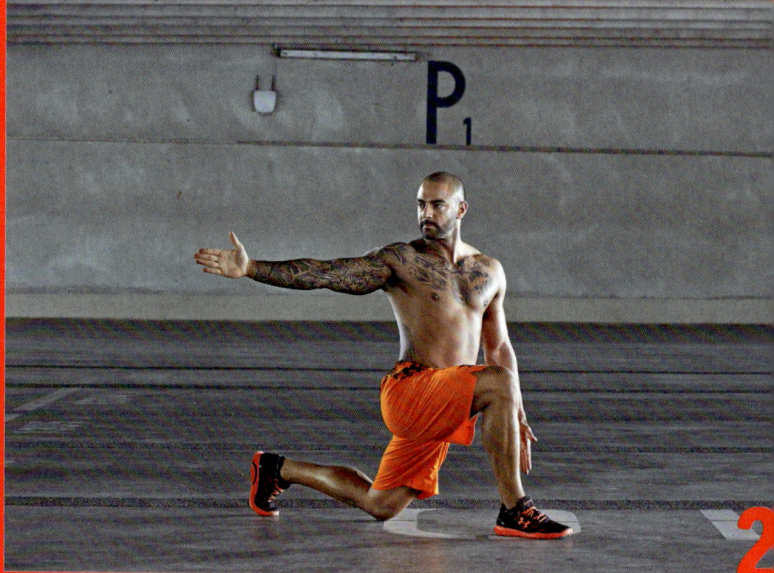

1. Führe aus dem Stand mit dem rechten Bein einen großen Schritt nach vorn aus und komme in eine tiefe Ausfallschrittposition. Das rechte Bein ist rechtwinklig aufgestellt, das Knie über dem Sprunggelenk. Setze das linke Knie auf dem Boden ab. Es befindet sich so weit hinter der Hüfte, dass du einen leichten Zug im linken Hüftbeuger spürst. Strecke nun den rechten Arm nach oben, der linke Arm zeigt gestreckt zum Boden.

2. Führe jetzt den rechten Arm gestreckt nach hinten und drehe gleichzeitig den Oberkörper sanft nach rechts. Die Dehnung im Hüftbeuger verstärkt sich dadurch. Halte für etwa 30 Sekunden.

WADENDEHNUNG

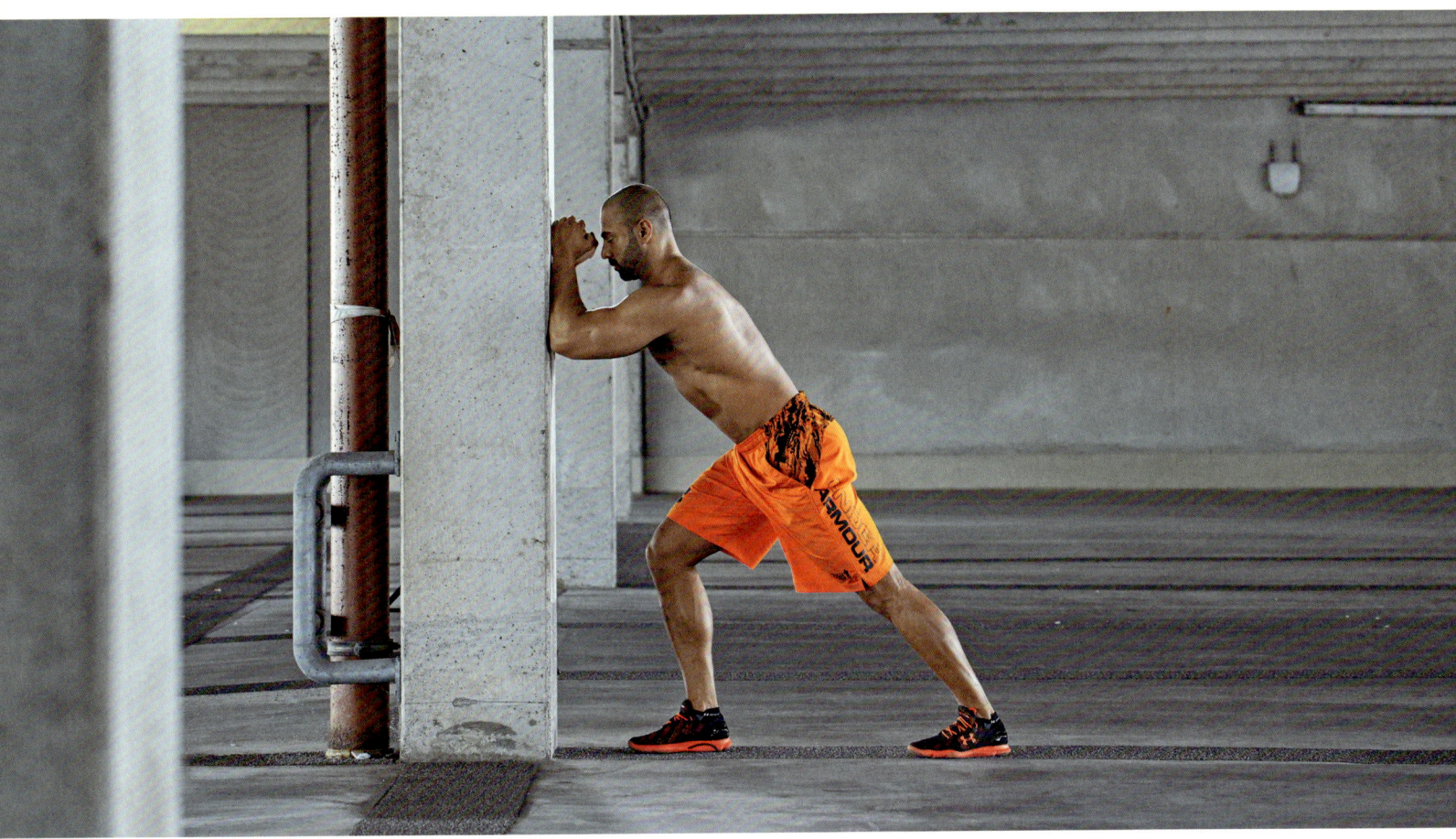

Stelle dich frontal vor eine Wand. Mache mit dem linken Bein einen Schritt nach hinten und setze den ganzen Fuß auf dem Boden ab. Das Bein ist dabei gestreckt. Das rechte Bein ist leicht gebeugt. Winkle die Arme nach oben an und stütze dich mit den Unterarmen gegen die Wand. Du spürst eine Dehnung in der linken Wade. Halte für etwa 30 Sekunden.

LAUFEN

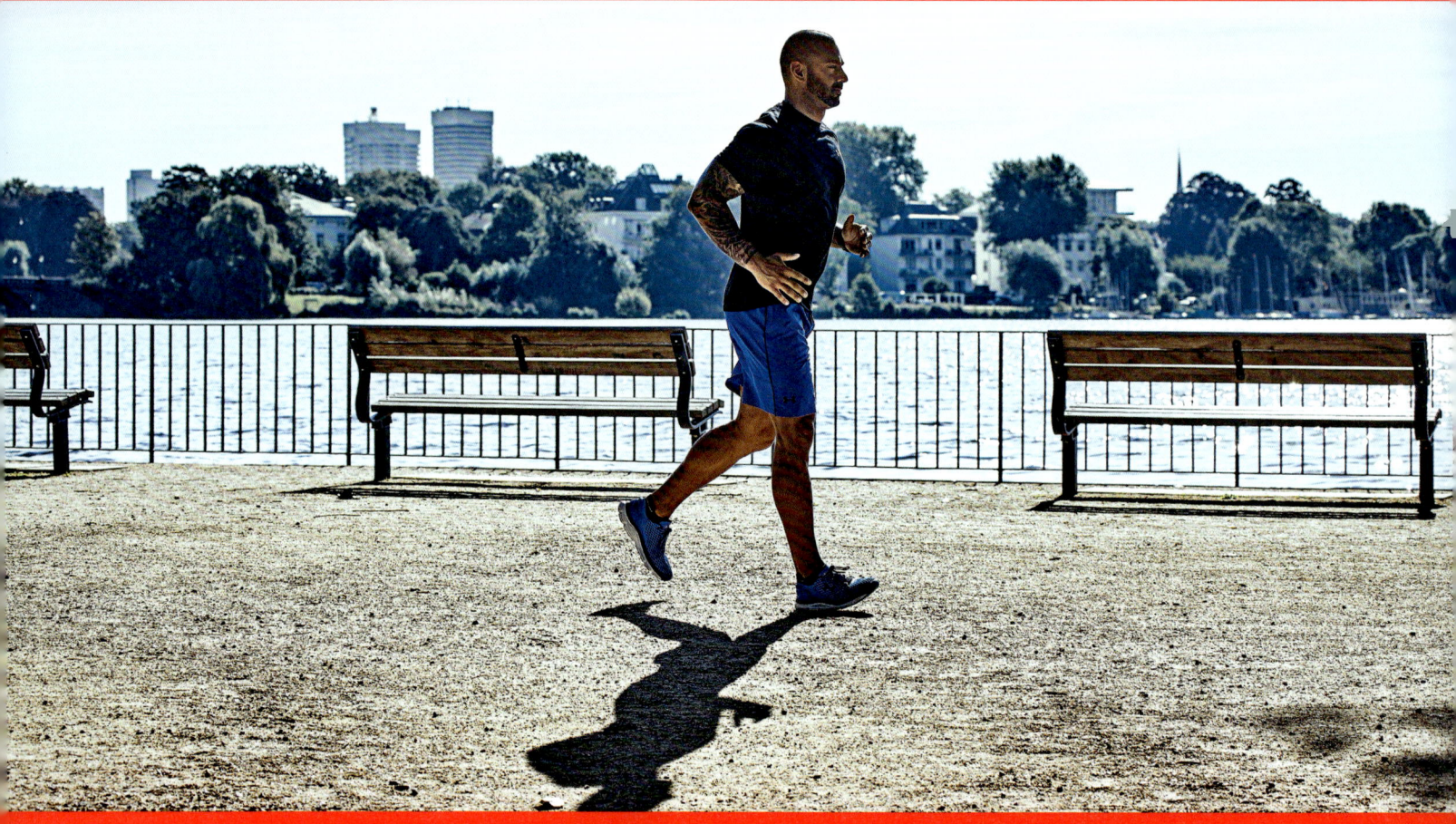

Beim Laufen hat jeder sein eigenes individuelles Tempo. Achte darauf, dass du eher langsam als zu schnell läufst, und atme gleichmäßig. Die Arme werden locker neben dem Körper mitgeführt.

SPRINTEN

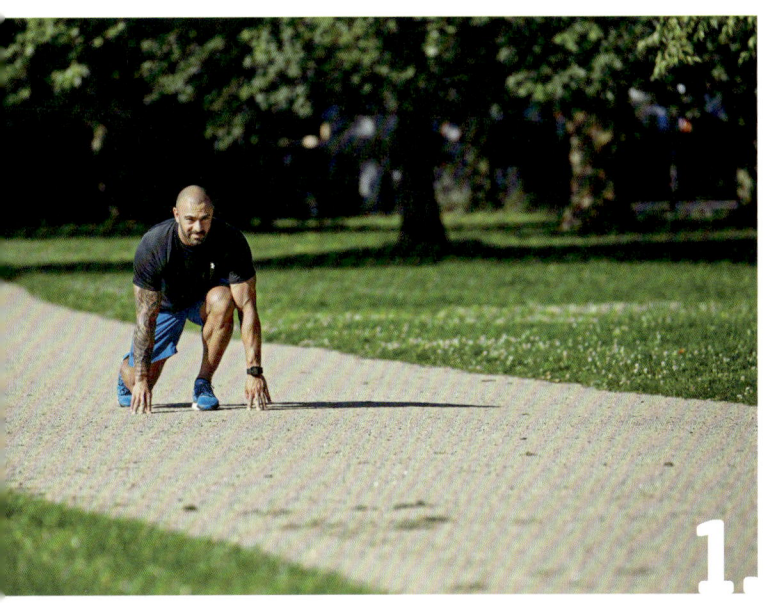 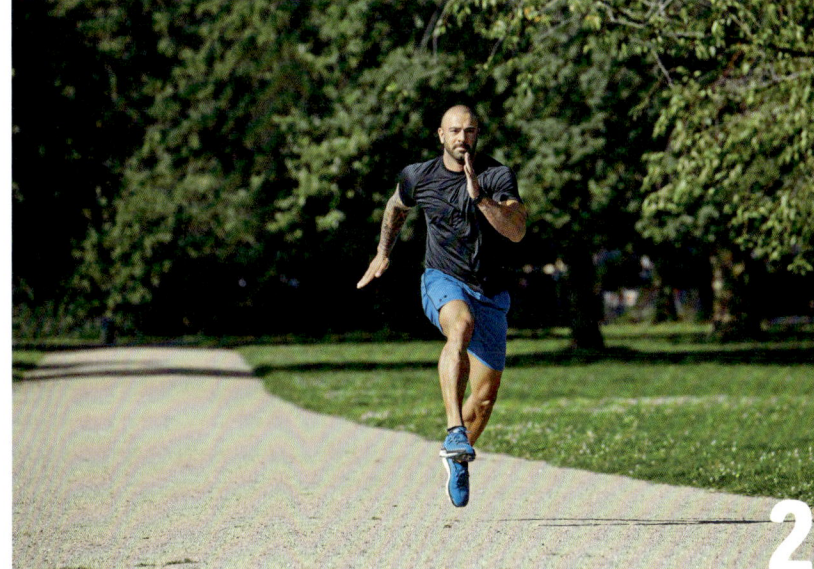

1. Beginne in einer tiefen Startposition. Stelle ein Bein vorn auf, mache mit dem anderen einen großen Schritt nach hinten und senke das Knie Richtung Boden ab, ohne es abzusetzen. Platziere die Fingerspitzen links und rechts neben dem vorderen Fuß. Schaue nach vorn.

2. Dann richte dich explosiv auf und sprinte, so schnell du kannst, los. Achte darauf, die Arme mitzunehmen; sie sind angewinkelt und eng am Körper. Ziehe die Knie beim Sprinten so weit wie möglich nach oben.

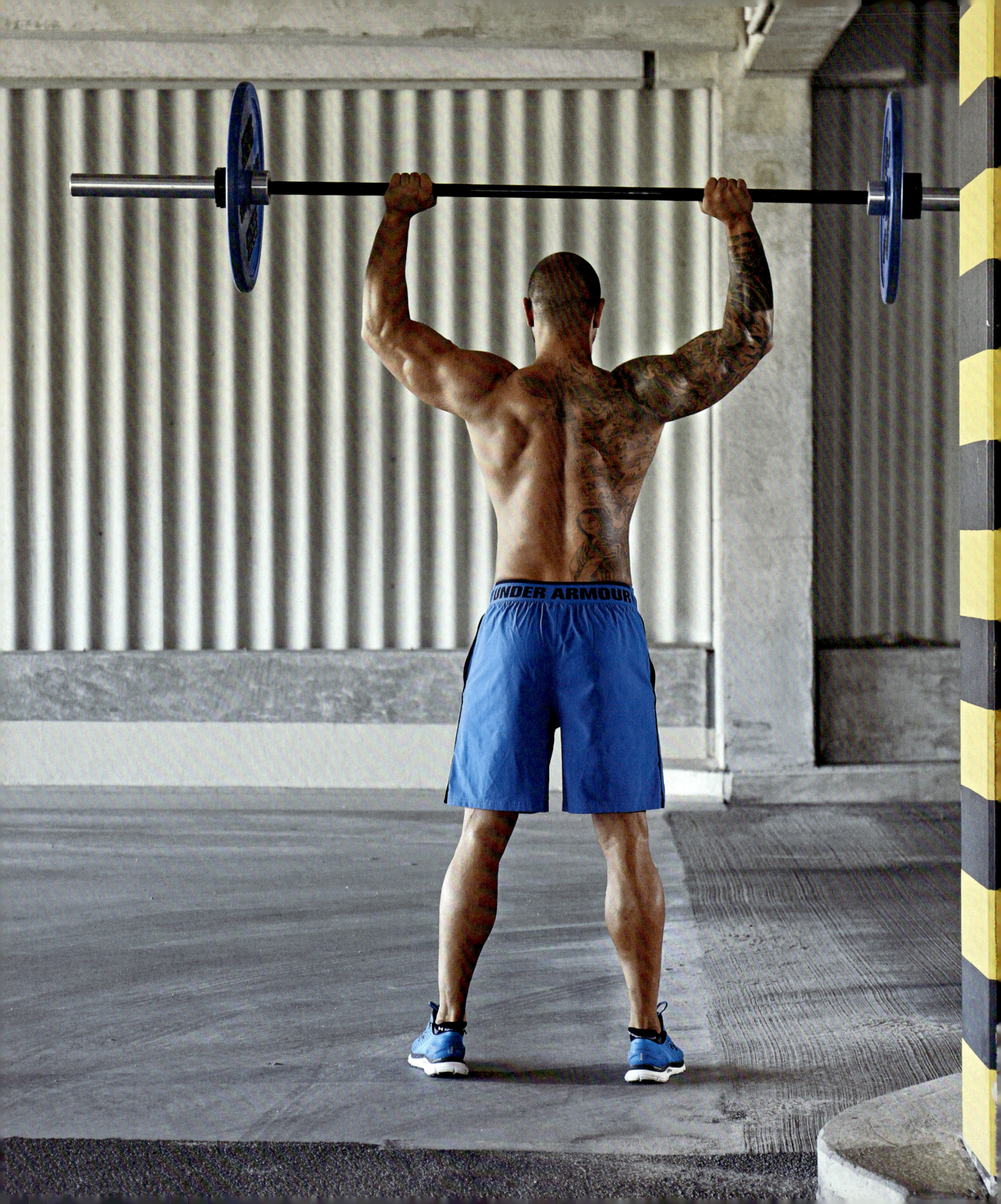

DAS POWER-MUSKEL-PROGRAMM

Zwölf Wochen gilt jetzt wieder NO EXCUSES! Mehr Muskelmasse, weniger Körperfett, maximale Leistung – all diese Ziele erreichst du mit meinem brandneuen Programm! Mit der innovativen Kombination aus Langhantel- und Mobilisationsübungen sowie Sprints wirst du in nur drei Monaten dein Fundament aufbauen, von Woche zu Woche stärker werden und deine Fitness massiv verbessern. Ich bin dabei an deiner Seite. Gemeinsam schaffen wir das! Bist du bereit?

GET STARTED

Kommt dir folgendes Szenario aus dem Gym bekannt vor? Da gibt's zum einen die Leute, die Woche für Woche, Tag für Tag trainieren, aber nie richtig Masse aufbauen. Dann gibt's noch die Typen, die immer breiter werden und so viel Masse aufbauen, dass man Angst hat, sie würden bald explodieren. Doch warum sind bei der einen Gruppe keine Fortschritte sichtbar, während beim anderen Teil das Limit längst erreicht und alles too much ist? Vielleicht antwortest du mir jetzt, es liege an den Genen oder der Ernährung, doch die Lösung ist viel einfacher.

MEINE BASICS FÜR MEHR KRAFT

Die folgenden Tipps sind essenziell für deinen Erfolg – besonders beim Training mit der Langhantel. Orientiere dich an ihnen, wenn du bei den Übungen im 12-Wochen-Programm dein Gewicht wählst.

1. SAUBERE TECHNIK, WENIGER GEWICHT

Du musst nicht massig Gewicht auflegen. Du bist schließlich kein Olympiateilnehmer, sondern es geht nur um dich und deinen Körper. Nimmst du zu viel Gewicht, leidet zudem deine Übungsausführung. So wirst du auf Dauer keinen Schritt weiterkommen, im Gegenteil, es wird dich zurückwerfen. Irgendwann musst du das Gewicht reduzieren und bist nur noch frustriert. Ob du das richtige Gewicht gewählt hast, erkennst du daran, wenn du acht saubere Wiederholungen schaffst. Klappt das nicht, nimmst du so lange

Gewicht weg, bis das möglich ist. Es kann sogar sein, dass du trotz weniger Gewicht am nächsten Tag einen stärkeren Muskelkater hast – ein Zeichen dafür, dass du den Muskel richtig gefordert hast.

2. SICH NICHT UNTERSCHÄTZEN UND GRENZEN AUSLOTEN

Deine Ausführungen sind sauber, aber du traust dich nicht, das Gewicht zu steigern? Dann unterschätzt du dich gewaltig! Sehr viele Trainierende glauben, sie haben zu wenig Kraft, und versuchen erst gar nicht, mehr Gewicht zu stemmen. Deshalb bleiben leider auch die Fortschritte aus. Gib nicht auf, bevor du es nicht ausprobiert hast.

Versuche doch einmal Folgendes: Lade beim Bankdrücken 1,5 bis 2,5 Kilo mehr auf und ich verspreche dir, dass du zumindest ein paar Wiederholungen schaffst. Du bist stärker, als du denkst! Du musst es dir nur zutrauen!

DEIN ZIEL: DER OPTIMALE PUMP

Der Pump ist für alle Bodybuilder das Nonplusultra. Es ist dieses einmalige Gefühl, wenn dein Muskel bis zum Platzen aufgepumpt ist. Es gibt für mich nichts Vergleichbares. Wenn du einen Satz Bizeps-Curls machst und den Pump spürst, dann trainierst du richtig und dein Bizeps ist prall gefüllt mit Blut. Alle Nährstoffe, die sich im Blut befinden, stehen in diesem Augenblick dem Muskel zur Verfügung. Dein Ziel sollte sein, den Pump über die ganze Krafttrainingseinheit zu maximieren und zu erhalten. Wenn der Pump verschwindet, dann hat deine Session nicht den Erfolg gebracht, den sie hätte bringen können. Um das Maximum aus deinem Workout herauszuholen, musst du lernen, auf deinen Körper zu hören. Ich weiß, gerade am Anfang fehlt einem dieses Feeling und es wird dir schwerfallen, deine Gedanken auf den Muskel, der gerade trainiert wird, zu fokussieren. Aber keine Sorge: Mit viel Übung und Geduld wirst du ein immer besseres Körperbewusstsein bekommen mit fantastischen Ergebnissen.

SO STEIGERST DU DEINE KRAFT

1. Notiere in deinem Trainingsplan neben den Übungen immer die geschaffte Wiederholungszahl und das Gewicht. So kannst du von Trainingseinheit zu Trainingseinheit deine Steigerungen nachvollziehen.
2. Schaffst du bei einer Übung zehn saubere Wiederholungen, steigere das Gewicht um 1,5 bis 2,5 Kilo.
3. Grundsätzlich gilt, circa alle zwei Wochen das Gewicht zu erhöhen.

Du wirst schnell feststellen, dass du stärker wirst. Klar, die Voraussetzungen dafür sind saubere Wiederholungen und eine disziplinierte, eiweißreiche Ernährung.

DIE TRAININGSZYKLEN

Die nächsten zwölf Wochen verlange ich von dir Disziplin, Kampfgeist und 100 Prozent Einsatz. Dafür wirst du am Ende der drei Monate mit unglaublichen Resultaten belohnt. Du wirst kräftiger, muskulöser und fitter sein! Mein Power-Muskel-Programm ist ein ganzheitliches Workout, das Mobilisations-, Krafttrainings-, Ausdauereinheiten und die Regeneration mit Faszienmassage und Dehnübungen miteinander verbindet.

Zyklus 1, Woche 1 bis 3: Du baust dein Fundament mit einem klassischen Kraftsystem (4 Sätze, 10 Wiederholungen) auf und verbesserst deine Grundausdauer.

Zyklus 2, Woche 4 bis 6: Hier liegt der Fokus auf dem Kraftaufbau. Ziel ist es, mehr Gewicht zu stemmen. Du wirst eine Kombination aus einem klassischen Kraftaufbausystem sowie einem Muskelmasseaufbausystem anwenden. Zudem wirst du deine Grundausdauer optimieren.

Zyklus 3, Woche 7 bis 12: Im letzten Drittel wirst du immer noch schwerpunktmäßig am Kraft- und Muskelmasseaufbau arbeiten, zusätzlich wirst du deine Explosivkraft erhöhen. Das erreichst du durch mein spezielles Sprinttraining, das dir zu mehr Leistung und Muskelmasse verhilft.

SO SIEHT DEINE TRAININGSWOCHE AUS

Neben Warm-up, Mobilisationsteil, Ausdauereinheit sowie Faszienmassage und Dehnübungen besteht dein Haupttraining aus drei unterschiedlichen Krafttrainingsplänen, die als A, B und C bezeichnet werden. Trainingsplan D ist die Ausdauereinheit. Du wirst an vier Tagen pro Woche trainieren, die restlichen Tage pausierst du. So sieht deine Trainingswoche aus:

Tag 1	Tag 2	Tag 3	Tag 4
A/Kraft	Pause	B/Kraft	Pause

Tag 5	Tag 6	Tag 7	
C/Kraft	Pause	D/Ausdauer	

ZYKLUS 1
WOCHE 1 BIS 3

OKAY, LEGEN WIR LOS! DU STEHST AM BEGINN DEINES PERSÖNLICHEN POWER-MUSKEL-PROGRAMMS. DIE ERSTEN DREI WOCHEN SIND NICHT UNBEDINGT ZUM WARMWERDEN. DA GEHT'S SCHON RICHTIG ZUR SACHE. UNTERSCHÄTZE DICH NICHT BEIM KRAFTTEIL. DU SCHAFFST MEHR, ALS DU GLAUBST. ABER DENKE AN EINE SAUBERE TECHNIK. ALSO RAN AN DIE GEWICHTE!

Zyklus 1, Woche 1 bis 3

Jede Übung jeweils 2 Minuten ausführen.
1. Jumping Jack (Seite 86)
2. Jumping Jack in Schrittstellung (Seite 87)

Alternative: 4 Minuten Seilspringen (Seite 85)

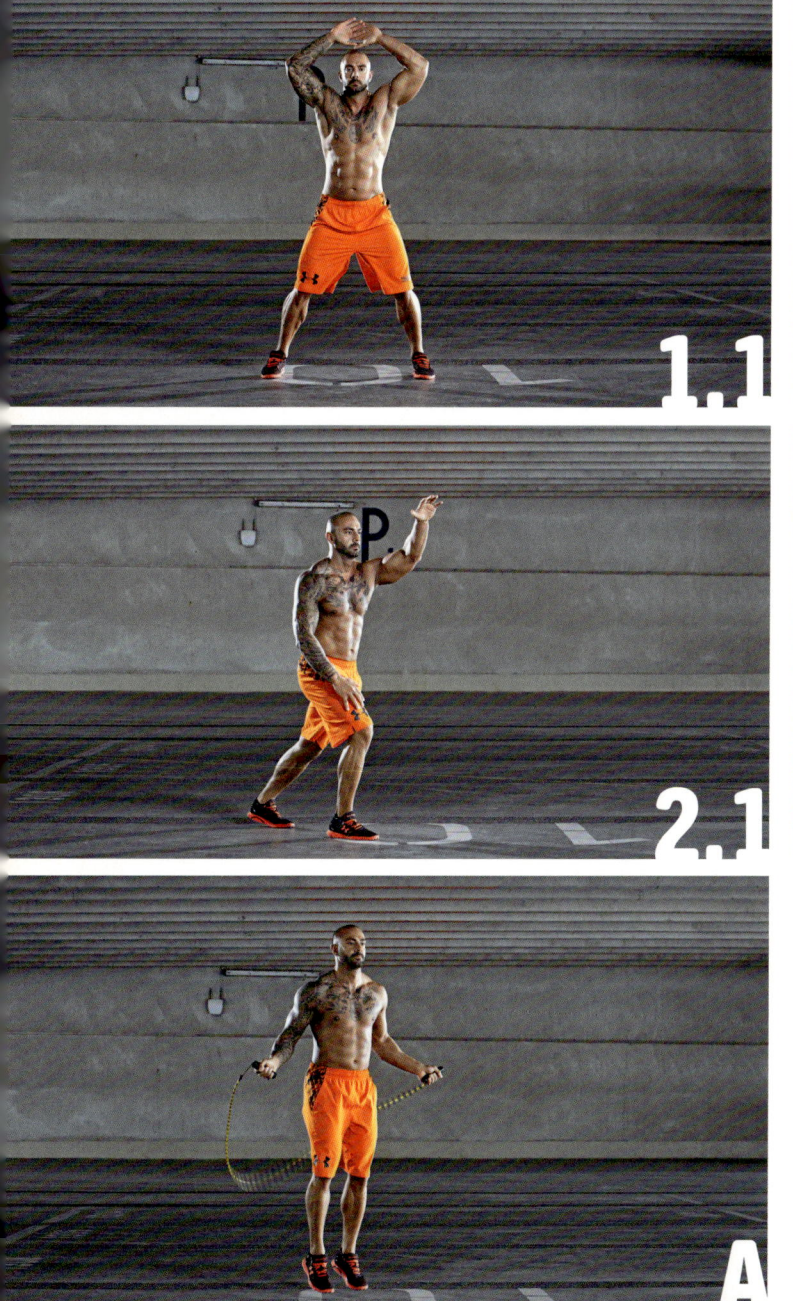

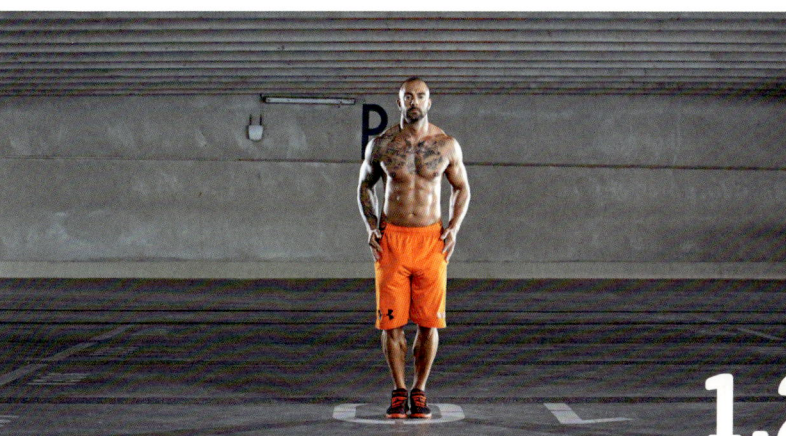

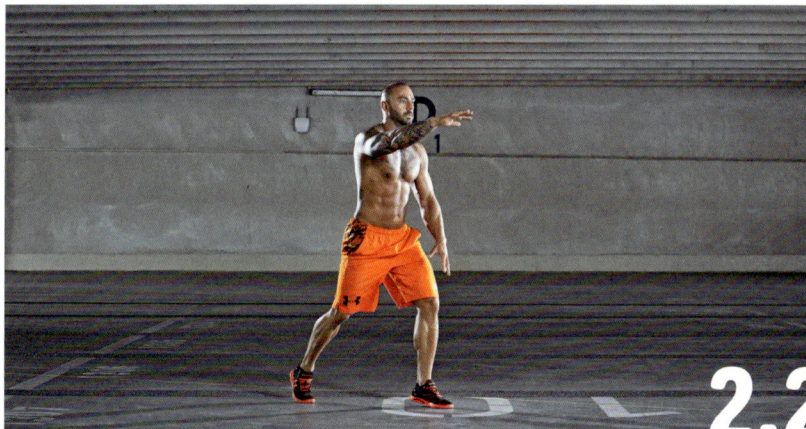

MOBILISATION

Jede Übung jeweils 1 Minute ausführen.

1. Schulterkreisen (Seite 88)

2. Armkreuzen (Seite 90)

3. Hohes Gehen (Seite 92), im Wechsel

4. Beinschwingen (Seite 94), 30 Sekunden pro Seite

5. Seitliches Beinschwingen (Seite 95), 30 Sekunden pro Seite

6. Sumo-Kniebeuge mit Oberkörperrotation (Seite 96/97)

7. Ausfallschritt mit Seitbeuge (Seite 99), im Wechsel

8. Tiefer seitlicher Ausfallschritt (Seite 98), im Wechsel

9. Brustrotation im Vierfüßlerstand (Seite 101), 30 Sekunden pro Seite

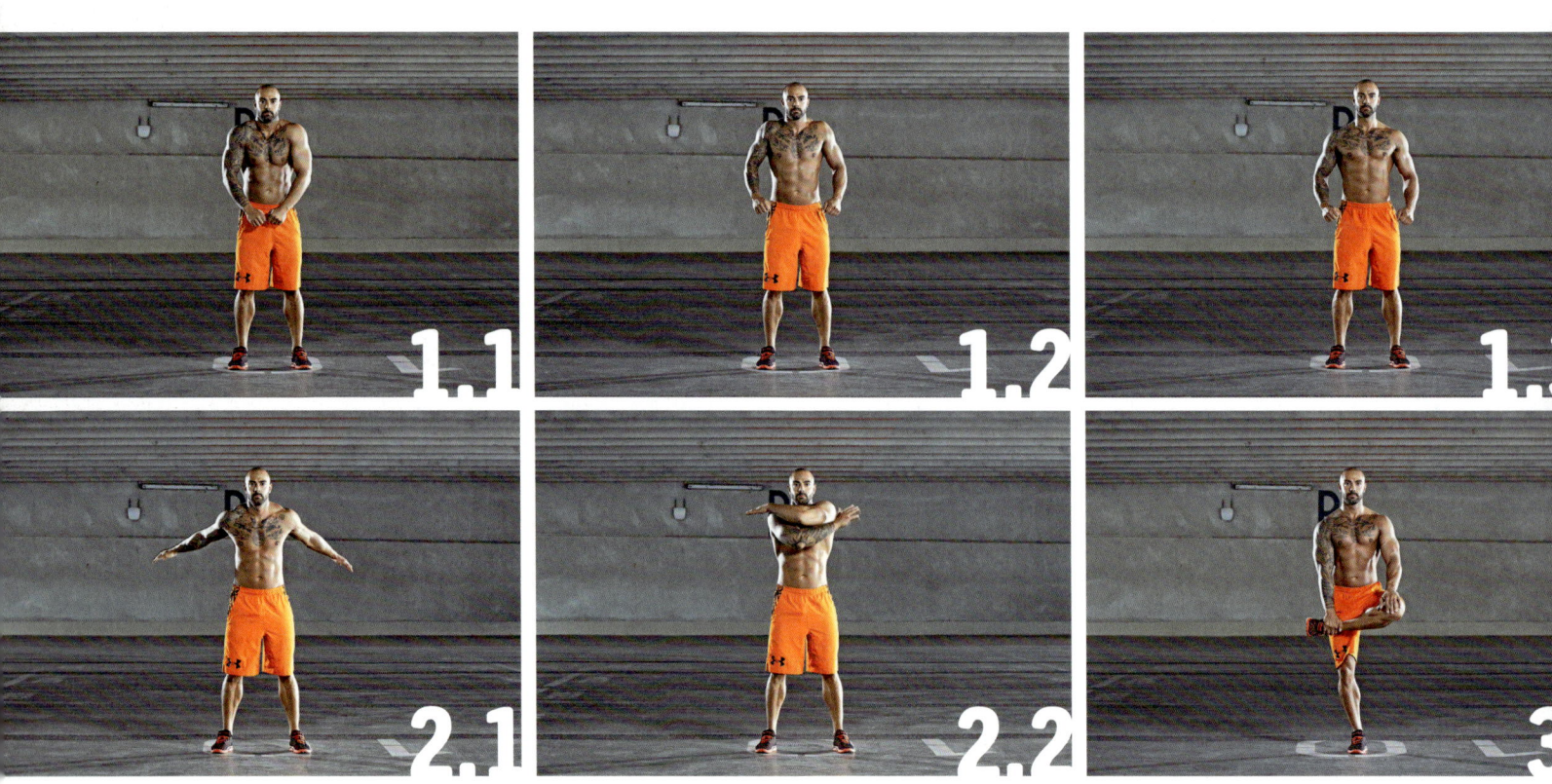

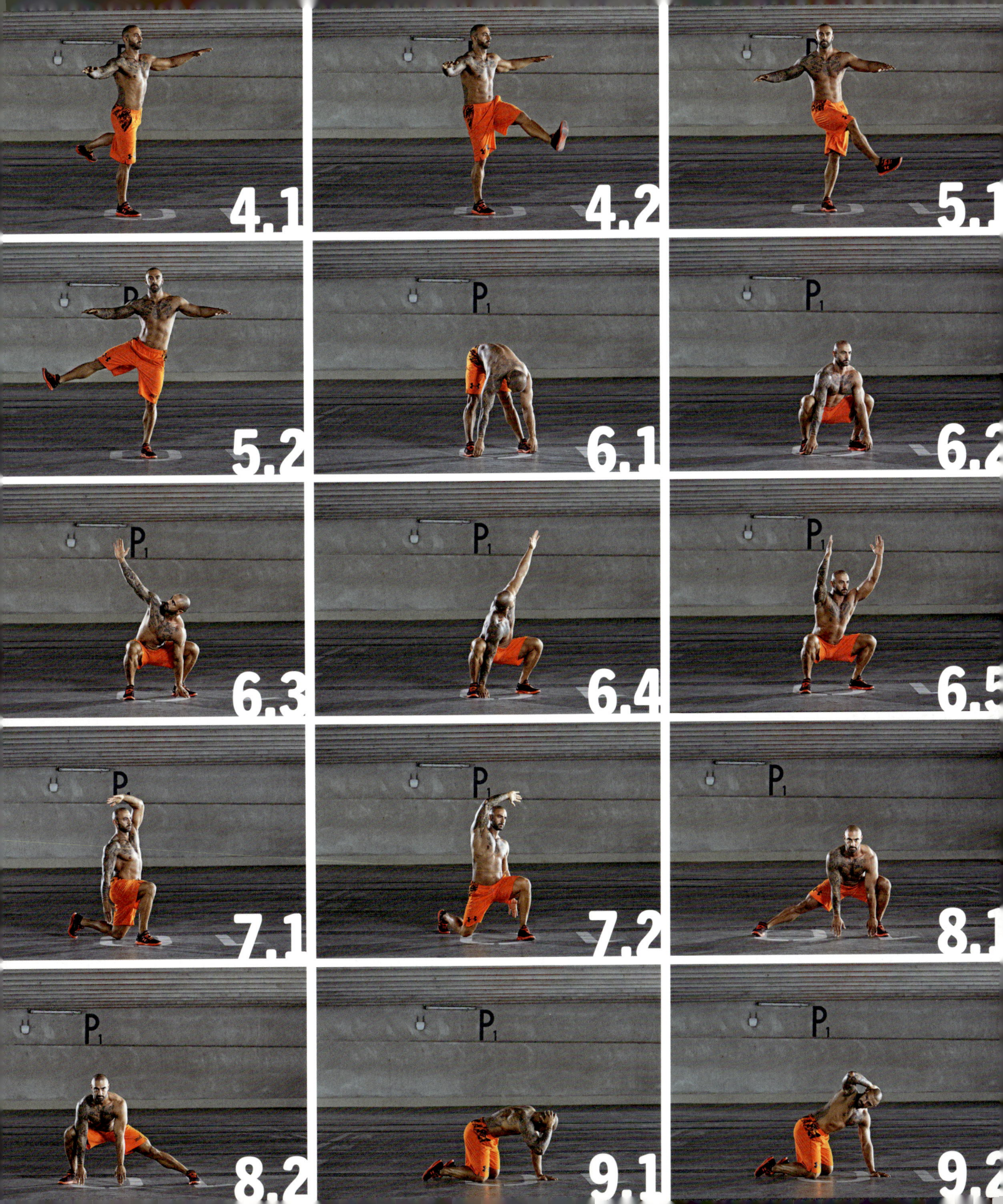

HAUPTTRAINING KRAFT

Trainingsplan A

Jede Übung besteht aus 4 Sätzen mit je 10 Wiederholungen.
Zwischen den Sätzen 45 bis 60 Sekunden Pause einlegen.
Nach jeder Übung 60 bis 90 Sekunden Pause einlegen.

1. Kniebeuge (Seite 109)
2. Kreuzheben (Seite 102)
3. Weites Bankdrücken (Seite 113)
4. Klassischer Klimmzug (Seite 116)
5. Vorgebeugtes Rudern (Seite 104)

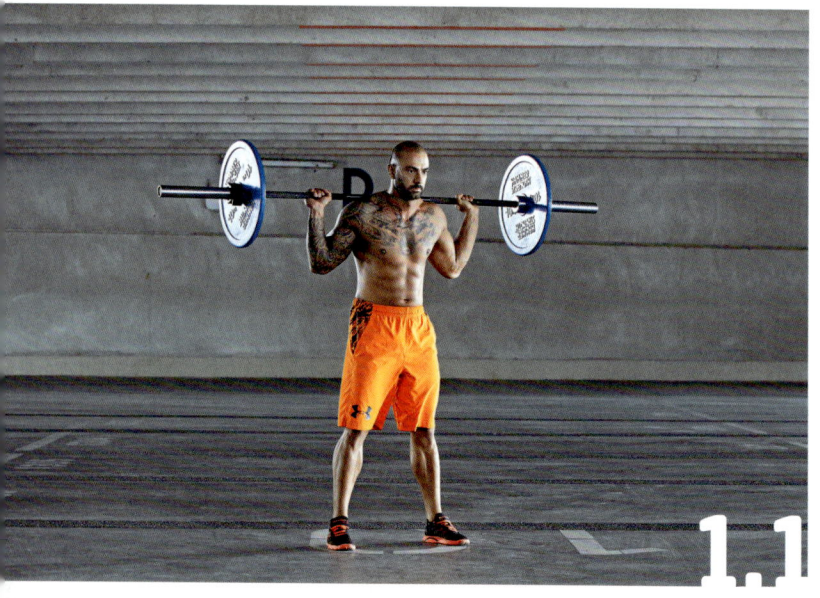
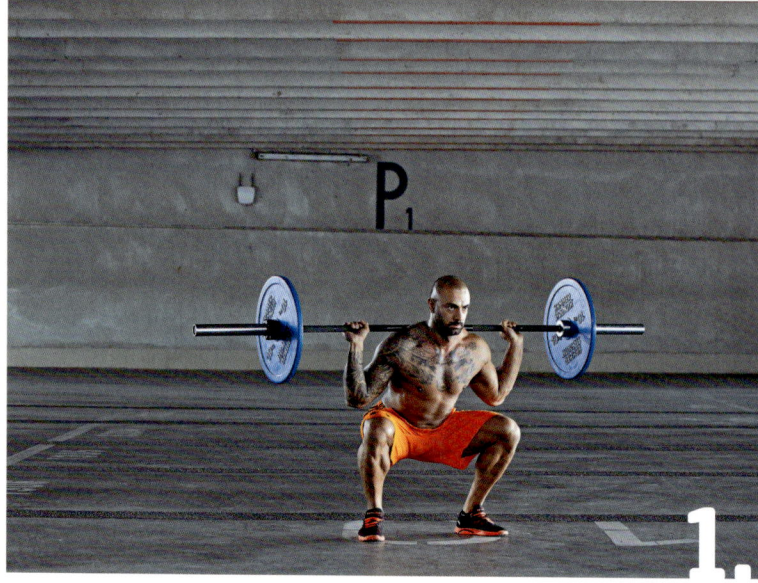

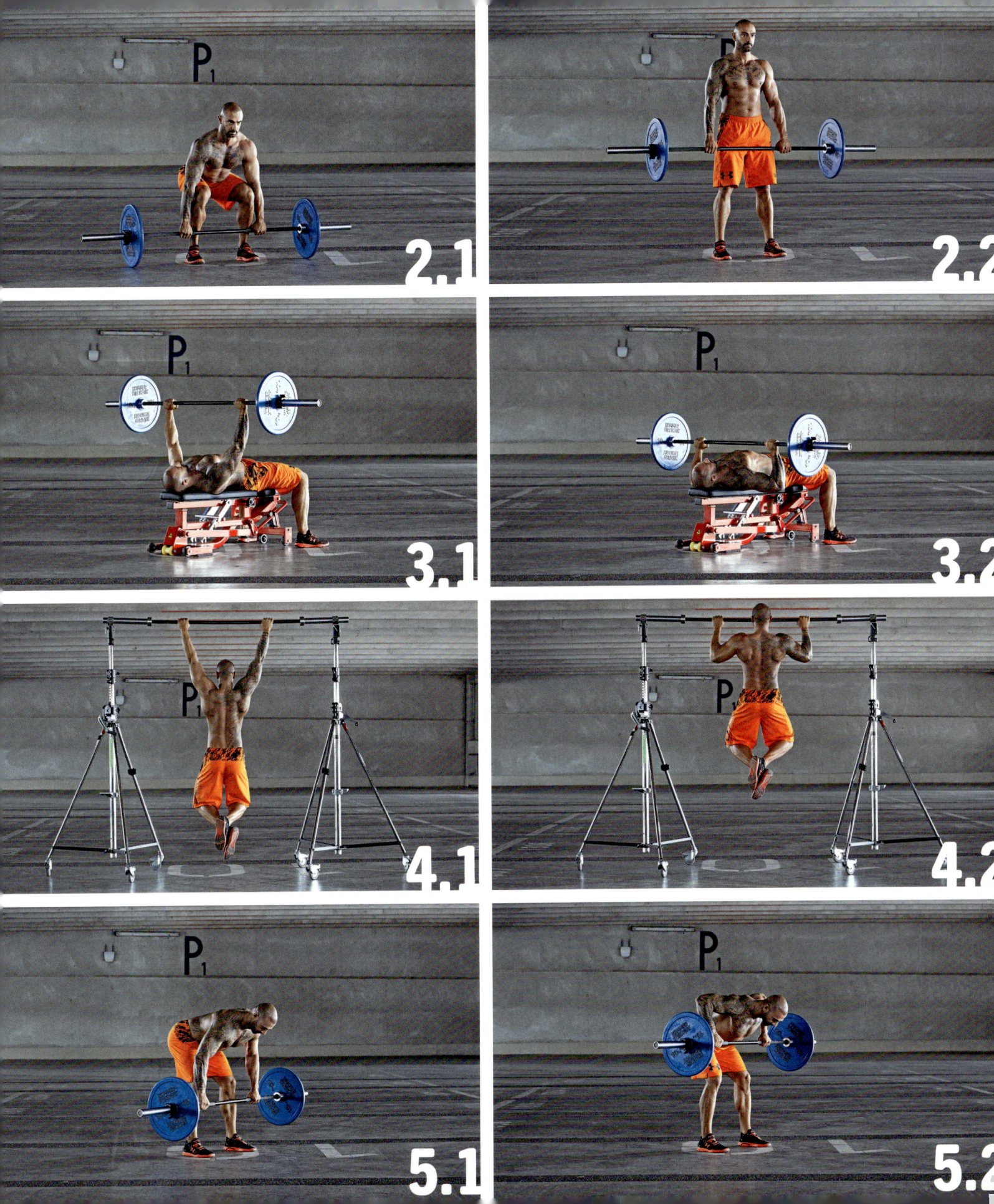

HAUPTTRAINING KRAFT

Trainingsplan B

Die folgende Muskelaufbau- und Kraftaufbaumethode wird auch German Volume Training genannt.

Jede Übung besteht aus 10 Sätzen mit je 10 Wiederholungen.

Zwischen den Sätzen 45 bis 60 Sekunden Pause einlegen.

Nach jeder Übung 60 bis 90 Sekunden Pause einlegen.

1. Hängendes Beinheben (Seite 115)
2. Enges Bankdrücken (Seite 112)
3. Bizeps-Curl (Seite 105)

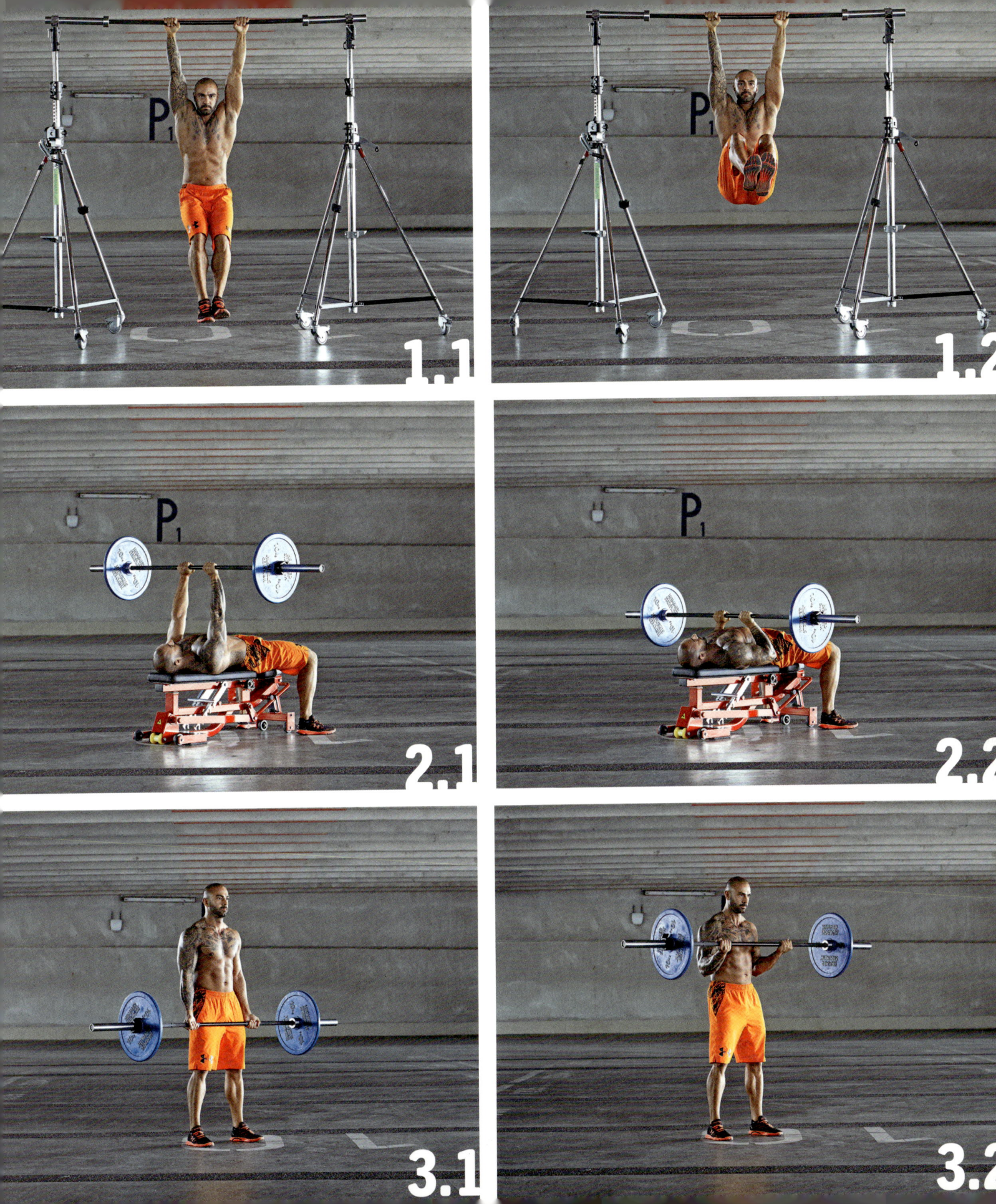

HAUPTTRAINING KRAFT

Trainingsplan C

Jede Übung besteht aus 5 Sätzen mit je 10 Wiederholungen.
Zwischen den Sätzen 45 bis 60 Sekunden Pause einlegen.
Nach jeder Übung 60 bis 90 Sekunden Pause einlegen.

1. Front-Kniebeuge (Seite 110)
2. Front-Ausfallschritt (Seite 108)
3. Schrägbankdrücken (Seite 114)
4. Aufrechtes Rudern (Seite 106)
5. Schulterdrücken (Seite 111)

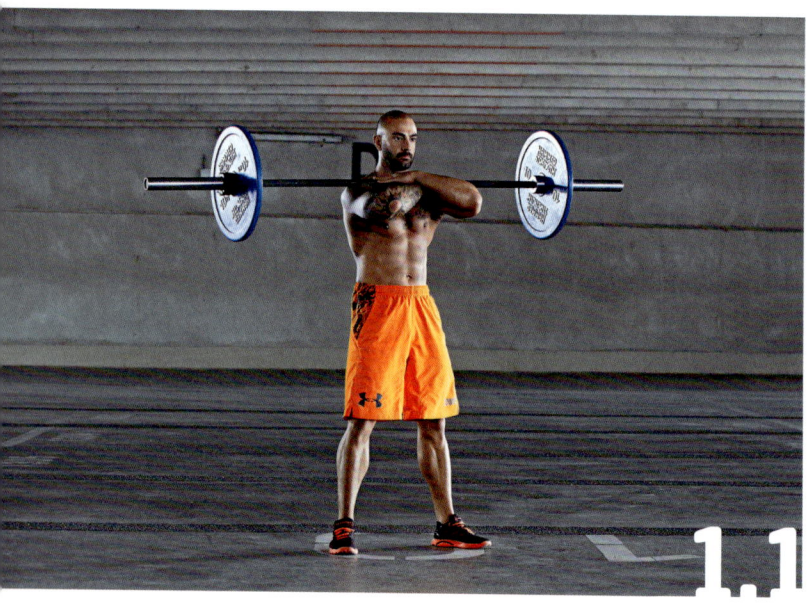
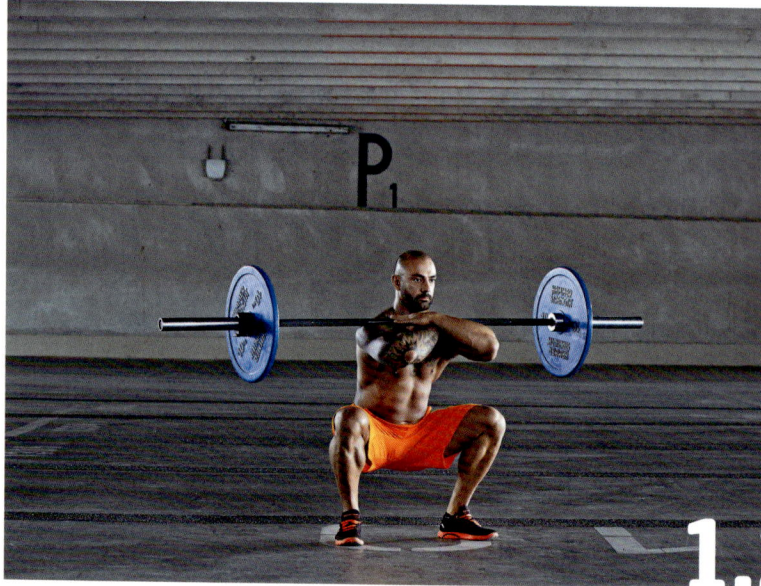

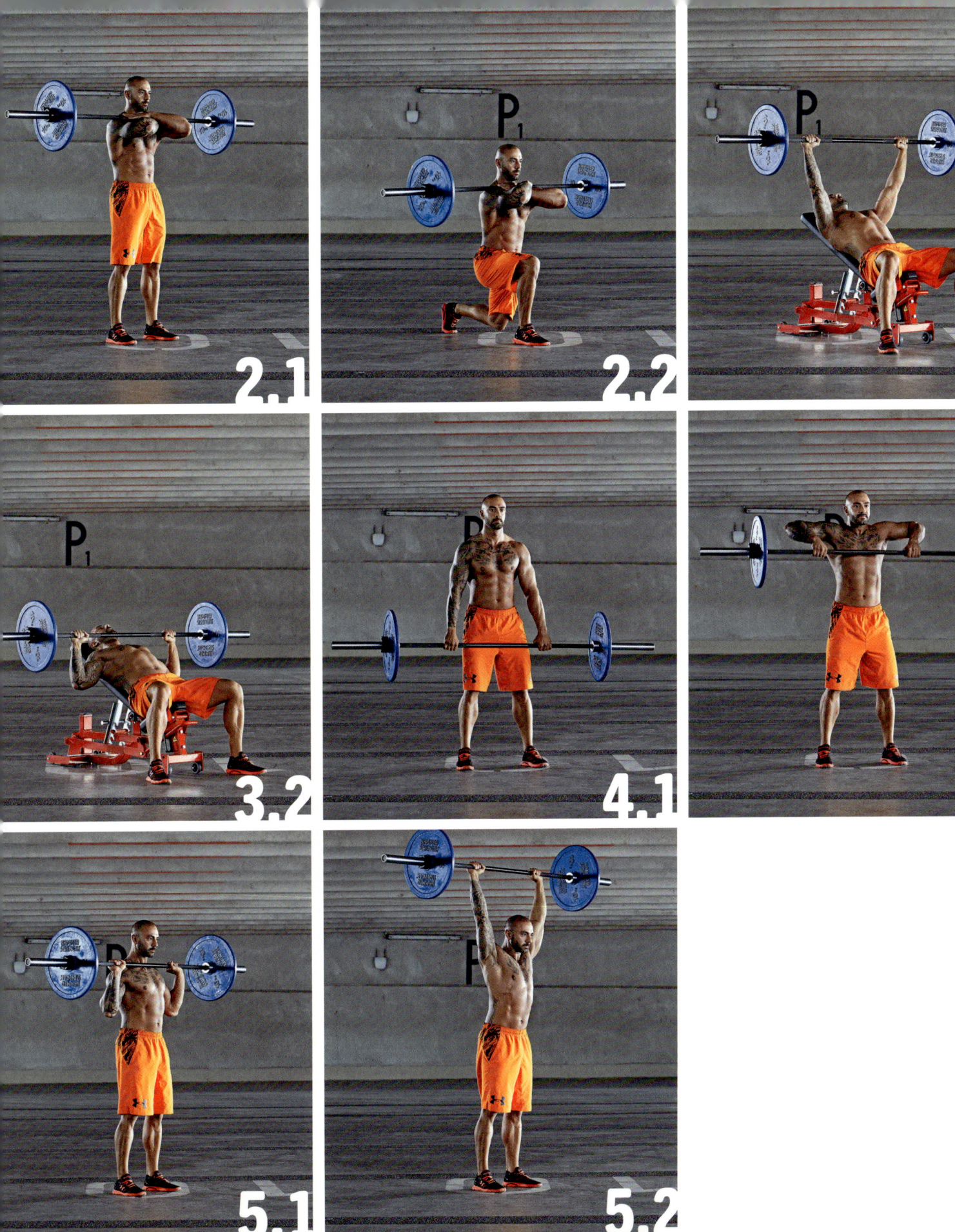

HAUPTTRAINING KRAFT

Faszienmassage nach jedem Krafttraining

Am Ende jeder Krafttrainingseinheit stehen die Übungen mit der Faszienrolle an. Führe jedes Ausrollen 1 Minute aus – das gilt ebenso für jede Oberschenkelseite, Gesäßhälfte und Wade – oder so lange es dir angenehm ist. Gönne dir diese Selbstmassage und gehe richtig in eventuelle Verspannungen rein.

1. Ausrollen des oberen Rückens (Seite 118)

2. Ausrollen des unteren Rückens (Seite 118)

3. Ausrollen des Gesäßes (Seite 119)

4. Ausrollen der Oberschenkelrückseite (Seite 119)

5. Ausrollen der Oberschenkelaußenseite (Seite 120)

6. Ausrollen der Oberschenkelinnenseite (Seite 120)

7. Ausrollen der Oberschenkelvorderseite (Seite 121)

8. Ausrollen der Wade (Seite 121)

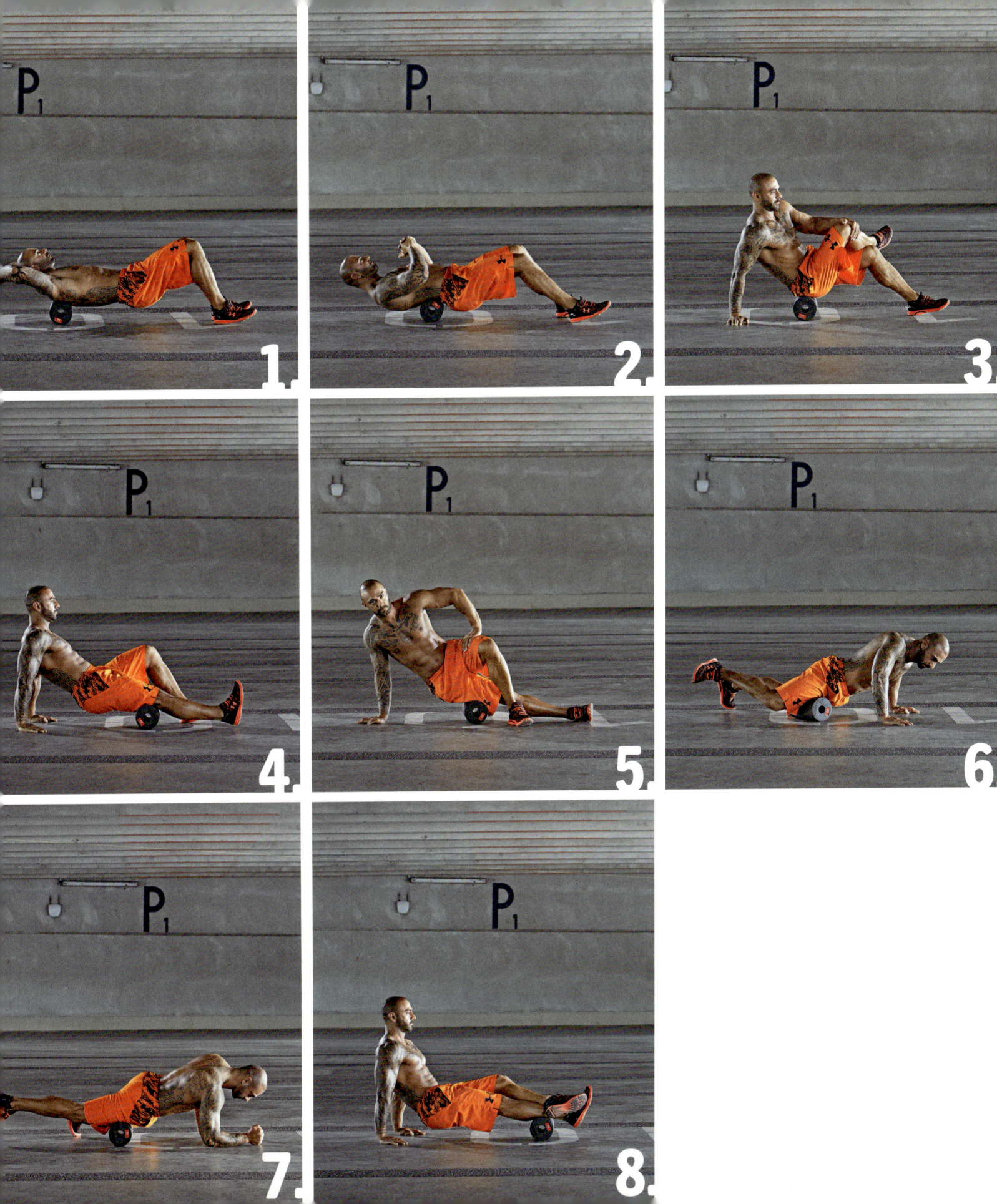

AUSDAUER

Trainingsplan D – Laufen

Nach so viel Krafttraining die ganze Woche über ist es an der Zeit, an deiner Grundausdauer zu arbeiten. Deshalb steht jetzt ein 4-Kilometer-Lauf auf dem Programm.

Deine Challenge für die nächsten drei Wochen: Stoppe die Zeit und versuche, dein Tempo von Woche zu Woche zu steigern.

Dehnen nach jeder Ausdauereinheit

Am Ende jeder Runningeinheit ist Dehnen angesagt. Halte jede Dehnung für mindestens 30 Sekunden, und zwar pro Seite. Es gilt: Gehe nur so tief in die Dehnung rein, wie es dir guttut.

1. Trizepsdehnung (Seite 122)
2. Brustdehnung (Seite 123)
3. Hüftbeugerdehnung (Seite 124)
4. Wadendehnung (Seite 125)

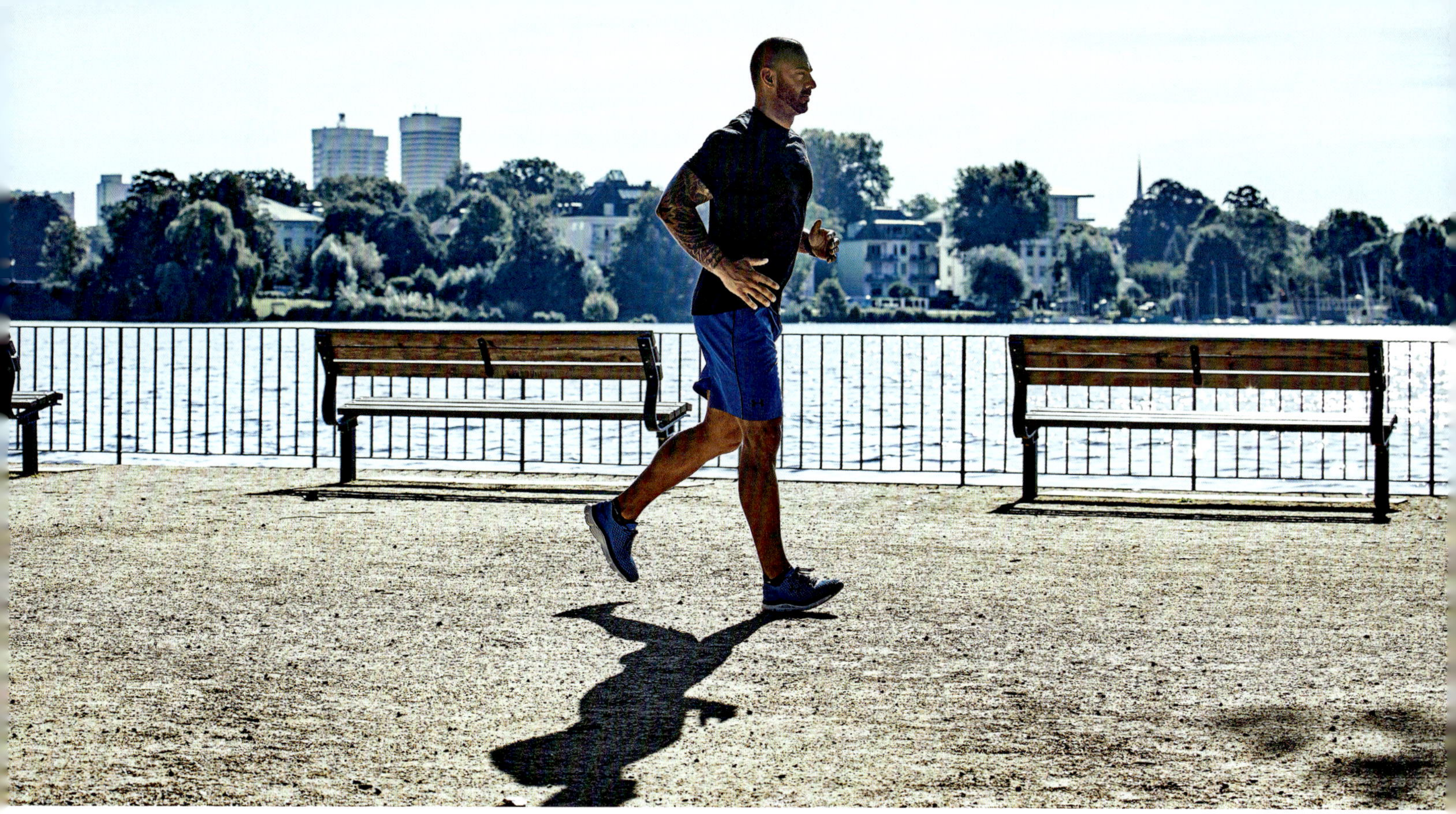

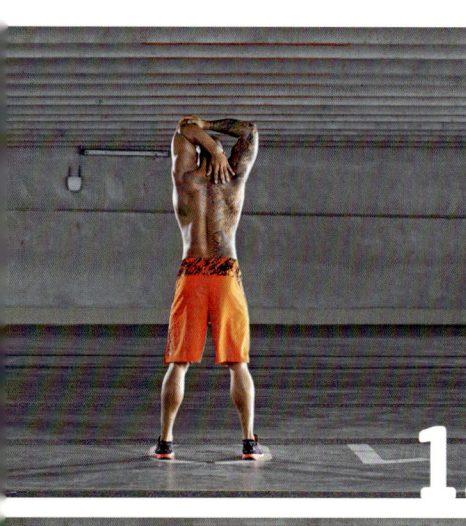

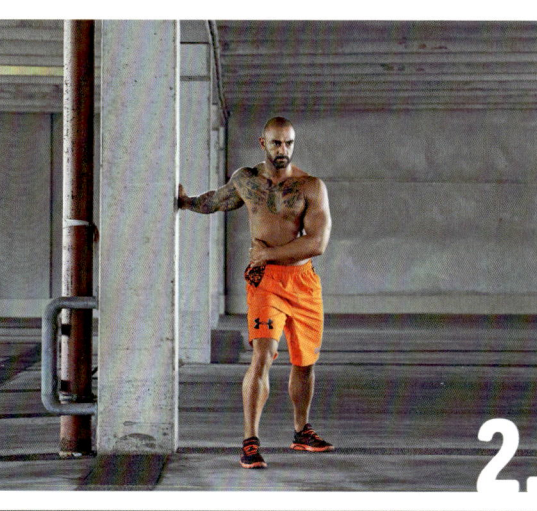

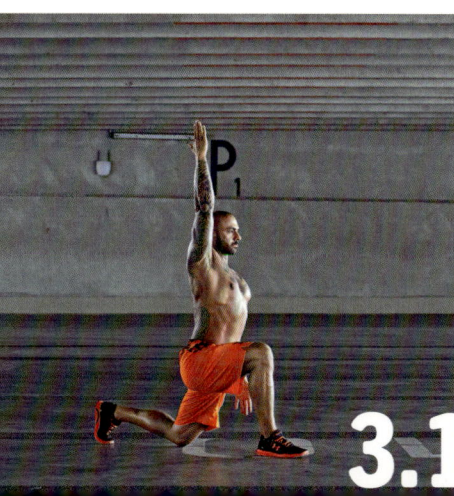

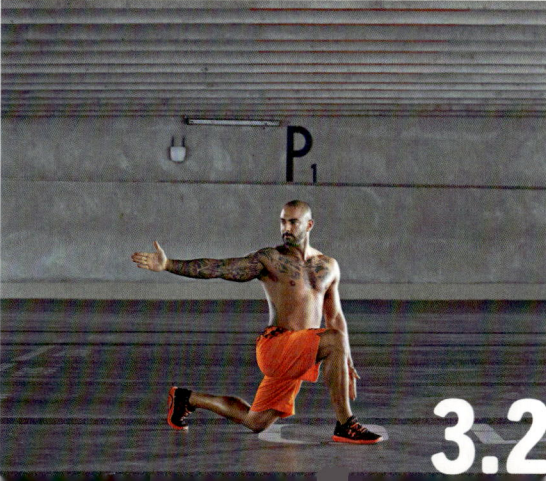

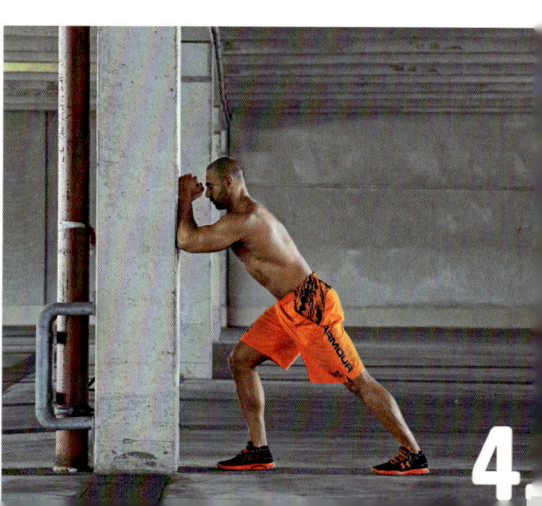

ZYKLUS 2 WOCHE 4 BIS 6

DU HAST DIE ERSTEN DREI WOCHEN MIT BRAVOUR GEMEISTERT. HERZLICHEN GLÜCKWUNSCH! JETZT GEHT ES MIT WOCHE 4 BIS 6 WEITER. STEIGERE IN DEN NÄCHSTEN WOCHEN DAS GEWICHT DEUTLICH FÜR MEHR MUSKELN. ZUDEM WIRST DU DEINE GRUNDAUSDAUER NOCH WEITER OPTIMIEREN.

Jede Übung jeweils 2 Minuten ausführen.
1. Jumping Jack (Seite 86)
2. Jumping Jack in Schrittstellung (Seite 87)

Alternative: 4 Minuten Seilspringen (Seite 85)

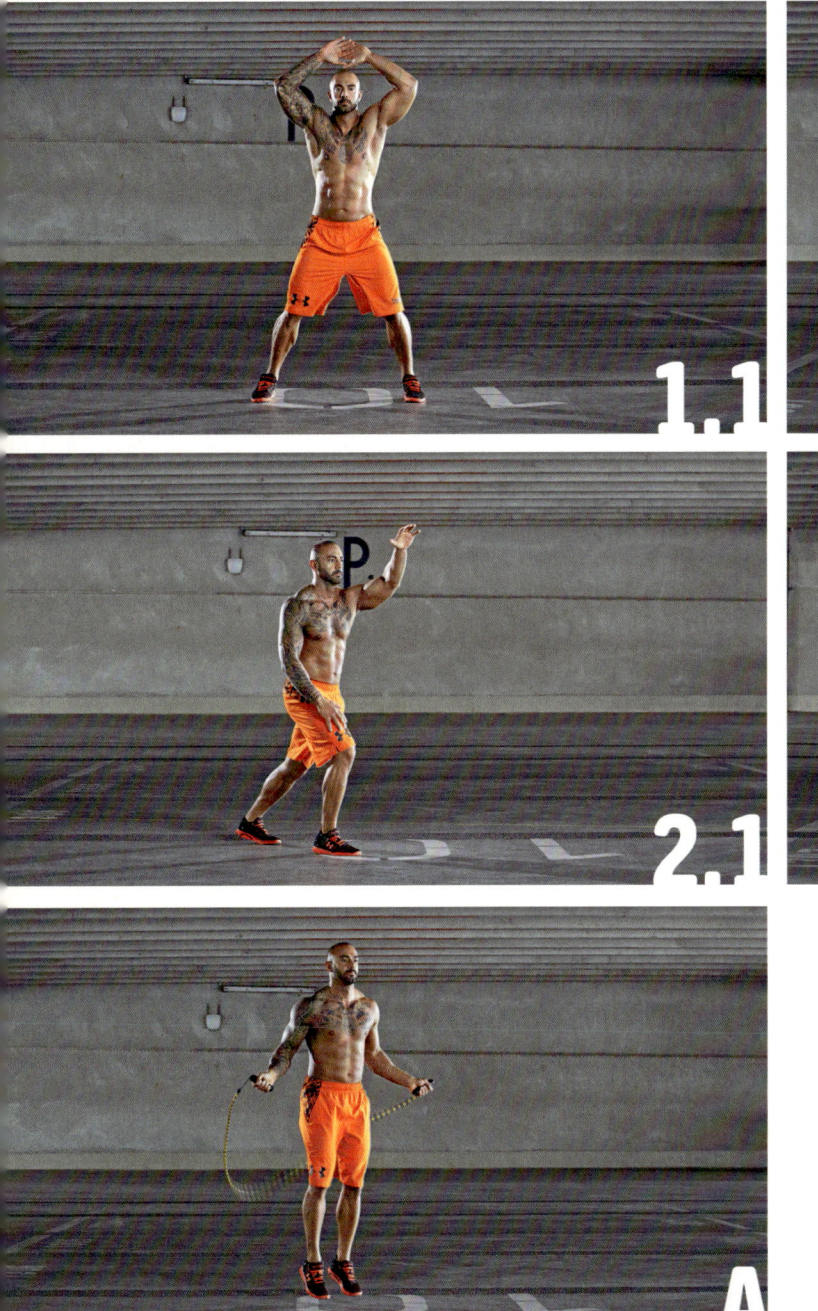

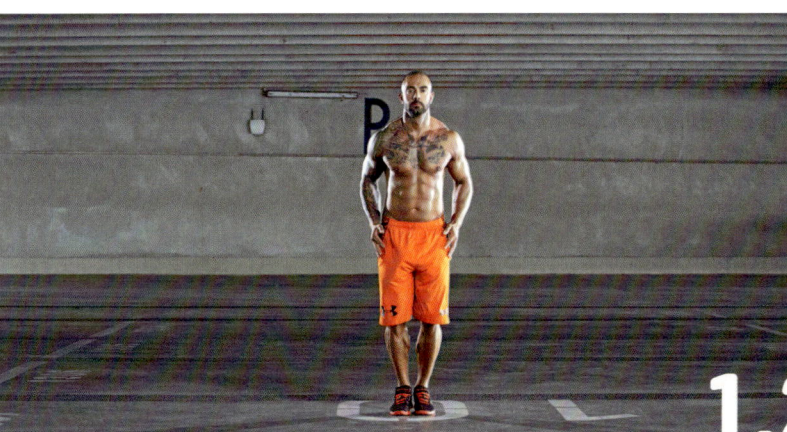

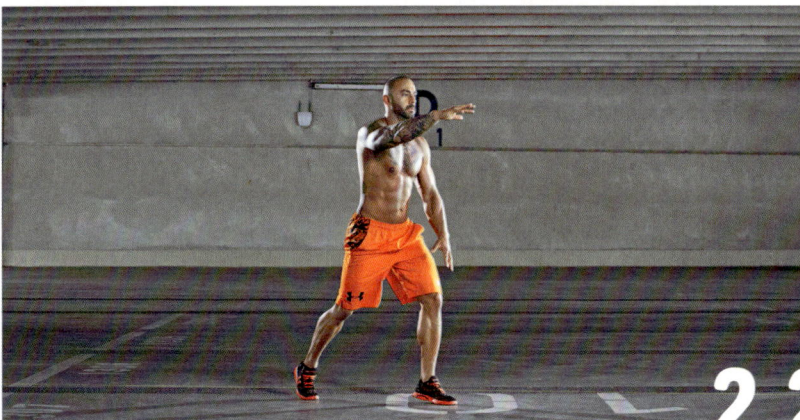

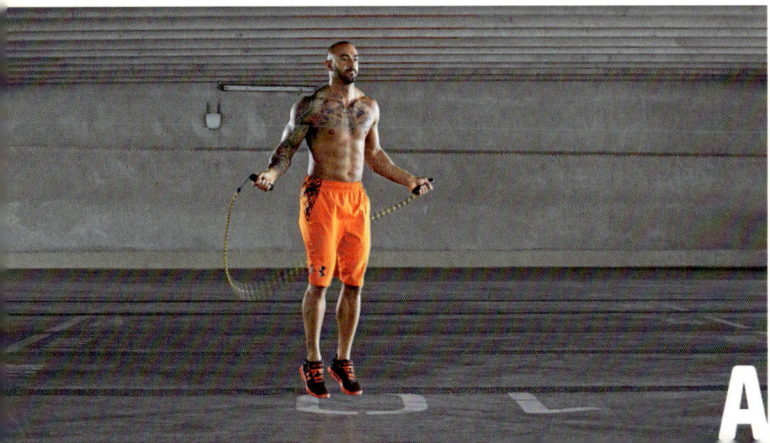

MOBILISATION

Jede Übung jeweils 1 Minute ausführen.

1. Schulterkreisen (Seite 88)

2. Armkreisen (Seite 89)

3. Hohe Kicks im Gehen (Seite 93), im Wechsel

4. Seitliches Beinschwingen (Seite 95), 30 Sekunden pro Seite

5. Sumo-Kniebeuge mit Oberkörperrotation (Seite 96/97)

6. Tiefer seitlicher Ausfallschritt (Seite 98), im Wechsel

7. Ausfallschritt im Stütz (Seite 100), im Wechsel

8. Brustrotation im Vierfüßlerstand (Seite 101), 30 Sekunden pro Seite

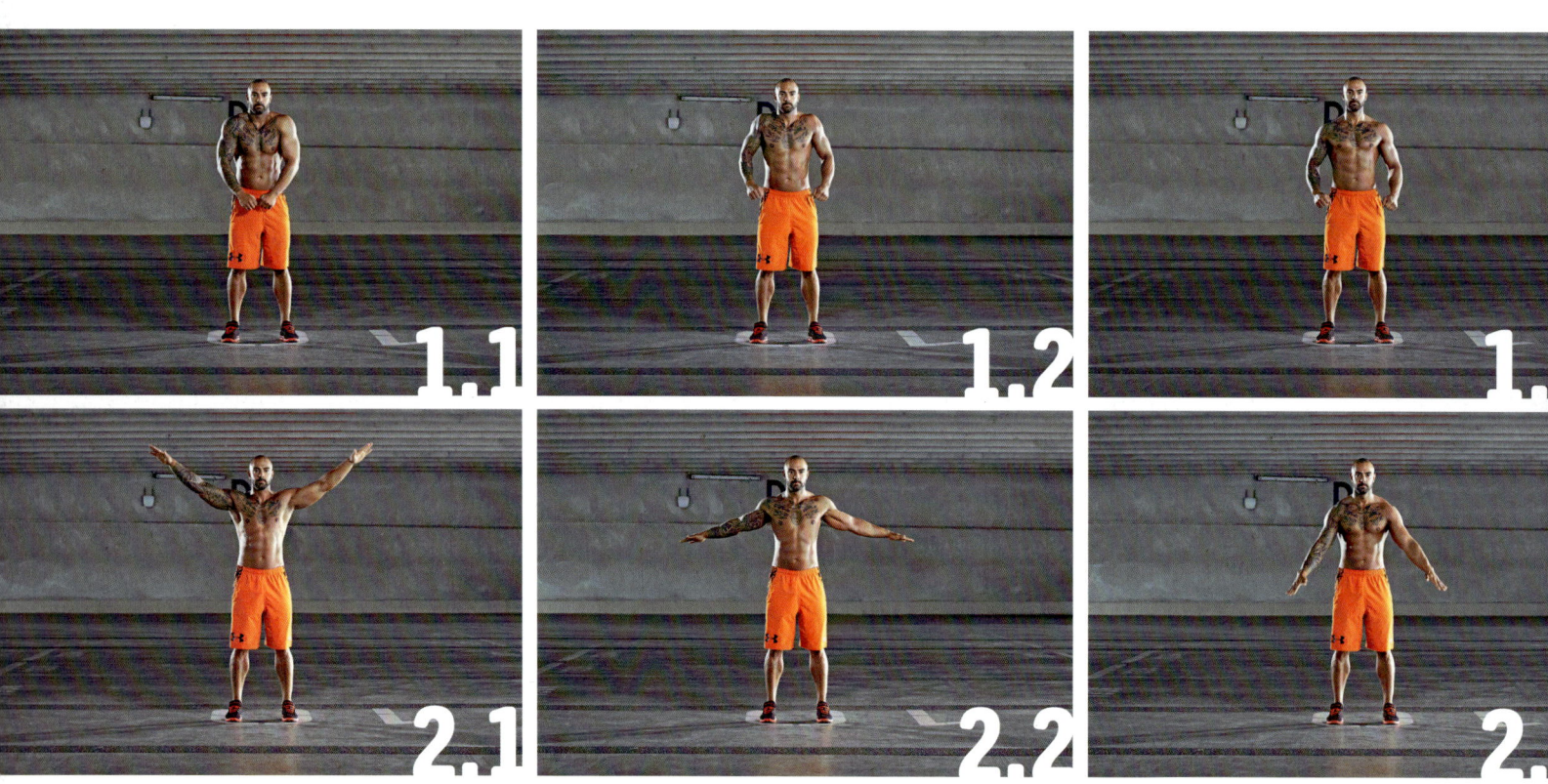

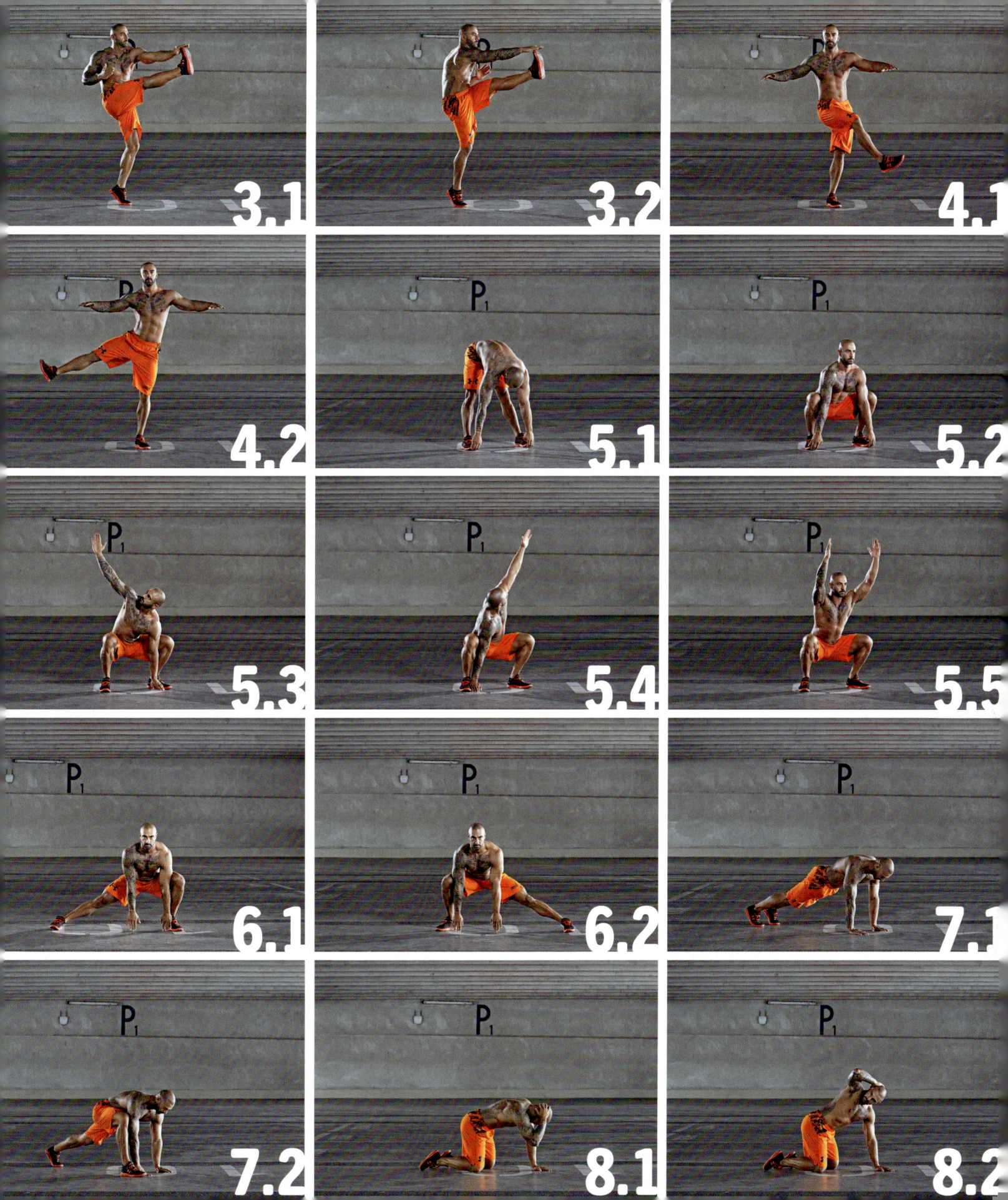

HAUPTTRAINING KRAFT

In Trainingsplan A und C wirst du zwar weniger Wiederholungen ausführen, dafür aber mehr Sätze. Deshalb solltest du in den folgenden Wochen mehr Gewicht auflegen.

Trainingsplan A

Jede Übung besteht aus 5 Sätzen mit je 8 Wiederholungen.
Zwischen den Sätzen 45 bis 60 Sekunden Pause einlegen.
Nach jeder Übung 60 bis 90 Sekunden Pause einlegen.

1. Kniebeuge (Seite 109)
2. Ausfallschritt (Seite 107)
3. Kreuzheben (Seite 102)
4. Weites Bankdrücken (Seite 113)
5. Enger Klimmzug (Seite 117)
6. Schulterdrücken (Seite 111)

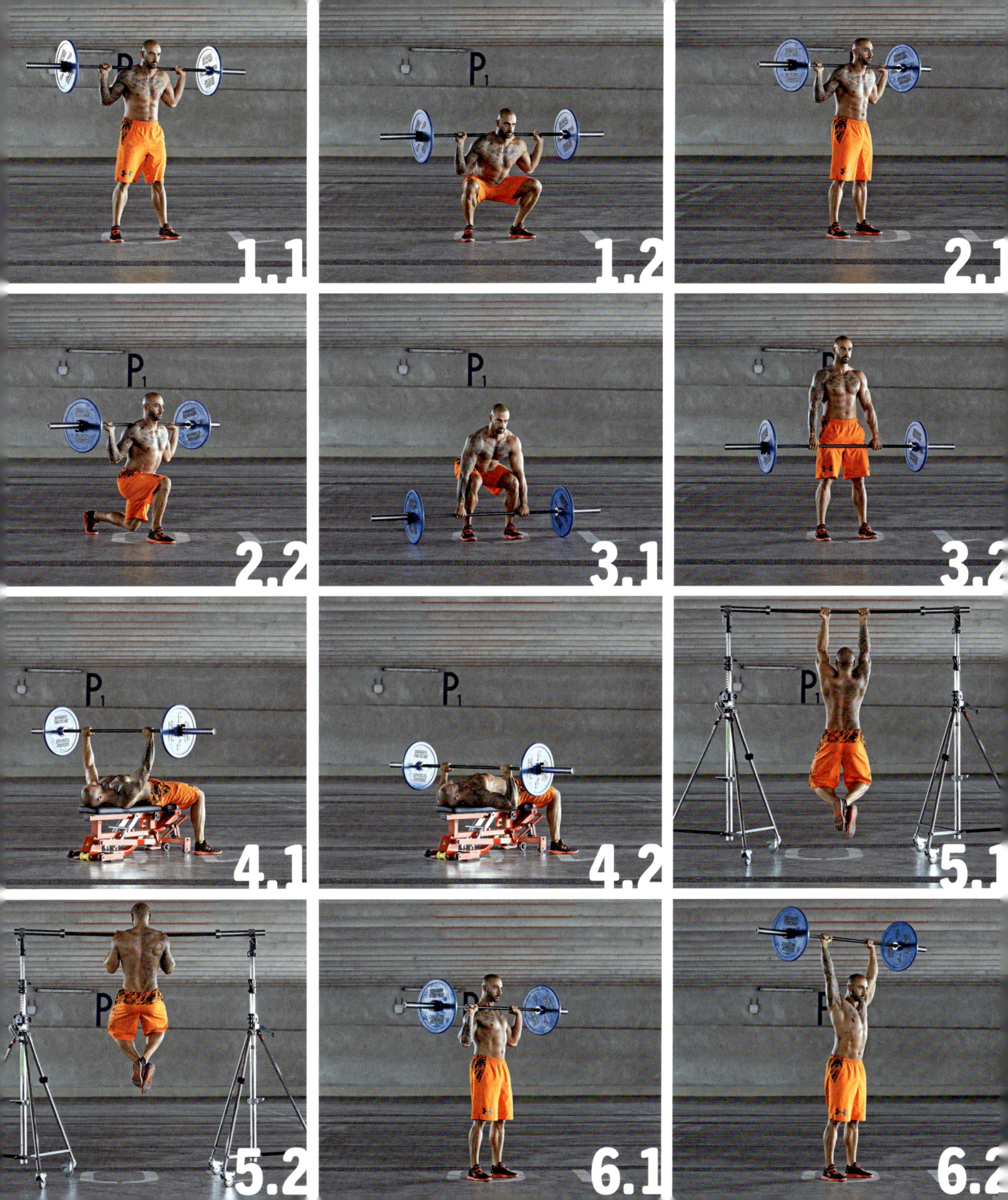

HAUPTTRAINING KRAFT

Trainingsplan B

Jede Übung besteht aus 10 Sätzen mit je 10 Wiederholungen.
Zwischen den Sätzen 45 bis 60 Sekunden Pause einlegen.
Nach jeder Übung 60 bis 90 Sekunden Pause einlegen.

1. Hängendes Beinheben (Seite 115)
2. Enges Bankdrücken (Seite 112)
3. Bizeps-Curl (Seite 105)

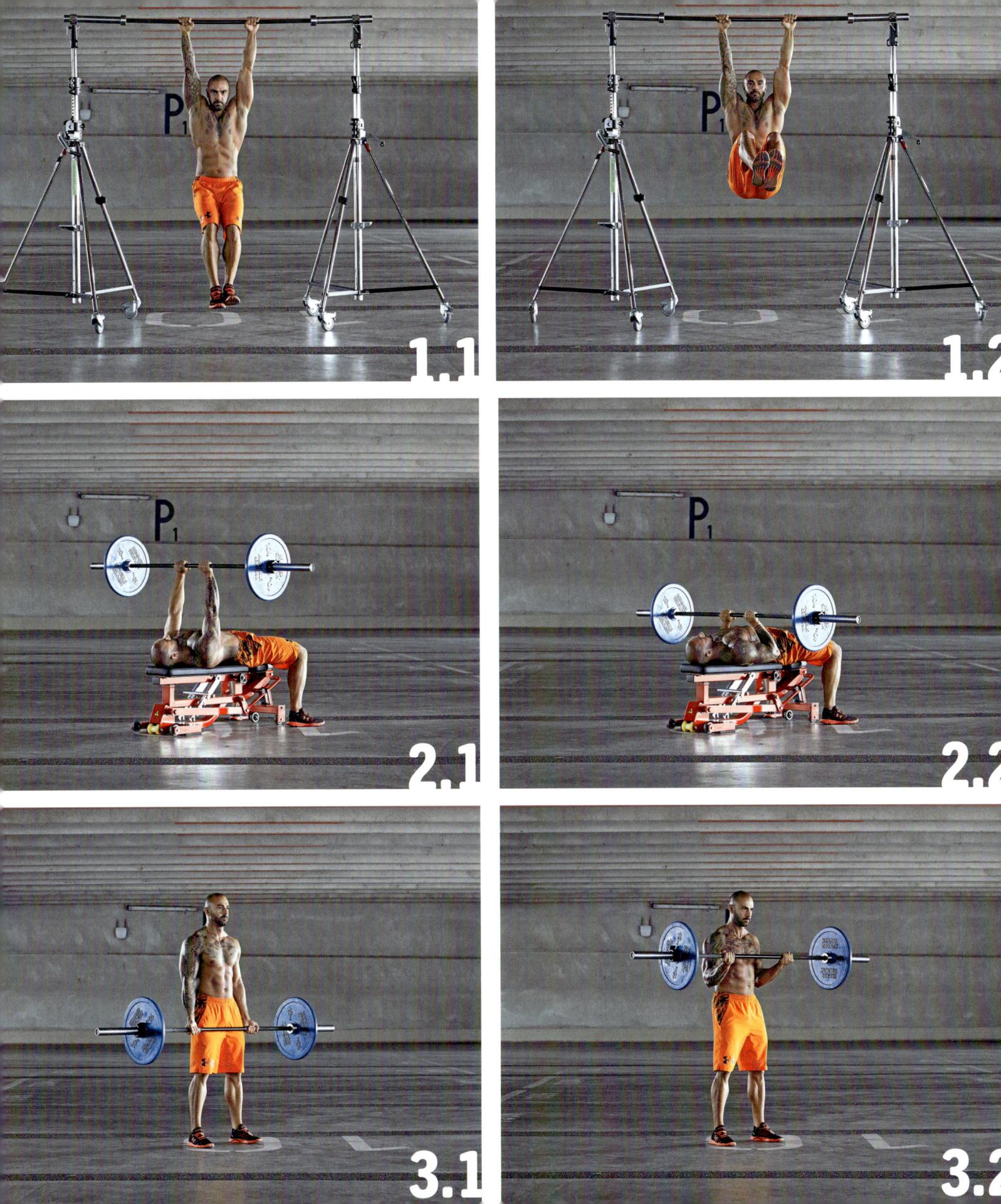

HAUPTTRAINING KRAFT

Trainingsplan C

Jede Übung besteht aus 5 Sätzen mit je 8 Wiederholungen.
Zwischen den Sätzen 45 bis 60 Sekunden Pause einlegen.
Nach jeder Übung 60 bis 90 Sekunden Pause einlegen.

1. Front-Kniebeuge (Seite 110)
2. Sumo-Kreuzheben (Seite 103)
3. Schrägbankdrücken (Seite 114)
4. Vorgebeugtes Rudern (Seite 104)
5. Schulterdrücken (Seite 111)

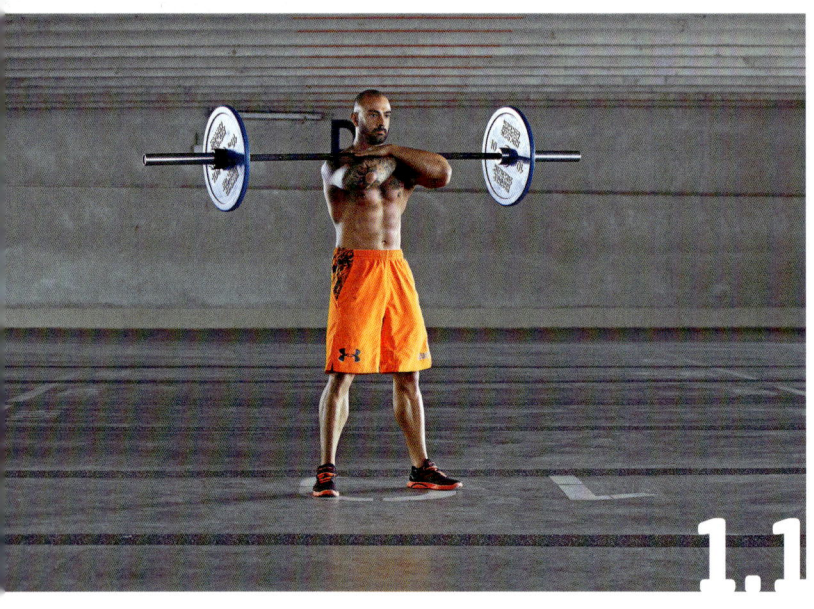
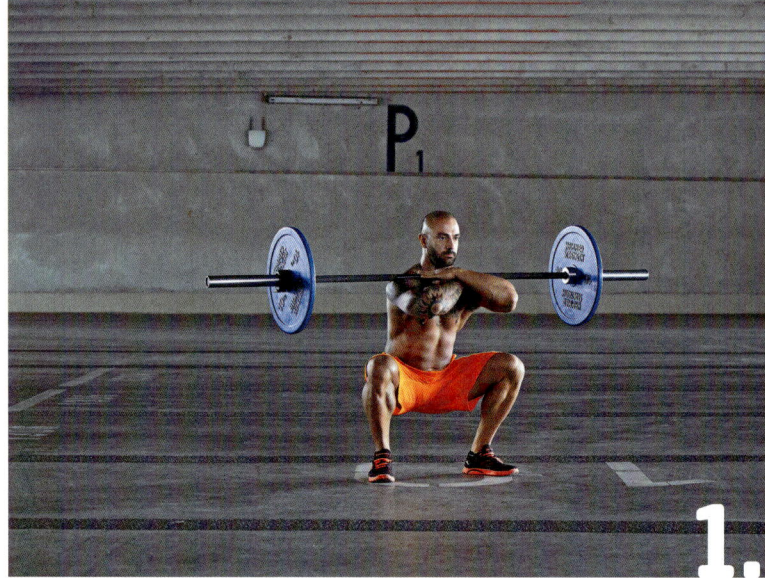

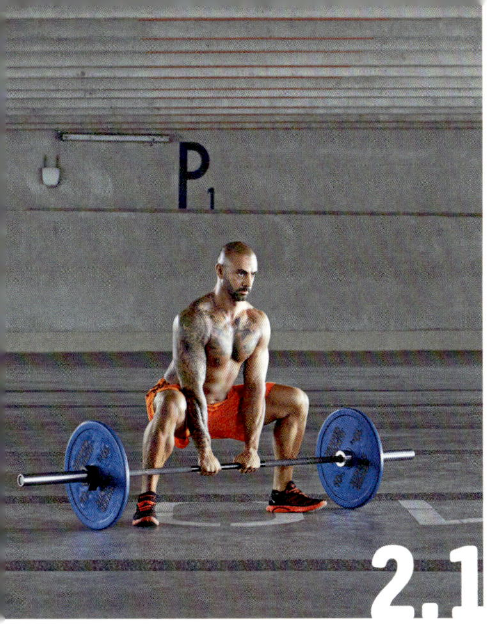

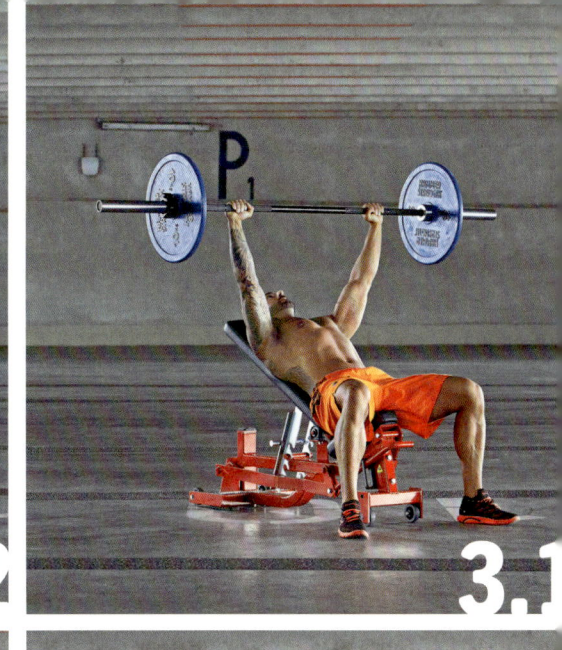

2.1

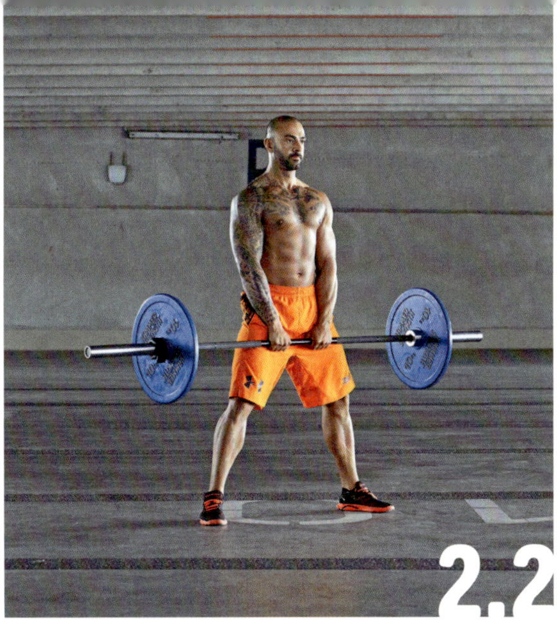

2.2

3.1

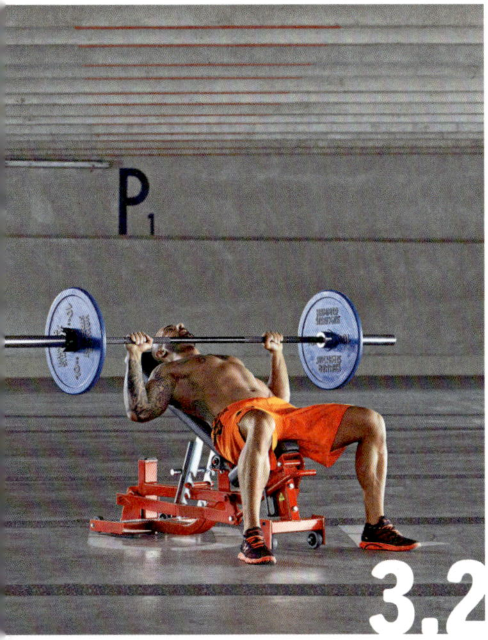

3.2

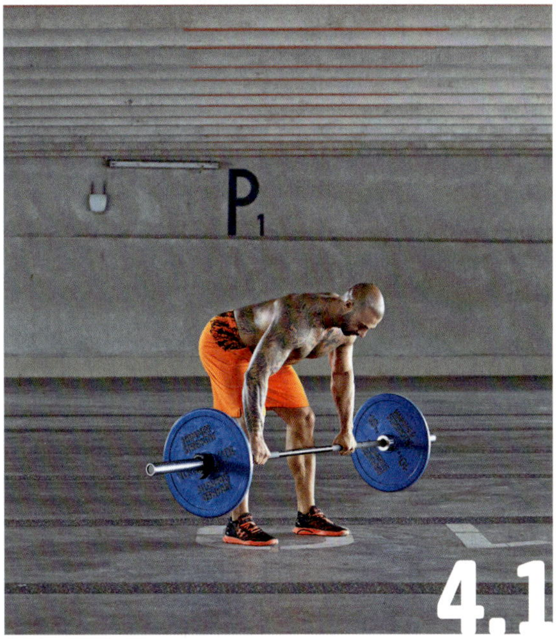

4.1

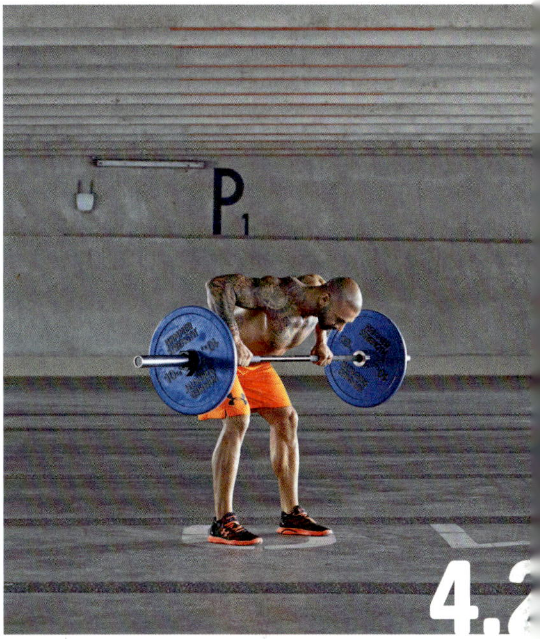

4.2

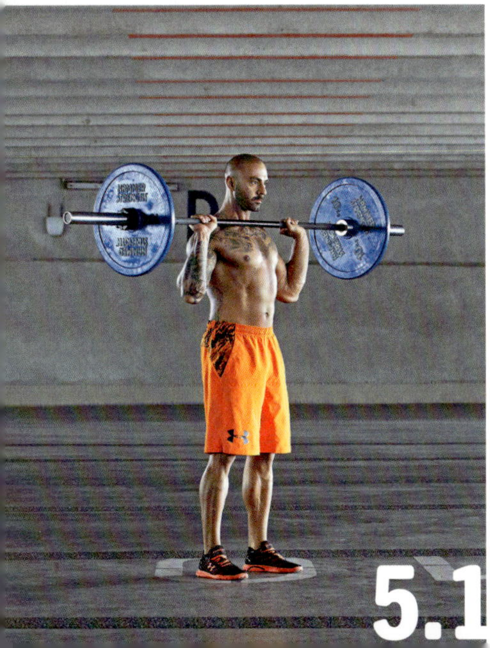

5.1

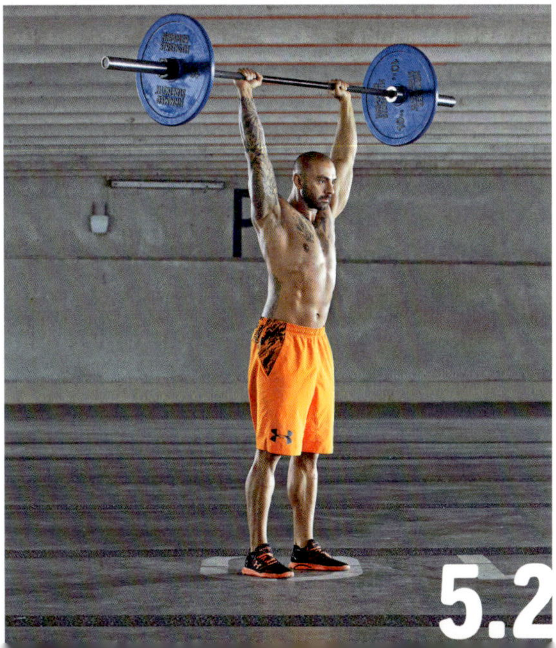

5.2

HAUPTTRAINING KRAFT

Faszienmassage nach jedem Krafttraining

Gönne dir auch jetzt wieder eine Massage mit der Faszienrolle. Die Bindegewebsstrukturen sollten sich bereits an die Bewegungen gewöhnt haben und das Ausrollen dürfte nicht mehr schmerzen. Führe jedes Ausrollen 1 Minute aus – das gilt ebenso für jede Oberschenkelseite, Gesäßhälfte und Wade – oder so lange es dir angenehm ist.

1. Ausrollen des oberen Rückens (Seite 118)
2. Ausrollen des unteren Rückens (Seite 118)
3. Ausrollen des Gesäßes (Seite 119)
4. Ausrollen der Oberschenkelrückseite (Seite 119)
5. Ausrollen der Oberschenkelaußenseite (Seite 120)
6. Ausrollen der Oberschenkelinnenseite (Seite 120)
7. Ausrollen der Oberschenkelvorderseite (Seite 121)
8. Ausrollen der Wade (Seite 121)

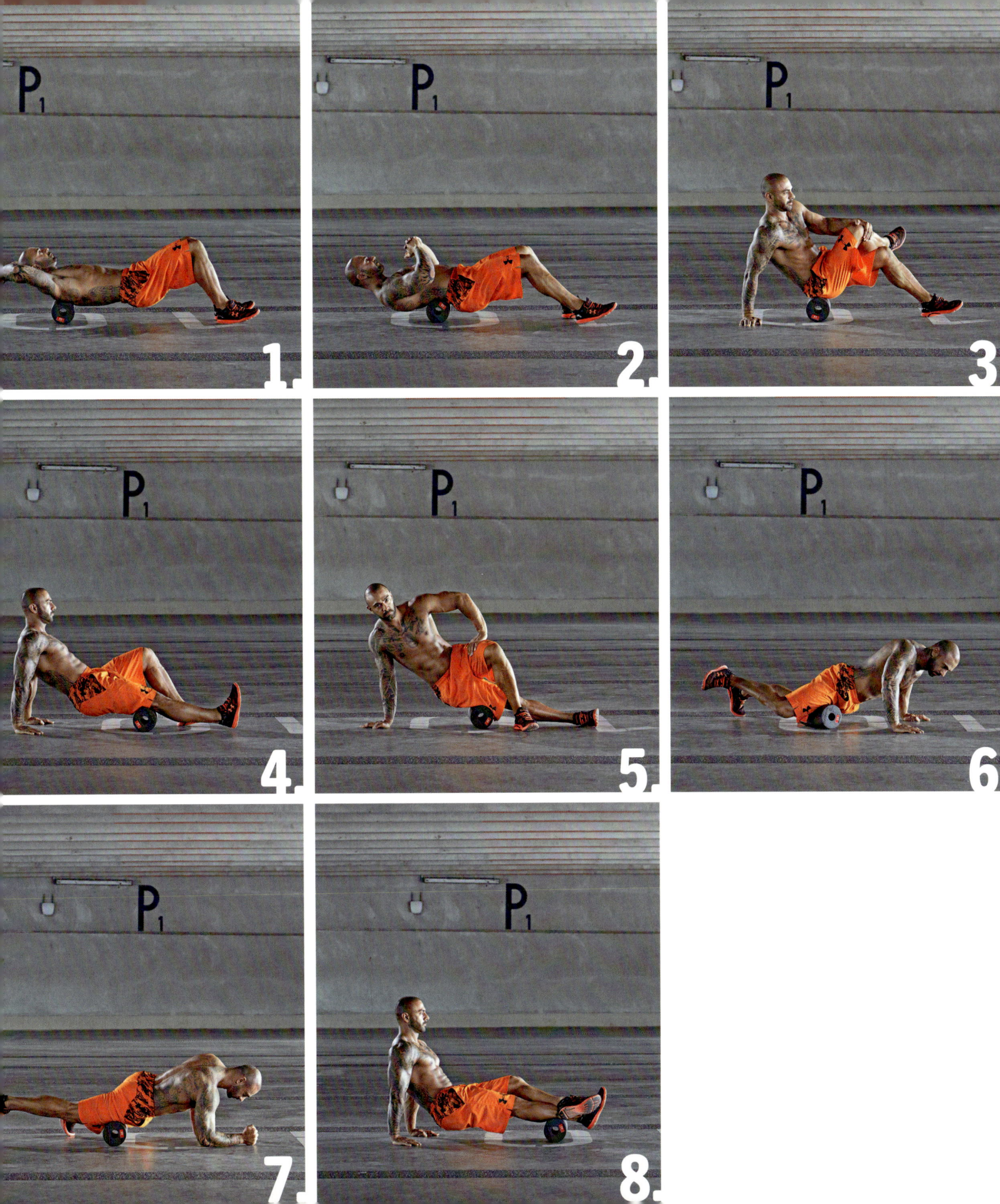

AUSDAUER

Trainingsplan D – Laufen

Du erhöhst die Joggingstrecke auf 6 Kilometer. Das ist zu schaffen und super, um deine Grundausdauer noch mal zu verbessern. Versuche auch hier wieder, deine Zeit von Woche zu Woche zu steigern.

Dehnen nach jeder Ausdauereinheit

Vergiss die Dehnübungen am Ende deiner Laufeinheit nicht. Sie sind optimal, um die Regeneration einzuleiten. Halte jede Dehnung pro Seite für mindestens 30 Sekunden.

1. Trizepsdehnung (Seite 122)
2. Brustdehnung (Seite 123)
3. Hüftbeugerdehnung (Seite 124)
4. Wadendehnung (Seite 125)

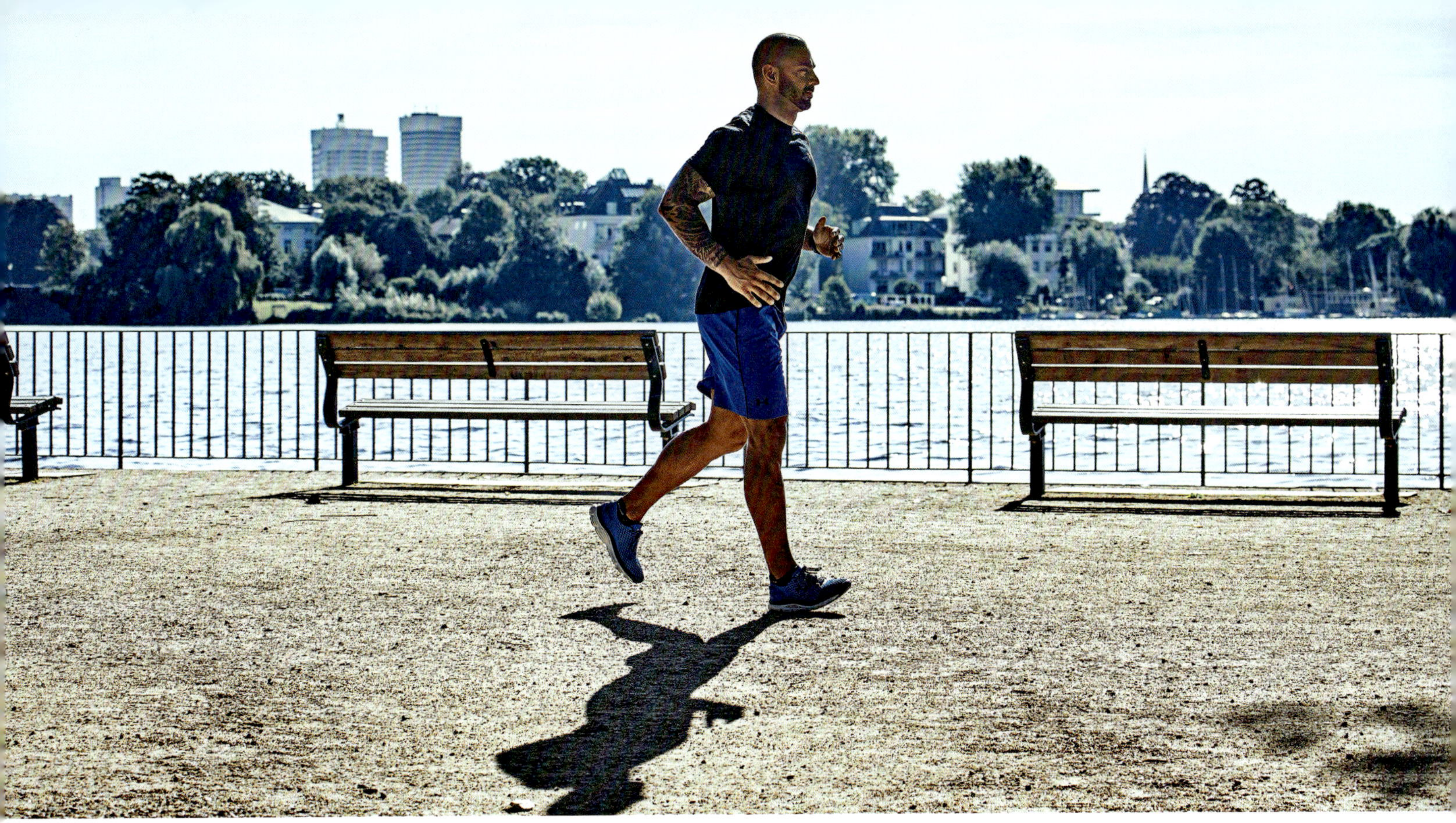

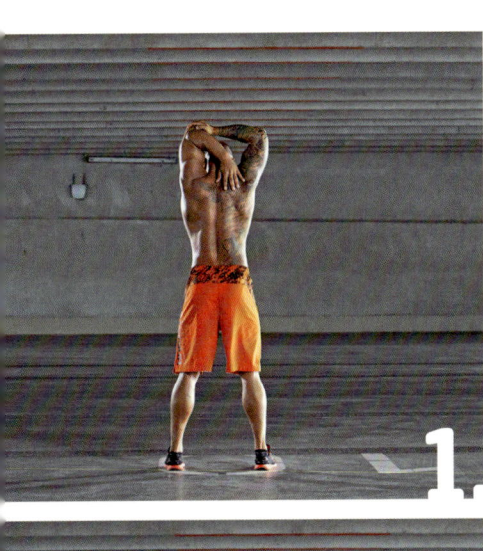

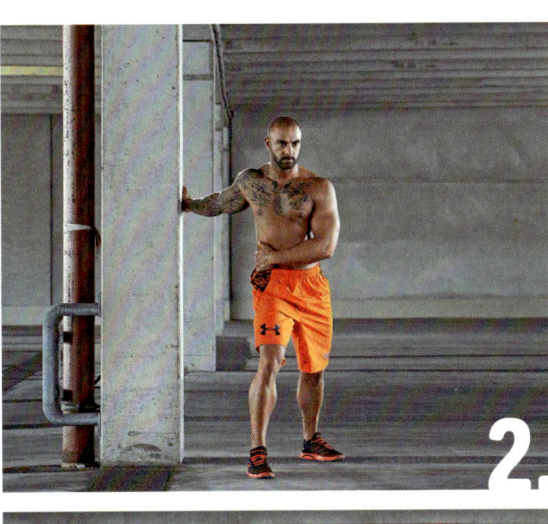

1.

2.

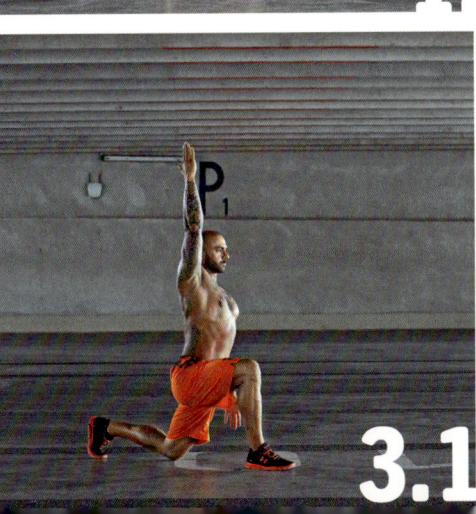

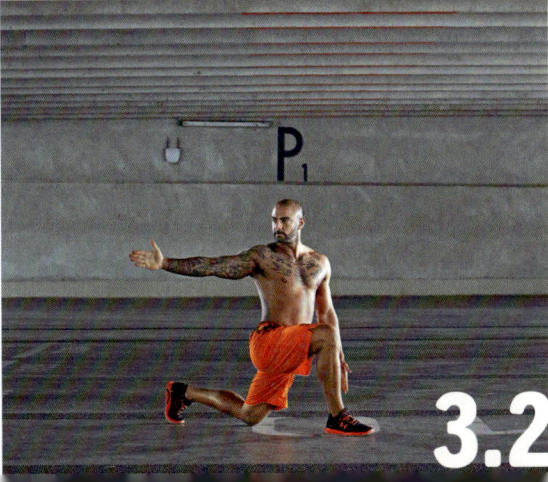

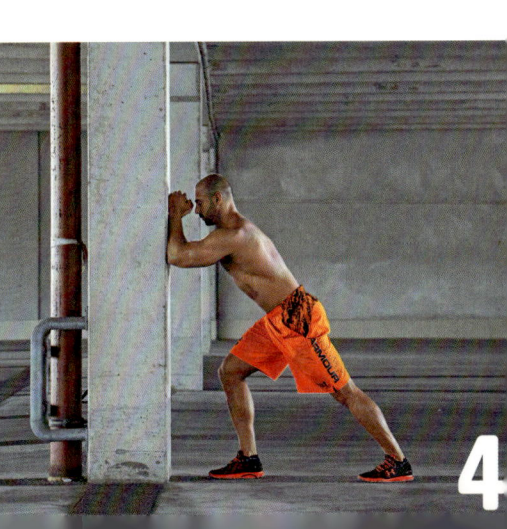

3.1

3.2

4

ZYKLUS 3
WOCHE 7 BIS 12

IN DEN LETZTEN SECHS WOCHEN STEHEN SOWOHL KRAFT- UND MUSKELAUFBAU ALS AUCH EXPLOSIVKRAFT IM FOKUS. GIB NOCH EINMAL ALLES. ES LOHNT SICH!

WARM-UP

Jede Übung jeweils 2 Minuten ausführen.
1. Jumping Jack (Seite 86)
2. Jumping Jack in Schrittstellung (Seite 87)

Alternative: 4 Minuten Seilspringen (Seite 85)

1.1

1.2

2.1

2.2

A

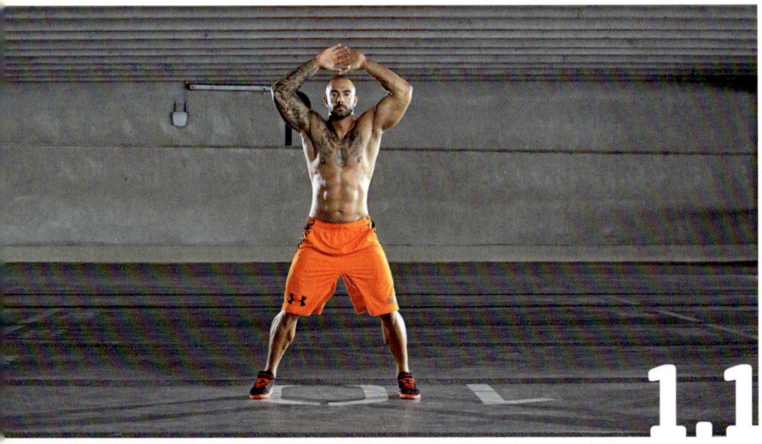

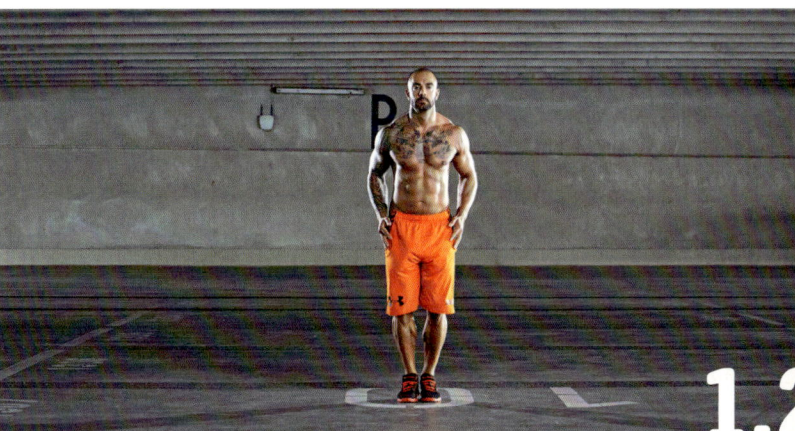

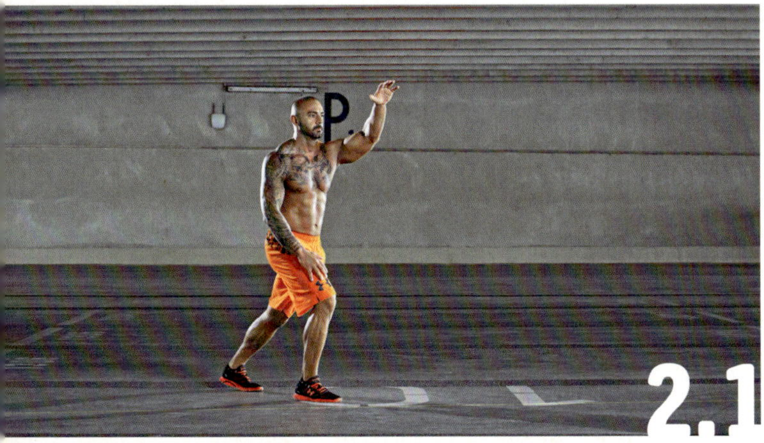

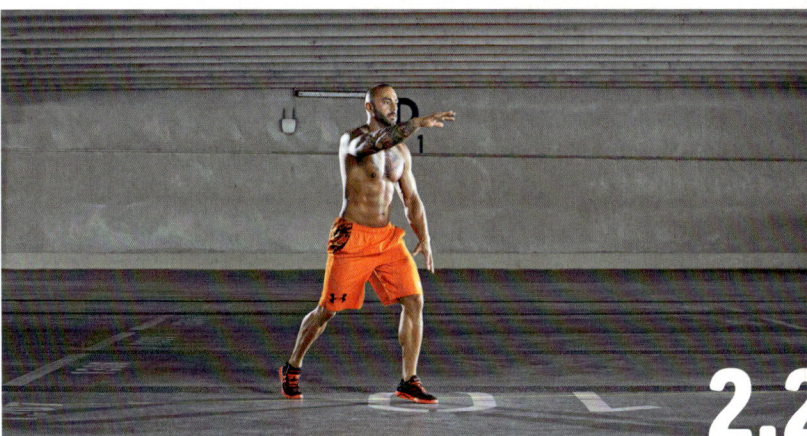

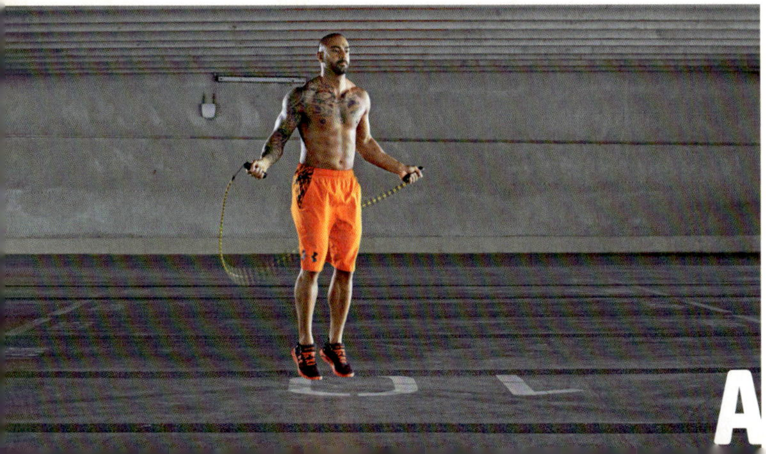

MOBILISATION

Jede Übung jeweils 1 Minute ausführen.

1. Armkreisen (Seite 89)

2. Schulterblattgleiten an der Wand (Seite 91)

3. Hohes Gehen (Seite 92), im Wechsel

4. Beinschwingen (Seite 94), 30 Sekunden pro Seite

5. Seitliches Beinschwingen (Seite 95), 30 Sekunden pro Seite

6. Sumo-Kniebeuge mit Oberkörperrotation (Seite 96/97)

7. Tiefer seitlicher Ausfallschritt (Seite 98), im Wechsel

8. Ausfallschritt mit Seitbeuge (Seite 99), im Wechsel

9. Brustrotation im Vierfüßlerstand (Seite 101), 30 Sekunden pro Seite

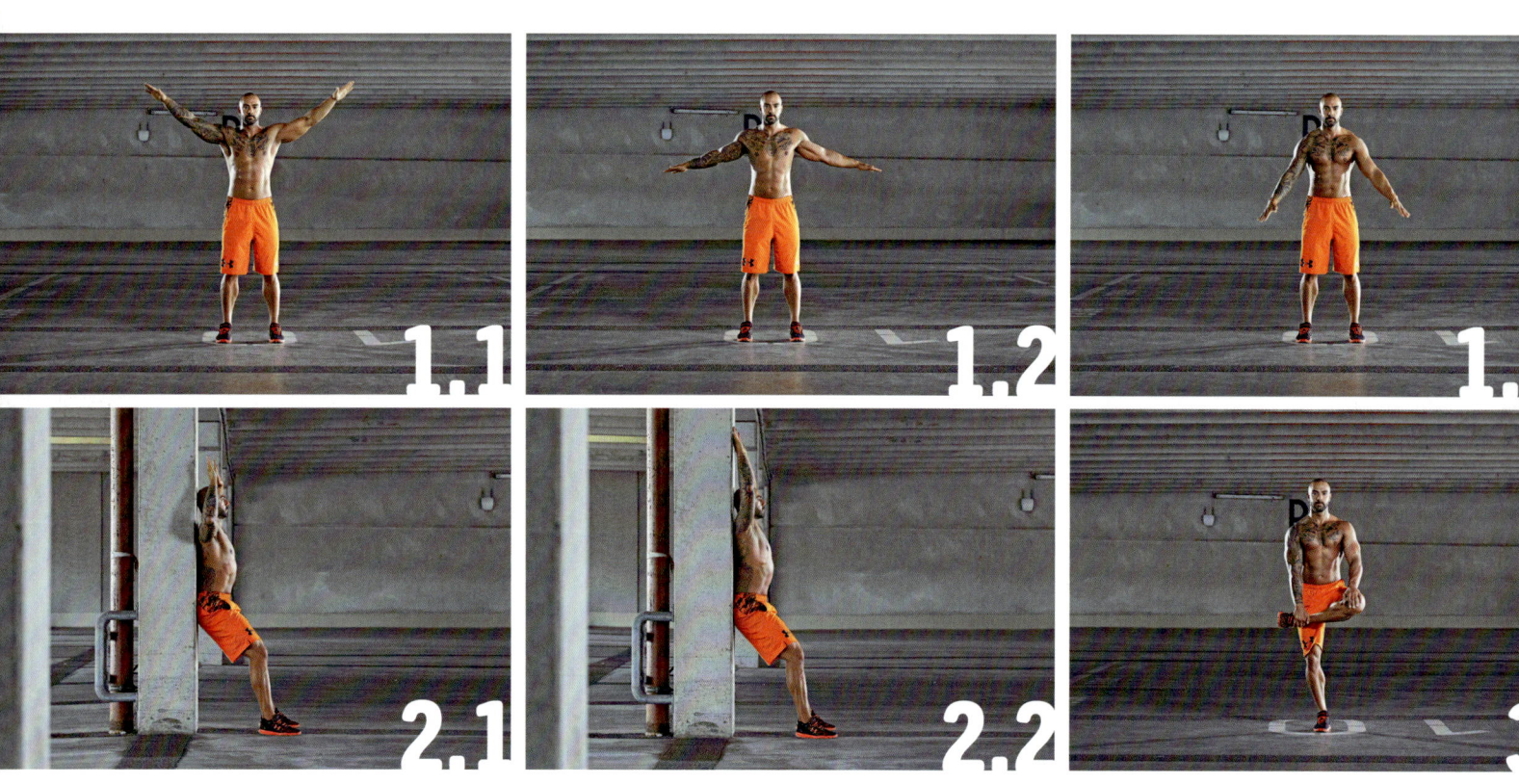

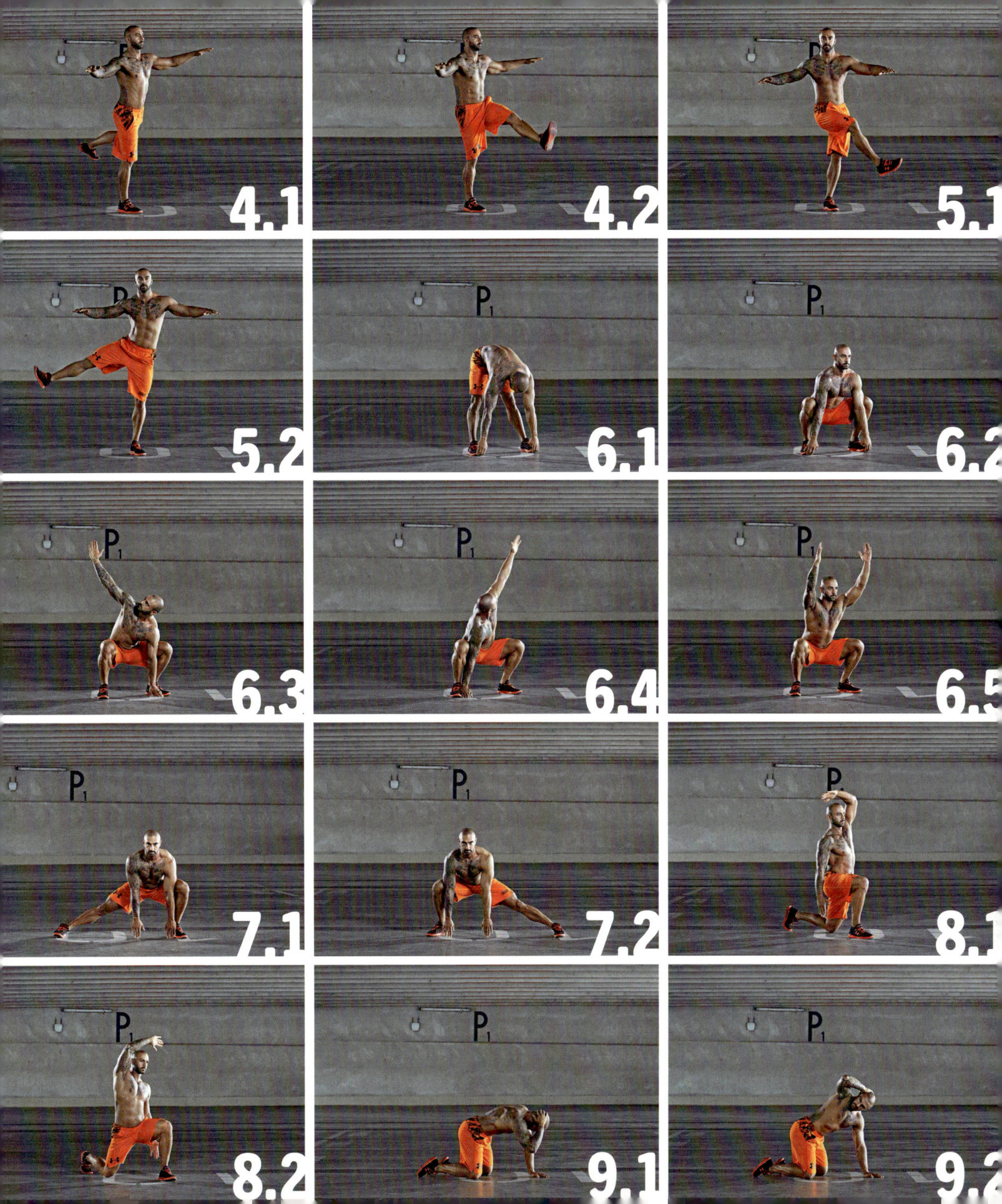

HAUPTTRAINING KRAFT

Trainingsplan A

Das 5x5-System oder auch Kraftaufbausystem ist unter Kraftsportlern gerade in der Aufbauphase sehr beliebt. Ich schwöre ebenfalls darauf, weil es deine Kraft in relativ kurzer Zeit steigern kann. Wichtig dabei ist, dass du dich langsam steigerst. Wähle dein Gewicht so, dass du wirklich alle fünf Wiederholungen sauber schaffst, erst dann legst du mehr Gewicht auf. Denke daran, du MUSST auch im fünften Satz noch fünf saubere Wiederholungen schaffen.

Jede Übung besteht aus 5 Sätzen mit je 5 Wiederholungen.
Zwischen den Sätzen 60 bis 90 Sekunden Pause einlegen.
Nach jeder Übung 90 bis 120 Sekunden Pause einlegen.

1. Kniebeuge (Seite 109)
2. Kreuzheben (Seite 102)
3. Enges Bankdrücken (Seite 112)
4. Klassischer Klimmzug (Seite 116)
5. Schulterdrücken (Seite 111)
6. Aufrechtes Rudern (Seite 106)

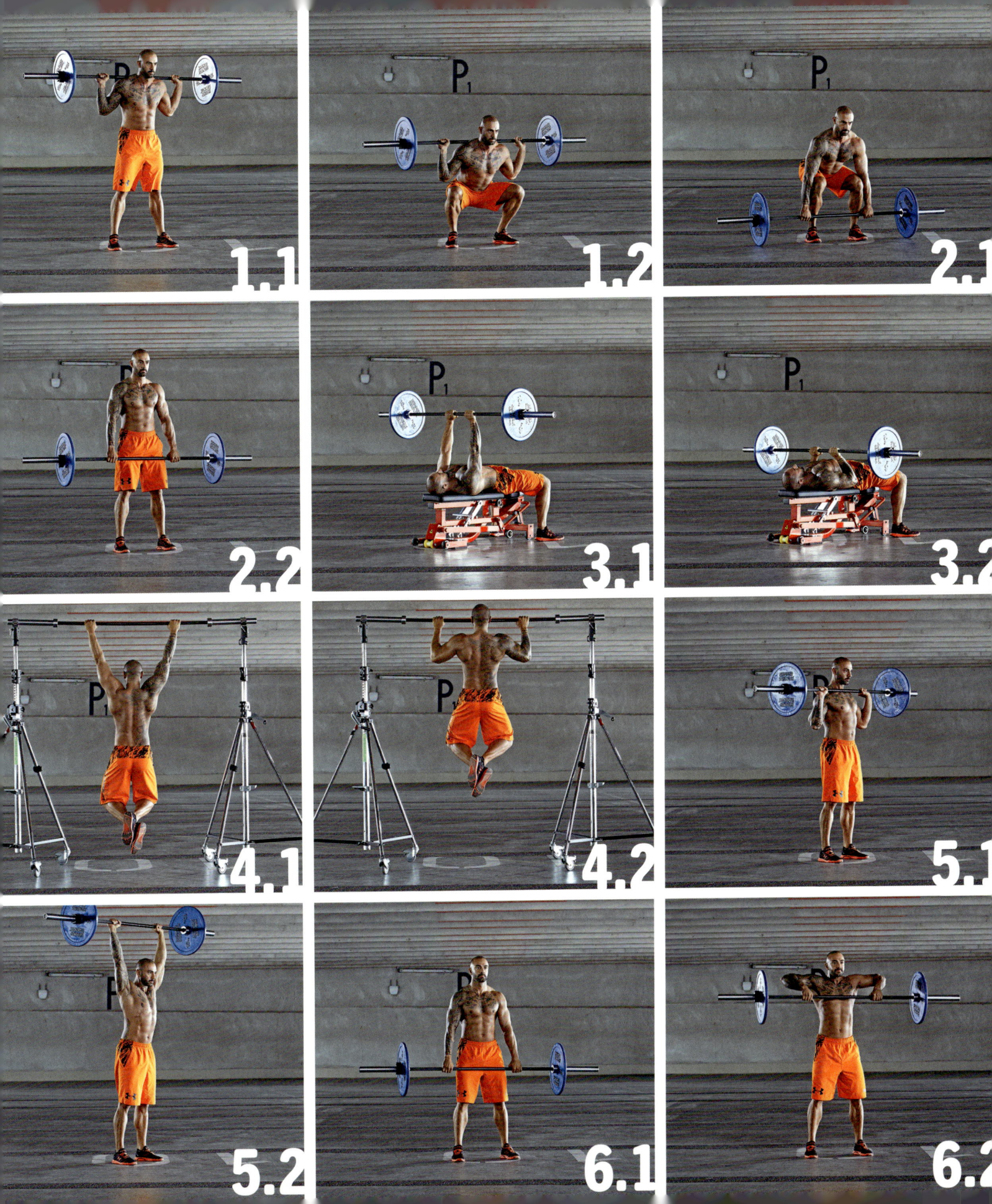

HAUPTTRAINING KRAFT

Trainingsplan B

Jede Übung besteht aus 10 Sätzen mit je 10 Wiederholungen.
Zwischen den Sätzen 45 bis 60 Sekunden Pause einlegen.
Nach jeder Übung 60 bis 90 Sekunden Pause einlegen.

1. Hängendes Beinheben (Seite 115)
2. Enges Bankdrücken (Seite 112)
3. Bizeps-Curl (Seite 105)

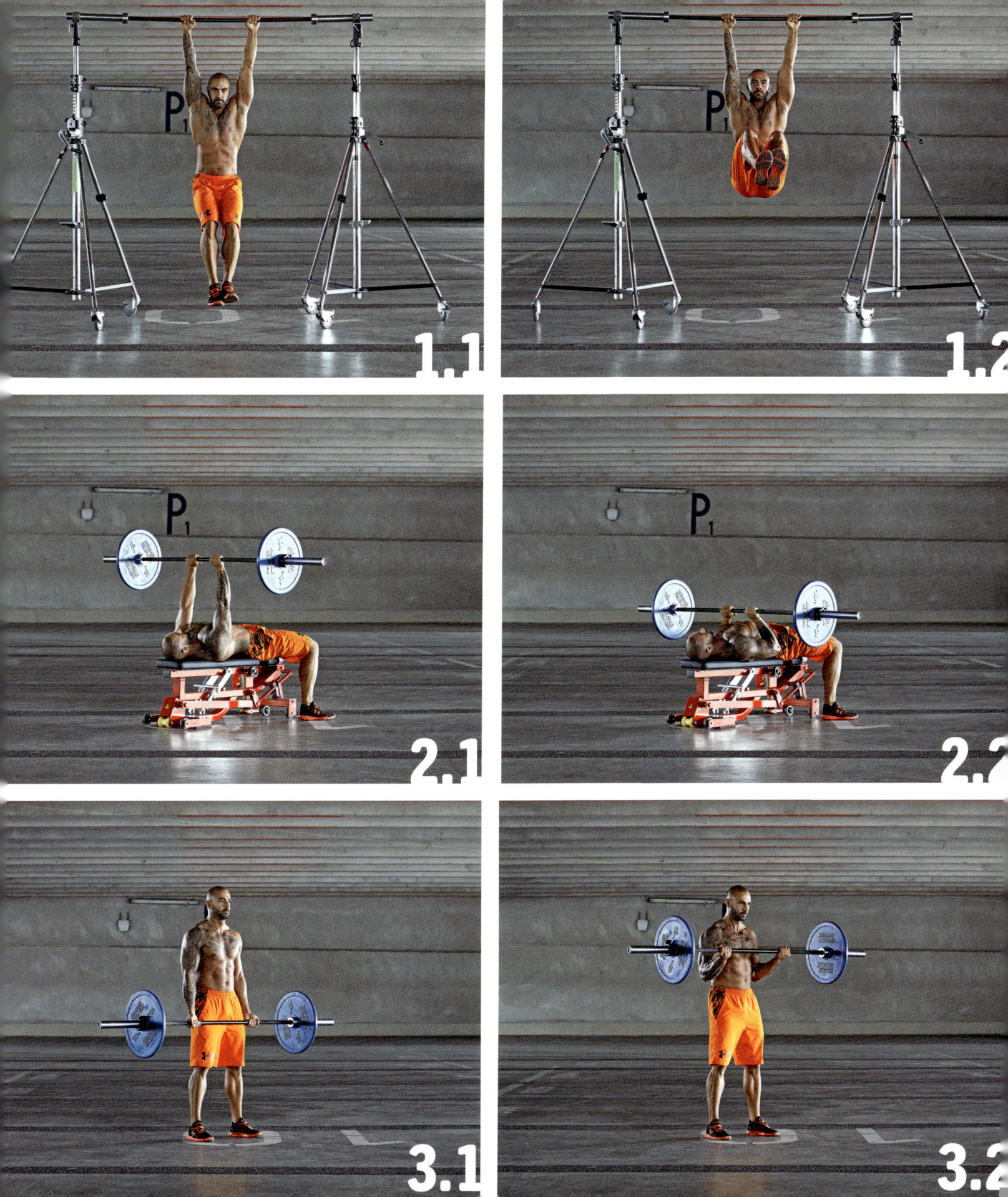

HAUPTTRAINING KRAFT

Trainingsplan C

Jede Übung besteht aus 5 Sätzen mit je 6 Wiederholungen.
Zwischen den Sätzen 45 bis 60 Sekunden Pause einlegen.
Nach jeder Übung 90 Sekunden Pause einlegen.

1. Front-Kniebeuge (Seite 110)
2. Front-Ausfallschritt (Seite 108)
3. Sumo-Kreuzheben (Seite 103)
4. Schrägbankdrücken (Seite 114)
5. Vorgebeugtes Rudern (Seite 104)
6. Schulterdrücken (Seite 111)

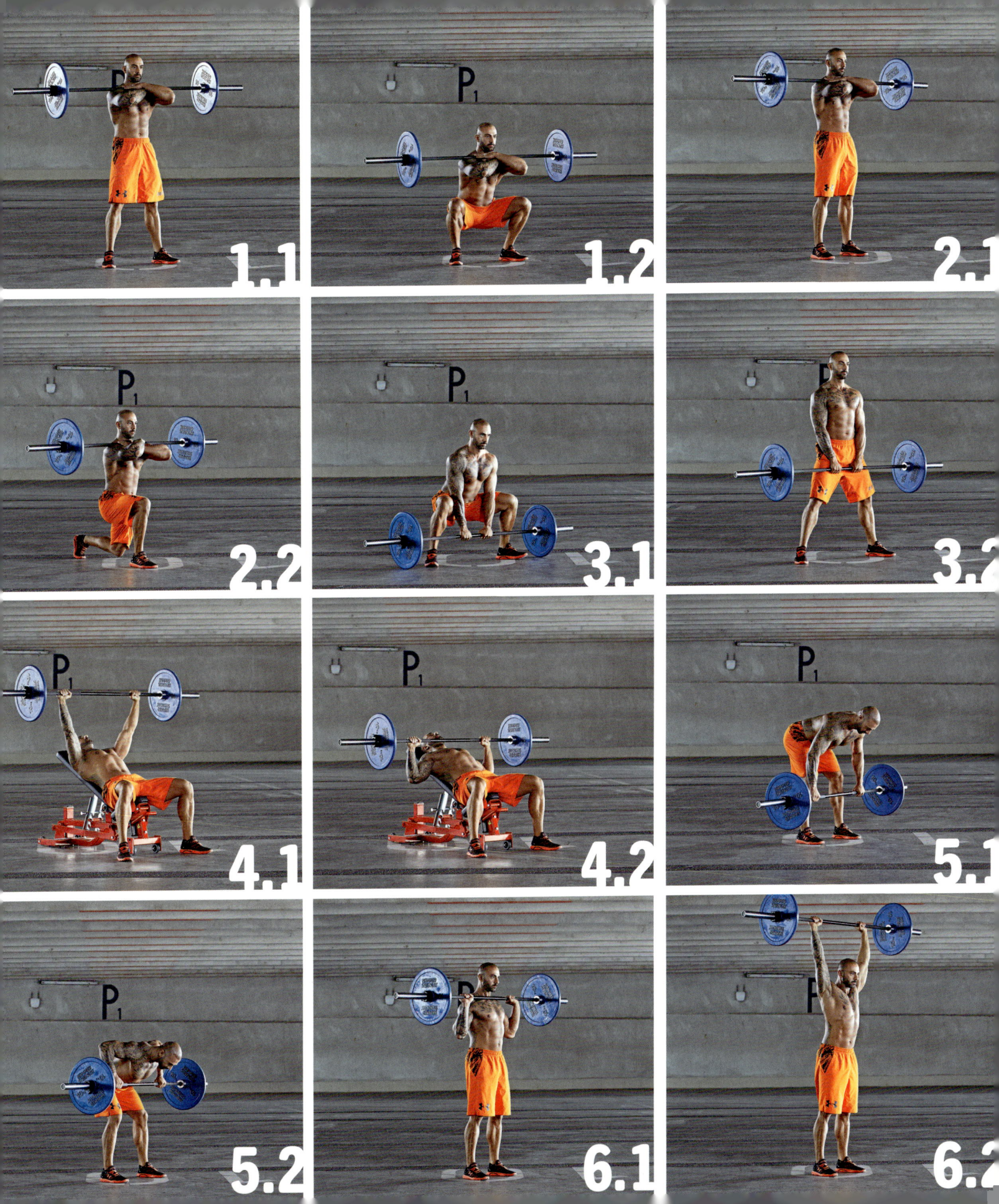

HAUPTTRAINING KRAFT

Faszienmassage nach jedem Krafttraining

Auch im letzten Drittel rollst du deine Faszien aus. Führe jedes Ausrollen 1 Minute aus. Falls du zu Beginn eine weichere Rolle hattest, kannst du gern auf eine härtere umsteigen. Wenn du dir zukünftig deine eigenen Trainingspläne zusammenstellst, baue immer wieder die Faszienmassage ein und lasse sie zu einem selbstverständlichen Teil deines Programms werden.

1. Ausrollen des oberen Rückens (Seite 118)
2. Ausrollen des unteren Rückens (Seite 118)
3. Ausrollen des Gesäßes (Seite 119)
4. Ausrollen der Oberschenkelrückseite (Seite 119)
5. Ausrollen der Oberschenkelaußenseite (Seite 120)
6. Ausrollen der Oberschenkelinnenseite (Seite 120)
7. Ausrollen der Oberschenkelvorderseite (Seite 121)
8. Ausrollen der Wade (Seite 121)

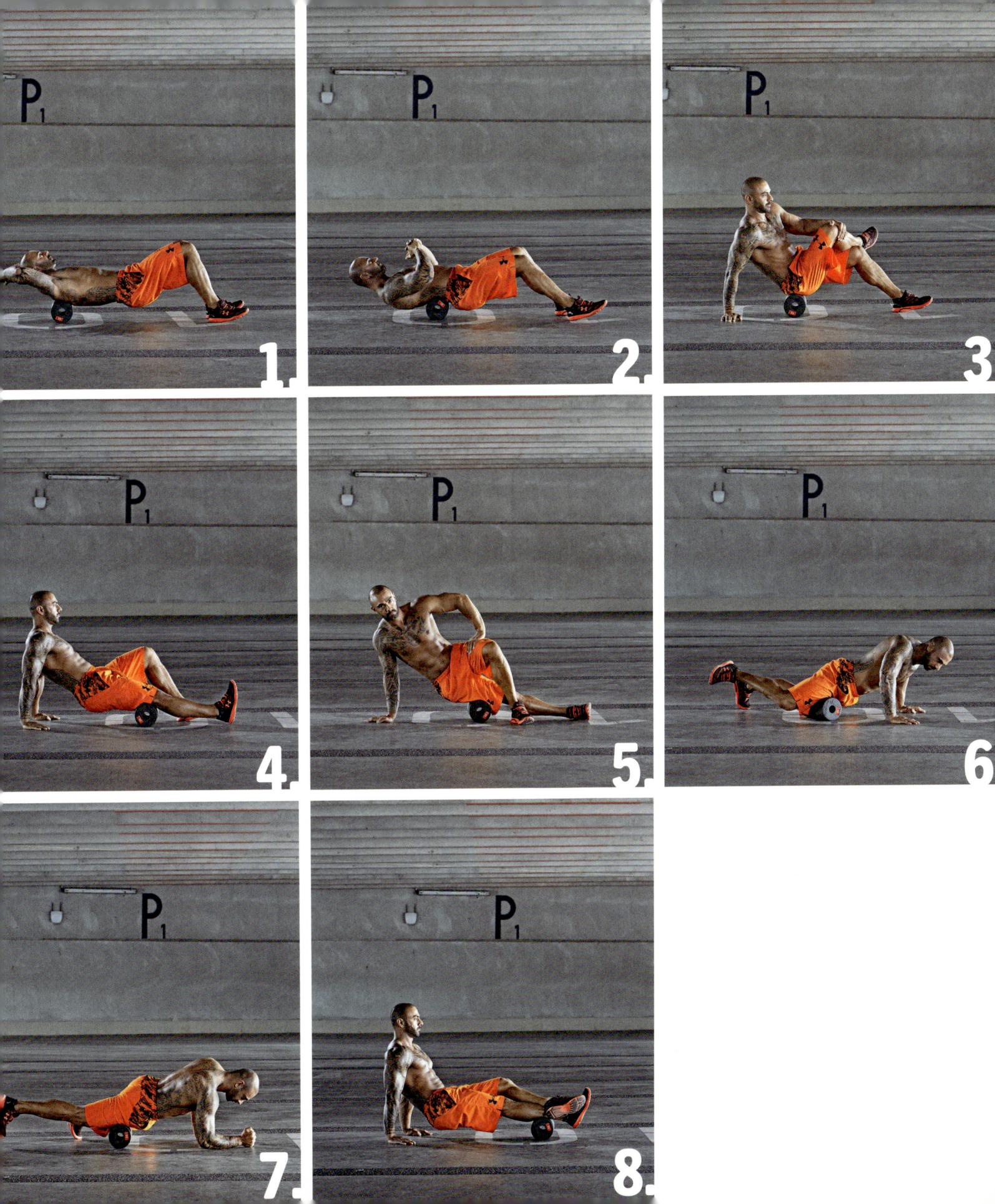

AUSDAUER

Trainingsplan D – Sprints

Deine Grundausdauer ist aufgebaut. Jetzt gibst du Gas mit meinem Sprinttraining. Entscheide zunächst, wo du laufen willst. Beliebt sind Sprints auf der Laufbahn. Dort sind die Distanzen auf dem Boden markiert, um die Lauflänge genau zu bestimmen. Zudem ist die Oberfläche gut geeignet, um Stöße abzufangen. So schonst du besonders deine Gelenke, erhältst sie gesund und verletzt dich nicht. Wenn kein Sportplatz in deiner Nähe ist, kannst du auch auf einem Bolzplatz, Fußballfeld oder Rasen laufen. Letzterer sollte relativ flach sein. Wichtig ist, dass die Strecke mindestens 150 Meter lang ist.

Warm-up

Jogge 800 Meter oder 6 bis 8 Minuten. Wähle dann vier Mobilisationsübungen aus, zum Beispiel Armkreisen, hohe Kicks im Gehen, Beinschwingen und tiefer seitlicher Ausfallschritt, und führe sie jeweils 1 Minute aus. Damit beugst du Verletzungen vor und kannst deine Sprintzeiten verbessern.

Haupttraining Sprints

Bei deiner ersten Sprintserie gibst du noch nicht Vollgas, 70 Prozent reichen aus. Verletzungen sind schnell passiert, wenn du das Sprinten nicht gewöhnt bist und die Muskeln noch nicht richtig aufgewärmt sind. Steigere dich von Runde zu Runde, bis du 90 bis 100 Prozent erreichst.

Absolviere 6 Sprintserien; 1 Serie besteht aus 6-mal 100 Metern.
Nach jedem 100-Meter-Sprint 10 Sekunden Pause einlegen.
Nach jeder Serie 3 Minuten Pause einlegen.
Schreibe nach jeder Serie deine Zeiten auf und vergleiche sie von Training zu Training.

Cool-down

Gehe oder laufe noch mal langsam für etwa 5 Minuten, damit dein Puls wieder runterfährt. So vermeidest du außerdem zu starken Muskelkater.

Dehnen nach jeder Sprinteinheit

Abschließend kannst du wieder die Dehnübungen ausführen.

1. Trizepsdehnung (Seite 122)
2. Brustdehnung (Seite 123)
3. Hüftbeugerdehnung (Seite 124)
4. Wadendehnung (Seite 125)

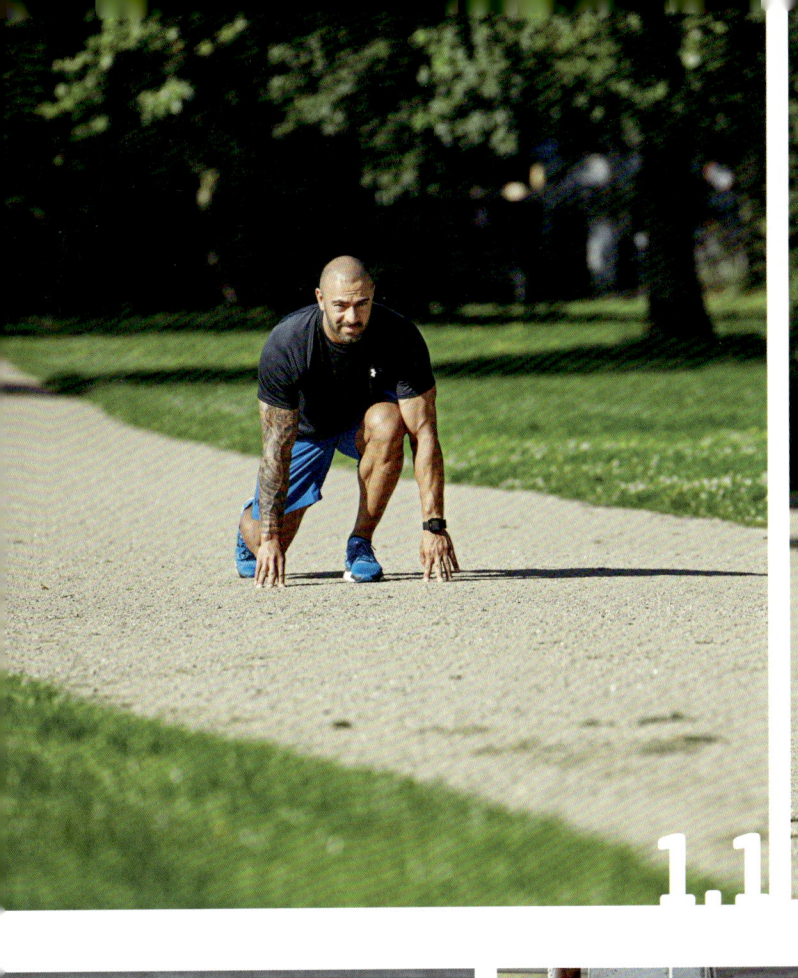
1.1

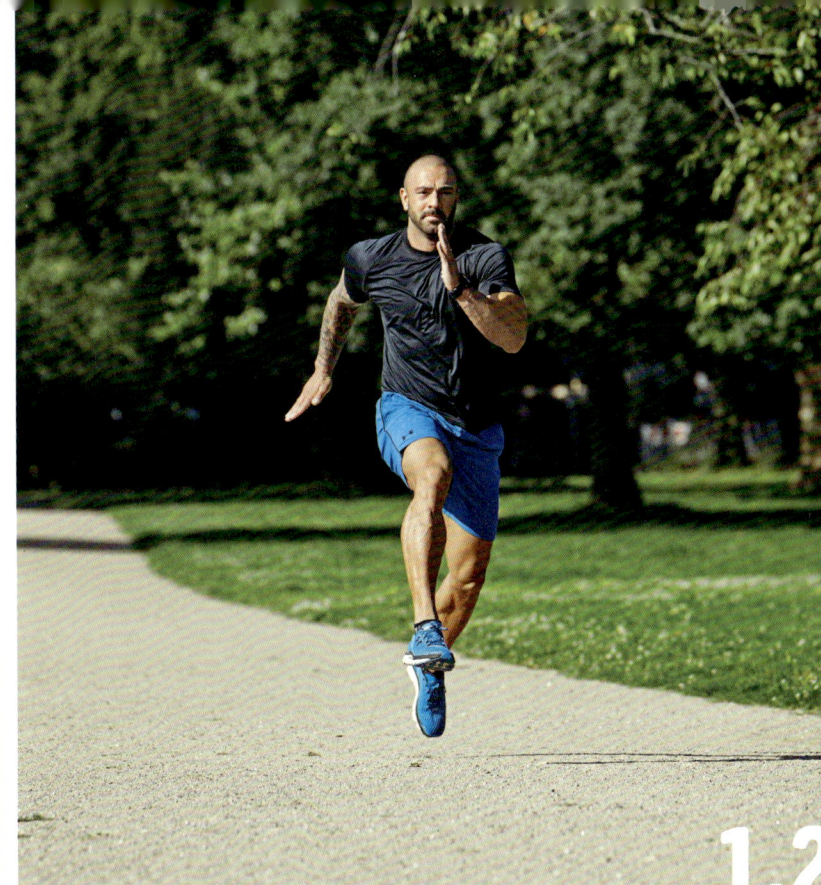
1.2

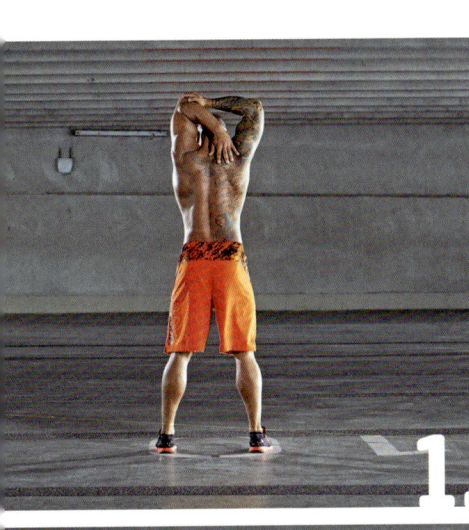
1.

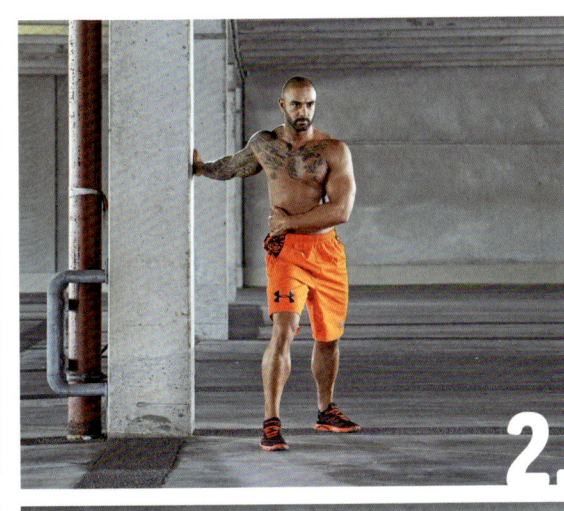
2.

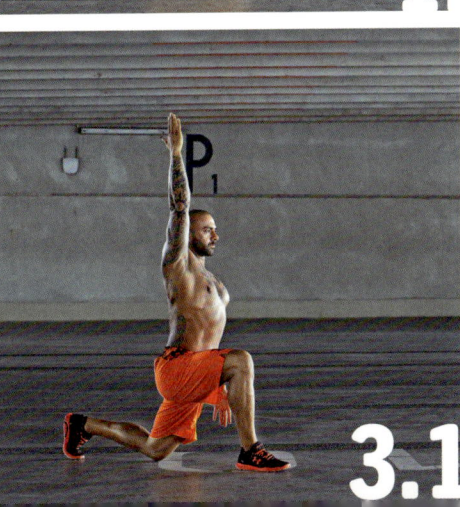
3.1

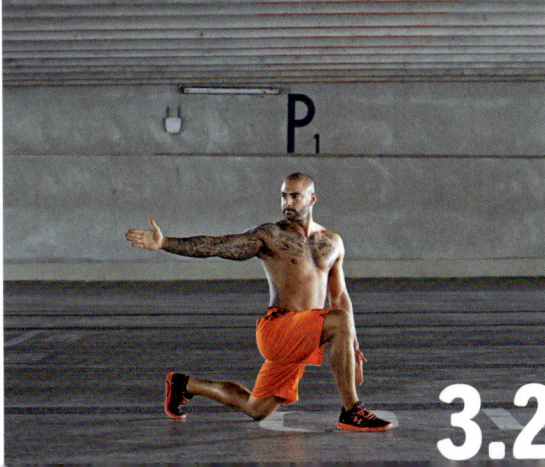
3.2

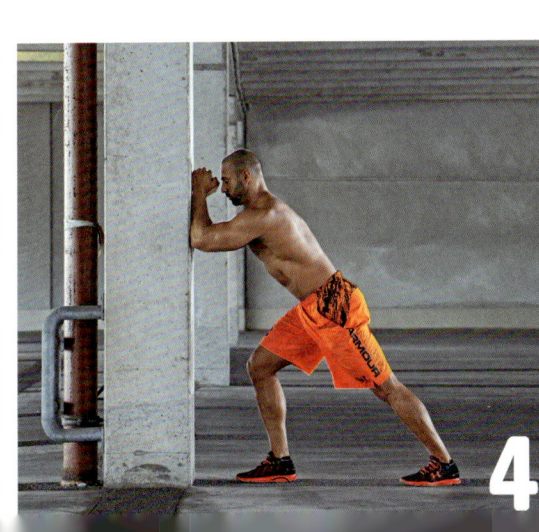
4.

MEIN DANK

… gilt zuerst meinen Fans für ihre Treue. Ihr steht wie eine Armee hinter mir. Wir wachsen täglich und die Erfolge sprechen für sich.

Wie auch schon bei meinem ersten Buch bin ich glücklich, mein Wissen und meine Erfahrung mit möglichst vielen Menschen da draußen zu teilen, um sie noch mehr zu fördern und zu motivieren. Ich bin sehr dankbar, dass immer mehr Leute meine Arbeit schätzen und respektieren. Es ist oft nicht einfach, Akzeptanz in dieser Branche zu erlangen. Umso mehr freut es mich, dass mir täglich zunehmend mehr Menschen folgen und mir ihre Wertschätzung entgegenbringen. Diesen Menschen gebührt meine Anerkennung und mein Dank an dieser Stelle.

Einen großen Dank möchte ich auch Phillip Walter aussprechen, der mir die Chance gegeben hat, ein Teil der großen Familie von Under Armour zu sein.

Meine Familie hat einen ganz besonderen Platz in meinem Herzen. Ich bin meiner Mutter für ihren Einfluss in meinem Leben unendlich dankbar. Sie ist der Mensch, der mir beigebracht hat, dass am Ende nur harte Arbeit siegt. Gott öffnet dir die Tür, hindurchgehen musst du selbst. Ich danke meinem kleinen Bruder Armin Shobeiri für seine Unterstützung in allem, was ich tue, und meiner Lebenspartnerin Stefania Lou für die bessere Hälfte in meinem Leben. Sie steht jeden Tag an meiner Seite und hat immer Verständnis für meine Arbeit, denn was viele nicht sehen: Erfolg entsteht nicht während der Arbeitszeit, sondern meistens in der Freizeit, weil diese geopfert werden muss, um erfolgreich zu werden.

Auch dir, lieber Leser, möchte ich noch mal herzlich dafür danken, dass du zu meinem Buch gegriffen und es gekauft hast.

Viel Spaß und Erfolg mit meinem neuen Fitnessprogramm „NO EXCUSES – THE NEXT LEVEL!".

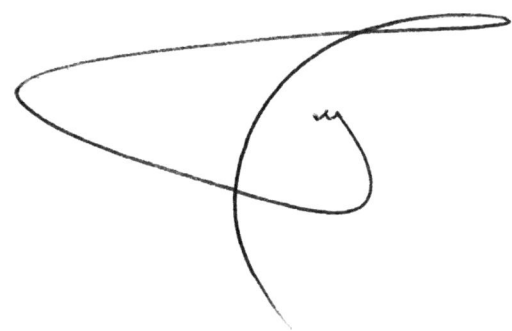

12-Wochen-Programm 13, 32, 34, 78, 83 f., 130
Affirmationen 11, 13, 20
Ausdauer 44, 84, 131
Ausdauereinheit 131, 144, 158
Ausdauertraining 80, 83
BCAA 44, 48
Bindegewebe 13, 79, 80
Bodyweight-Training 73
Cardiotraining 47, 83
Eiweiß 29, 33, 37, 44, 48 f., 52, 54, 76
Ernährung 6, 10, 26, 28, 32 ff., 35, 47, 48, 76, 78 f., 130 f.
Ernährungsplan 48 f.
Faszien 79, 170
Faszienmassage 79 f., 84, 131, 142, 156, 170
Faszienrolle 79 f., 120, 142, 156
Fett 28 ff., 32 ff., 35, 38, 44, 48 f., 57, 60, 62 f., 65, 76
Fettsäuren 29, 37 f., 44
Fettverbrennung 30 ff., 40, 42, 47, 73
Gewichte 32, 72 f., 78, 80 f., 132
Ghee 36 ff., 54 f., 61
Glutamin 44, 48 f., 50
Grifftechniken 81
Grüntee-Extrakt 44, 48
Grundausdauer 131, 144, 146, 158, 172
Guarana 44, 48 f.
Kohlenhydrate 30, 33 ff., 46, 48 ff., 76, 79
Kohlenhydratpulver 44
Kokosöl 36 ff., 49, 52 ff., 55, 57, 62, 68
Körperfett 28, 30 f., 35, 45, 129
Körperfettmessung 31
Krafttraining 12, 21, 30 f., 45 ff., 71, 72 f., 76, 78, 83, 142, 144, 156, 170
Kreatin 45 ff.
Langhantel 32, 71 ff., 74 f., 76, 80 ff., 102 ff., 105 ff., 112, 130
Langhanteltraining 32, 73 ff., 76
Magnesium 40, 43 f., 48
Maschine 30, 74
Mobilisation 84, 134, 148, 162
Mobilisationsübungen 73, 84, 172
Motivation 6, 8, 10, 13, 20, 22 ff., 25
Muskelaufbau 6, 30 f., 33 ff., 45, 47, 74 ff., 77 f., 160
Muskelaufbauernährung 33 f.
Muskelmasse 6, 15, 29, 31, 83, 129, 131
Muskelmasseaufbau 131
Nährstoffe 29, 33 f., 39, 48, 77, 130
Nahrungsergänzungsmittel 44
Omega-3-Fettsäuren 34, 44 f., 49
Omega-6-Fettsäuren 37, 44
Pimp Your Water, Rezepte Seite 39–43
Proteine 29 f., 33 ff., 45, 79
Rezepte:
- Bananenpfannkuchen 53
- Beerenbrei 51

- Beerenpfannkuchen 52
- Beeren-Schoko-Traum 66
- Blattsalat mit Thunfisch 56
- Blaues Wunder 67
- Fischquickie 57
- Gemüsepenne 59
- Green Proteinpower 52
- Honey Bananas 68
- Hot Feta 59
- Hot Pineapple 69
- Hummus-Chicken 63
- Joghurt mit Walnüssen 66
- Kokos-Chicken 63
- Linsensalat 57
- Melone mit Zimt-Maca-Dip 69
- Obst-Gemüse-Salat 58
- Ofen-Chicken 61
- Powermüsli 51
- Proteinbombe 50
- Pumpermahlzeit 55
- Putenomelette 61
- Quick Salmon 64
- Rote-Bete-Salat 58
- Rührei mexikanisch 54
- Rührei mit Hüttenkäse 53
- Scharfes Hähnchen 62
- Schoko-Quark-Party 65
- Schokosmoothie 65
- Seyits Hähnchensalat 55
- Smoothie 50
- Spiegeleier deluxe 54
- Steakpower 60
- Thunfischsalat 56
- Tropical Chicken 62
- Zimt-Mandel-Quark 67
- Zimt-Sesam-Apfel 68
- Zucchinibänder 64
- Zucchinischiff 60
Sprinteinheiten 83, 172
Sprints 45, 47, 129, 172
Sprinttraining 131, 172
Training 6, 10 f., 13, 21 f., 24 f., 27, 30 ff., 33 ff., 38, 44, 46 ff., 71 ff., 74 ff., 77 ff., 81, 130 f., 138, 172
Trainingsplan 32, 77 f., 83, 131, 136, 138, 140, 144, 150, 152, 154, 158, 164, 166, 168, 172
Übertraining 23, 76 f.
Übungen
- Armkreisen 89, 148, 162, 172
- Armkreuzen 90, 134
- Aufrechtes Rudern 106, 140, 164
- Ausfallschritt 83, 107, 150
- Ausfallschritt im Stütz 100, 148
- Ausfallschritt mit Seitbeuge 99, 134, 162
- Ausrollen der Oberschenkelaußenseite 120, 142, 156, 170
- Ausrollen der Oberschenkelinnenseite 120, 142, 156, 170
- Ausrollen der Oberschenkelrückseite 119, 142, 156, 170
- Ausrollen der Oberschenkelvorderseite 121, 142, 156, 170
- Ausrollen der Wade 121, 142, 156, 170
- Ausrollen des Gesäßes 119, 142, 156, 170
- Ausrollen des oberen Rückens 118, 142, 156, 170
- Ausrollen des unteren Rückens 118, 142, 156, 170
- Beinschwingen 94, 134, 162, 172
- Bizeps-Curl 81, 105, 130, 138, 152, 166
- Brustdehnung 123, 144, 158, 172
- Brustrotation im Vierfüßlerstand 101, 134, 148, 162
- Enger Klimmzug 117, 150
- Enges Bankdrücken 112, 138, 152, 164, 166
- Front-Ausfallschritt 108, 140, 168
- Front-Kniebeuge 110, 140, 154, 168
- Hängendes Beinheben 115, 138, 152, 166
- Hohe Kicks im Gehen 93, 148, 172
- Hohes Gehen 92, 134, 162
- Hüftbeugerdehnung 124, 144, 158, 172
- Jumping Jack 78, 86, 133, 147, 161
- Jumping Jack in Schrittstellung 87, 133, 147, 161
- Klassischer Klimmzug 116, 136, 164
- Kniebeuge 76, 79, 81 ff., 109, 136, 150, 164
- Kreuzheben 76, 79, 81, 102, 136, 150, 164
- Laufen 21, 31, 84, 126, 144, 158
- Schrägbankdrücken 114, 140, 154, 168
- Schulterblattgleiten an der Wand 91, 162
- Schulterdrücken 111, 140, 150, 154, 164, 168
- Schulterkreisen 88, 134, 148
- Seilspringen 85, 133, 147, 161
- Seitliches Beinschwingen 95, 134, 148, 162
- Sprinten 127, 172
- Sumo-Kniebeuge mit Oberkörperrotation 96, 134, 148, 162
- Sumo-Kreuzheben 103, 154, 168
- Tiefer seitlicher Ausfallschritt 98, 134, 148, 162, 172
- Trizepsdehnung 122, 144, 158, 172
- Vorgebeugtes Rudern 104, 136, 154, 168
- Wadendehnung 125, 144, 158, 172
- Weites Bankdrücken 113, 136, 150
Visualisierung 20
Warm-up 78, 84, 131, 133, 147, 161, 172
Whey-Protein-Isolat 44, 48 ff., 52
Zink 44

1. Auflage 2016
© 2016 by Südwest Verlag, einem Unternehmen der Verlagsgruppe Random House GmbH,
Neumarkter Straße 28, 81673 München

Hinweis: Das vorliegende Buch ist sorgfältig erarbeitet worden. Dennoch erfolgen alle Angaben ohne Gewähr. Weder Autoren noch Verlag können für eventuelle Nachteile oder Schäden, die aus den im Buch gegebenen Hinweisen resultieren, eine Haftung übernehmen.

Der Verlag weist ausdrücklich darauf hin, dass im Text enthaltene externe Links vom Verlag nur bis zum Zeitpunkt der Buchveröffentlichung eingesehen werden konnten. Auf spätere Veränderungen hat der Verlag keinerlei Einfluss. Eine Haftung des Verlags ist daher ausgeschlossen.

Redaktionsleitung: Silke Kirsch
Projektleitung: Esther Szolnoki
Redaktion: Birgit Dauenhauer
Umschlaggestaltung und -konzeption: zeichenpool, München, unter Verwendung von Fotos von Südwest Verlag/Marco Grundt
Layout und Satz: Katja Muggli, www.katjamuggli.de
Bildredaktion und Leitung der Fotoproduktion: Sabine Kestler
Fotografie: Marco Grundt
Assistenz: Robert Schlossnickel
Haare/Make-up: Claudia Wegener-Bracht
Bildnachweis: fotolia/RF: 41 (atoss), 51 (ExQuisine); istockphoto/RF: 54 (YvanDube), 57 (paci77), 60 (martinrlee), 68 (Viktar Malyshchyts); Südwest Verlag: 65 (Siegfried Sperl)
Wir danken für die freundliche Unterstützung der Fotoproduktion: Under Armour Deutschland; Marktgemeinschaft Blumengroßmarkt, Hamburg; Life Fitness Europe GmbH(www.lifefitness.com)
Reproduktion: Artilitho snc, Lavis (Trento)
Druck und Verarbeitung: Neografia, Martin
Printed in Slovakia

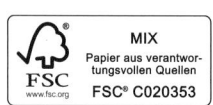

ISBN 978-3-8068-3607-3
www.falken.de